全国名老中医传承系列丛书

张葆青 阎兆君·主审

吴金勇 周朋 龚雷鸣·主编

李燕宁临证医案辑录

李燕宁教授，弱冠后悬壶，医术精湛而尤擅孺幼；而立后即蜚声齐鲁，名及国内。

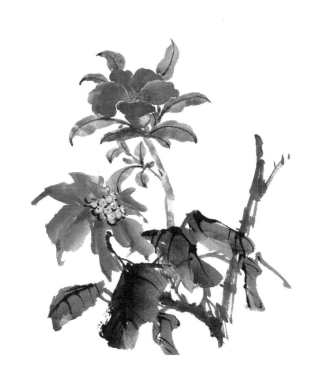

华夏出版社

HUAXIA PUBLISHING HOUSE

《李燕宁临证医案辑录》
编委会名单

序

李公 1957 年生于济南，幼秉聪颖，才智过人，勤学善思。恢复高考之年考入原山东中医学院中医系，学究岐黄，汇通西学，五年而成，继于山东中医药大学附属医院从事中医儿科方向的医疗、教学及科研事业，学验俱丰。前人谓"做学问，专精不易，博通更难，创新尤难"，而公上承《内》《难》，精通仲景，中研唐宋，迄至明清，下究近现代名医，博览群书，撷英百家，学殚中西，师古而不泥古，创新而不叛道。公虽过目成诵，慧智超群，却仍不懈丝毫，诊余寻暇，求理悟道，埋读至天明；虽绝技在身，名望在负，却仍进取不止，近知天命之年参加博士研究生考试，并以专业第一名的优异成绩被南京中医药大学录取，师从全国著名中医儿科专家汪受传教授。李公勤勉好学之风范，堪为后辈之楷模。

一、医乃仁术

李公弱冠半后悬壶，医术精湛而尤擅孺幼，而立后即蜚声齐鲁、名及国内。公常言"医乃仁术"，济世三十余载，每诊百余人，门庭若市，令公无休，颈腰久疾，诊后常难以起立直身。人劝拒而限之，而公体家长、患者焦虑求医之心、痛楚不适之体，又有千里奔波而来，每每不忍。诊毕已半日，尚要留出时许，解惑答疑，提携后学。府本静室，奈何求治不断，亦难安歇，而公仍不忍推诿。行医半甲，救治患者无数，广受美赞，久负盛誉。

二、辨治思想

公行医重视辨证与辨病相结合，坚持宁中勿西、先中后西、中医为主、中西并举之旨。卅年以来，李公对小儿呼吸系统、神经系统等诸多系统的疾病的诊治有丰富的经验，逐步形成了自己独特的学术观点，尤其对于小儿厌食、支气管哮喘、过敏性紫癜、癫痫、脑炎、注意力缺陷多动障碍、抽动障碍、病毒性心肌炎、血小板减少性紫癜等，见解精辟，立法用药切中肯綮。

例如小儿反复呼吸道感染，传统观点认为该病多由患儿体虚所致，治疗侧重扶正，李公通过长期临床观察发现，反复呼吸道感染患儿有相当一部分是由于体内"郁火"所致，在国内较早提出对临床"虚不受补"者，宜用清泻郁火法加以治疗的观点，受到医道同仁的称道赞誉。再如小儿哮喘的治疗，前人有"哮因痰成，发必达痰""哮时气壅，勿以清肃""哮有宿根，治当培元"等经验，李公通过大量临床实践发现，上述经验对指导哮喘顽疾治疗尚不够完善，于是结合个人临床心得，提出了"哮发突然，勿忘平喘""久哮多瘀，酌情活血""哮久多郁，酌情疏肝"的观点，丰富了哮喘病在中医治疗学中的内容。又如小儿病毒性心肌炎，李公诊治强调"邪、痰、瘀、虚相互关联，交织为患"的重要性，针对小儿感邪后，易出现肝郁证候的临床特点，提出了"早期祛邪、涤痰、活血，后期补虚、逐瘀、安神，疏肝贯穿始终"的治疗原则及"调心气、和心血、安心神""治于心而不止惟心，调理他脏而利于心"等学术观点，用于临床，效如桴鼓，求诊者络绎不绝。又如小儿肾病，李公突破传统补肾健脾的学术观点，强调毒、瘀致病的重要性，提出"解毒活血为先"的治疗原则，所拟"解毒活血汤"经药理实验证实，具有抗炎、抗凝、调节机体免疫、改善肾小球基底膜通透性的作用，临床配合激素治疗小儿难治性肾病，愈显率显著提高，病程明显缩短，为中医治疗该病提供了新的途径。另如小儿癫痫，李公结合个人临床心得，提出了"风、痰、气交织为患"的中医病机理论，采用熄风涤痰行气法加以治疗，收效显著。还如小儿抽动障碍，李公强调该病发病多由"内风、外风"合致，"外风"在其发病中占有重要地位，故提出"以疏散外风为主，兼治内风"的治疗原则，突破了传统"专主内风"的理论，使该病在中医治疗学中的内容更加丰富。

李公之临证，往力挽狂澜，效卓不凡。一儿依时发热半载，公为诊治，三剂而安；一儿心肌酶升高，百日不降，众医束手，求公调治，疗效卓然；一儿支原体脑炎，热久不退，周转全国，群医俯首，拜公诊治，热退病稳，复查 CT，脑实质病变逆转。诸此等等，不胜枚举，公积经累验，承统创新，已然大家。

三、授业岐黄

医术自诞生之日便承载着治病救人、繁衍生命的重任，医学教育对医学的传承和发展自古就被各民族所重视，李公扶幼济世之时，不忘传扬岐黄之术，收徒授学，铭以"做名师，更要做明师"，律己"教书育人，无私奉献"，忠于教育事业，热诚对待教学工作。公待每课，均不懈怠，课前熟谙教材，广泛览阅，静心备课，甚至倒背如流，基理践验皆了然于胸，脑海自映、脱口而诵，条理分明，深入浅出；课后皆要反思，总结得失，加以改进，并不断将平素收集的与教学相关的素材充实其中，力争使每课都有新鲜的思想和内容，使学生有新的收获。李公常与他师探讨教学，分享心得；与后学交流，虚心听取其建议，及时将反馈信息充实到教学之中。公本博通百家，素养深厚，授业更不匿分毫，兼备出色的人格魅力和教学艺术，广受师生好评。先贤有云："供人以鱼，只解一餐；授人以渔，终身受用。"公坚持传授知识与培养能力、提高素质相结合，因材施教，积极探索适应现代临床需要、适应本专业人才培养目标要求的新的教学模式与方法，先后参与了自本科 78 级、研究生 96 级以来历届在校生的教学及指导工作，教授指导学生数千人，桃李遍布神州、开枝海外，为中医儿科学的兴盛、社会医疗水平的提高作出了不可磨灭的贡献。李公曾多次受到山东省教育厅及山东中医药大学的表彰，荣获"山东省优秀研究生指导教师"及"山东中医药大学十大教学名师"等荣誉。

四、学科建设

"一花独放不是春，万紫千红春满园"。李公十分重视儿科人员整体素质及业务能力的提高，在其多年带领下，学科队伍在学历、职称、年龄等方面形成了合理的梯队结构，多人取得博士学位、晋升教授、成为校级中青年学术骨干培养对象及省级优秀中医人才培养对象，山东中医药大学儿科专业被评为国家级及省级重点学科，教研室列为中医儿科学博士学位授予点，"中医儿科学"被列为山东中医药大学重点课程；儿科被评为山东省重点专科。因李公教学斐然，先后受邀作为副主编参编各类全国高等中医药院校统编教材，包括研究生教材《中医儿科临床研究》，本专科教材《中医儿科学》《中西医结合儿科学》《中医儿科学习题集》等 20 余部，主编、副主编学术著作 10 余部，发表学术论文 50 余篇，大大提升了山东中医儿科在全国的声望。

虽诊务无暇、教学繁忙，李公仍注重临床经验总结，积极开展科学研究，先后主持、参与国家"十五""十一五"科研课题，省部级、厅局级研究课题多项，严谨求实，获奖无数。且公注重科研成果的转化，将治疗小儿气管炎、支气管炎的临床经验方开发成院内制剂——"气管炎合剂"，应用数年，疗效显著，用服方便，药品供不应求，创造了良好的社会效益及经济效益。

五、社会使命

多年不懈，李公早已成为全国知名中医儿科专家，是山东省中医儿科界翘楚，令中医同仁拜服，西医同仁钦佩，为世所称道。公日诊百患、疗效彰然，教育后学、身教言传，带领科研、勤辍不倦，本已无丝毫闲暇，尚要肩负社会重责，拟定医师考试提纲，选拔合格人才；召集主持学术会议，促进学术交流；凡如手足口病、流感等瘟疫肆虐时，公每受邀，拟定中医药防治方案，以保众生平安。公诸多事务，不得休养，积久成患，更一度因过度劳累致视网膜脱落，险些失明，但公仍坚持不辍，无奈手术，只能俯首伏身，却仍耳带 MP3，听习不倦。亲朋好友，虑其体钵，虽多劝阻，但公不从，因无数患者候公诊治，众多徒生待公指教，大量科研需公持领，待公疾稍愈，即重归仁术，抛忘体恙，尝言："愚不敢居功负名，惟盼在生之年，能多为患者解忧，能为中医药的传扬尽已微薄之力而已。"字影其人，言为心声，公虑患忧生、谦勉为众之品格风尚，此可鉴矣。

为李公明医，特设工作室，吾辈后学，借名辑录，点滴医案，望飨同道。唯吾侪读览匮少，学知粗浅，公之理验，难彻理悟，粗陋之处，望诸公海涵；偏颇之处，望方家指正。

李燕宁名医工作室

二〇一八年齐鲁泉城

目　录

第一章 肺系病证医案

第一节　感冒案

案一　杏苏散治疗风寒束表案

王某，男，8岁，2007年10月3日初诊。

主诉：咳嗽5天。

现病史：就诊前5天，患儿外出受凉后咳嗽，咯痰清稀，鼻塞，流涕，伴发热、恶寒，体温最高37.8℃，于社区门诊静脉滴注头孢类抗生素3天，热退，其他症状未见好转，遂来诊。刻下症见：阵发性咳嗽，日间为主，咯痰色白清稀，咽痒，无咽痛，鼻塞，流清涕，头痛，无头晕，不发热，微恶寒，纳少，眠欠安，二便调。查体：面色少华，口唇红，咽充血，扁桃体不大；听诊双肺呼吸音粗，未闻及干湿性啰音；心、腹未及异常。血常规：白细胞总数5.6×10^9/L，淋巴细胞百分比61.5%，中性粒细胞百分比36.7%。舌脉：舌淡红，苔薄白，脉浮紧。

中医诊断：感冒。辨证：风寒束表，肺气不宣。

西医诊断：急性上呼吸道感染。

治法：疏风解表，宣肺化痰。

处方：杏苏散加减。紫苏叶6g，炒苦杏仁9g，前胡6g，茯苓15g，清半夏9g，陈皮9g，桔梗6g，麸炒枳壳6g，炙甘草6g。5剂，日1剂，嘱煎药时加生姜3片、大枣3枚，水煎服。嘱适当控制饮食，清淡为宜。

二诊（2007年10月8日）：患儿咳嗽次数减少，无咽痒、咽痛，无鼻塞、流涕，二便调。舌红，苔薄白，脉浮。风寒征象不显，肺气失宣渐缓。效不更方，上方继进3剂，日1剂，水煎服。

尽剂而愈。

按：

本病案为疏风解表、宣肺化痰法治疗风寒感冒。风寒外袭，影响卫阳开合，阻遏卫阳，不能温煦肌表，故而恶寒；鼻为肺窍，咽喉肺系，皮毛肺合，故寒邪束表，影响肺气的宣降、津液的敷布，遂有鼻塞、流涕、咳嗽、痰白清稀等肺气郁而不宣、津液凝聚不布之征象。故用疏散风寒之法消除病因，配宣肺化痰、输布津液的药物，以调理脏腑机能。

李师强调，杏苏散解表力量微弱，宜于表证轻微的咳嗽。杏苏散出自《温病条辨》，原著用治秋季暑热渐消的凉燥犯肺证，足以说明惟表寒轻者方可投此。《素问·至真要大论》就指出"燥淫于内，治以苦温，佐以甘辛，以苦下之"，"燥淫所胜，平以苦湿，佐以酸辛，以苦下之"；《温病条辨·上焦篇·补秋燥胜气论》第二条载"若伤燥凉之咳，治以苦温，佐以甘辛，正为合拍"，在杏苏散方论中更明确指出"此苦温甘辛法也"。方用苏叶、前胡解表散邪，微发其汗；杏仁、桔梗宣降肺气，枳壳、陈皮理气宽胸，半夏、茯苓祛痰渗湿，两调津气；佐生姜、大枣调和营卫，甘草顾脾安中、协调诸药。合而用之，可使表解、气畅、痰消，肺复宣肃。

案二　柴胡桂枝汤治疗太少两感案

李某某，女，14 岁，2008 年 9 月 8 日初诊。

主诉：发热 5 天。

现病史：患儿 5 天前受凉后发热，体温最高 38.2℃，自服感冒清热颗粒、三九感冒灵颗粒、阿奇霉素等药物，热势退而复升，体温波动在 37.0℃～38.0℃，并伴头晕、头痛，遂来诊。刻下症见：低热，每至午后热始升，其形如疟，无寒战，微汗出，头晕微痛，鼻塞，流涕，偶咳痰少，纳眠可，二便调。查体：体温 37.8℃，精神可，咽充血；心、肺、腹未及异常。血常规未见明显异常。舌脉：舌淡红，苔薄白，脉弦细。

中医诊断：感冒。辨证：太阳少阳，两感于寒。

西医诊断：急性上呼吸道感染。

治法：调和营卫，畅达枢机。

处方：柴胡桂枝汤加减。柴胡 24g，黄芩 15g，党参 15g，清半夏 9g，桂枝 9g，白芍 9g，僵蚕 9g，蝉蜕 9g，炒牛蒡子 9g，炙甘草 6g。4 剂，日 1 剂，水煎服。

尽剂而愈。

按：

外感发热辨证之时，应先分清寒热。本病有受寒史，太阳受邪，则见汗出、鼻塞、流涕、咳嗽；少阳被扰，则见头晕、脉弦。头痛、发热为太阳、少阳共有之症，略有不同：其一，发热，太阳受寒，发热与恶寒同时存在；少阳不和，始恶寒，后发热，寒热往来如疟状。其二，头痛，太阳头痛，多发于枕部及颈项；少阳头痛，多发于两侧颞部。四诊合参，证属"风寒外袭，太阳少阳，两感于寒"。治当太少两解。《伤寒论》言："伤寒六七日，发热微恶寒，支节烦疼，微呕，心下支结，外证未去者，柴胡桂枝汤主之。"今用柴胡桂枝汤主伤寒外感发热，以桂枝汤调和营卫，发散太阳经风寒之邪；以小柴胡汤和解少阳，疏利少阳之枢机。加僵蚕、蝉蜕、牛蒡子，清利上焦，疏风解热。

案三 小柴胡汤治疗少阳感邪案

黄某某，女，14岁，2007年3月18日初诊。

主诉：发热3天。

现病史：患儿3天前因受凉发热，体温波动于37.8℃～38.5℃，时有恶寒，口服双黄连颗粒、对乙酰氨基酚等药物，热势反复，遂来诊。刻下症见：发热，头晕，咽干，纳欠佳，眠尚可，二便调。查体：体温37.7℃，口唇红，咽充血；心、肺、腹未及异常。血常规：白细胞总数6.8×10^9/L，淋巴细胞百分比30.5%，中性粒细胞百分比67.5%；胸部正位片未见明显异常。舌脉：舌红，苔薄白，脉弦数。

中医诊断：感冒。辨证：邪居少阳。

西医诊断：急性上呼吸道感染。

治法：和解少阳。

处方：小柴胡汤加减。柴胡15g，黄芩15g，清半夏9g，党参15g，浙贝母12g，瓜蒌15g，青蒿15g，蝉蜕9g，僵蚕9g，炙甘草6g。4剂，日1剂，水煎服。

二诊（2007年3月22日）：热退，无头晕，仍咽干，鼻塞，纳可，眠尚安，夜间睡眠气息粗，二便调。咽略充血，舌红，苔薄白，脉平。正盛邪却，外邪渐解，肺窍不利，故鼻塞。治当宣肺、清热、通窍为主，方选辛夷花散加减。

处方：辛夷花（包）9g，苍耳子9g，黄芩12g，牡丹皮12g，川芎6g，藿香9g，炙甘草6g。4剂，日1剂，水煎服。

尽剂而愈。

按：

本病案是以和解少阳法治疗少阳病之发热。表邪离开太阳而尚未入阳明之里，郁结在半表半里之间，三焦气道不通，阳气出入枢机不利，邪向内迫，阳气不能出表而恶寒不发热；正胜邪负，阳气外达则发热不恶寒；三焦不利，肝胆气机疏泄失常，少火郁而胆火上扰则目眩；胆热灼津则咽干。本证是半表之寒与半里之热同时存在，治当表里同解，治当着眼于"和"。

和法是通过和解或调和的作用以祛除病邪为目的的一种治法。正如戴北山所说："寒热并用之谓和，补泻合剂之谓和，表里双解之谓和，平其亢厉之谓和。"和法不同于汗、吐、下三法的专事攻邪，又不同于补法的专事扶正，适用于脏腑气血不和或寒热混杂或虚实互见的病证。本法能使表里、寒热、虚实、升降和调，故以和解少阳名之。小柴胡汤是和法的代表方剂。

《伤寒论》小柴胡汤，主证为往来寒热、胸胁苦满、嘿嘿不欲饮食及心烦喜呕；另有七个或然证：或胸中烦而不呕，或渴，或腹中痛，或胁下痞硬，或心下悸、小便不利，或不渴、身有微热，或咳。小柴胡汤应用的广泛性见于《伤寒论》，书中指出"伤寒中风，有柴胡证，但见一证便是，不必悉具"，即多种不典型的发热，已离太阳、未入阳明，证情接近小柴胡汤证，出现一两个小柴胡汤证的主证，便可应用小柴胡汤治疗。该条还指出"凡小柴胡证而下之，若柴胡证仍在"，仍可应用小柴胡汤。方中柴胡苦平，入肝胆经，透泄与清解少阳之邪，并能疏泄气机之郁滞，使少阳之邪得以疏散，为君和解少阳；胆气犯胃，胃失和降，佐以半夏和胃降逆止呕；邪从太阳传入少阳，缘于正气本虚，加以党参益气扶正，浙贝母、瓜蒌清热化痰，青蒿清虚热，僵蚕、蝉蜕疏散风热兼能止痉；炙甘草助党参扶正，且能调和诸药，为使药。诸药合用，以和解少阳为主，兼和胃气。使邪气得解，枢机得利，脾胃调和，则诸症自除。

小柴胡汤为和剂，一般服药后不经汗出而病解，但也有药后得汗而愈者，这是正复邪却、胃气和降而致。正如《伤寒论》所说："上焦得通，津液得下，胃气因和，身濈然汗出而解。"若少阳证经误治损伤正气，或患者素体正气不足，服用本方，亦可见到先寒战后发热而汗出的"战汗"现象，此种情况表明正虚较甚，病情较重，应严密观察，防其虚脱。

案四　银翘散治疗风热袭表案

马某某，女，6岁，2007年8月8日初诊。

主诉：发热1天。

现病史：患儿既往有高热惊厥史，就诊前 1 日外出嬉戏，活动较多，汗出当风，随即发热，体温最高 38.9℃，给予对乙酰氨基酚口服及物理降温，热稍退而复升，遂来诊。刻下症见：发热，咽痛，微恶寒，流浊涕，无鼻塞，口微渴，纳少，眠欠安，二便调。查体：体温 38.9℃，精神略烦躁，面色红，口唇红，咽红，扁桃体Ⅰ度肿大；心、肺、腹未及异常。血常规：白细胞总数 5.2×10^9/L，中性粒细胞百分比 46.2%，淋巴细胞百分比 42.7%。舌脉：舌尖红，苔薄黄，脉细濡。

中医诊断：感冒。辨证：风热袭表。

西医诊断：急性上呼吸道感染。

治法：辛凉解表，疏散风热。

处方：银翘散加减。金银花 24g，连翘 15g，板蓝根 15g，炒牛蒡子 12g，淡豆豉 12g，荆芥穗 12g，柴胡 24g，葛根 24g，黄芩 15g，生石膏 30g，蝉蜕 9g，生甘草 6g。3 剂，日 1 剂，水煎服。嘱饮食清淡，忌食油腻、生冷及辛辣食物。

二诊（2007 年 8 月 11 日）：发热渐退，无咽痛，无鼻塞、流涕，惟饮食不佳，二便调。舌红，苔薄白，脉细数。证已转化，属热病后期、津气两伤，当清余热、清补气阴，方选竹叶石膏汤加减。

处方：淡竹叶 12g，生石膏 15g，太子参 15g，麦门冬 9g，清半夏 6g，炒莱菔子 12g，炙甘草 6g。4 剂，日 1 剂，水煎服。

尽剂而愈。

按：

温者，火之气也，自口鼻而入，内通于肺，故曰"温邪上受，首先犯肺"。肺与皮毛相合，温病初起，多见发热，头痛，微恶风寒，汗出不畅或无汗。肺受温热之邪，上熏口咽，故口渴、咽痛。肺失清肃，故咳嗽。治当辛凉解表，透邪泻肺，使热清毒解。宗《素问·至真要大论》中"风淫于内，治以辛凉，佐以苦甘"之训，故方选银翘散加减。

李师综合前人治温之意，用金银花、连翘为君药，既有辛凉透邪清热之效，又有芳香辟秽解毒之功；荆芥穗、豆豉为臣药，助君药开皮毛而逐邪；桔梗宣肺利咽，甘草清热解毒，竹叶清上焦热，芦根清热生津，皆为佐使。本方特点有二：一是芳香辟秽，清热解毒；二是辛凉中配以小量辛温之品，且温而不燥，既利于透邪，又不背辛凉之旨。治疗风热感冒之发热，李师习惯配伍柴胡、葛根，以解肌清热生津，增强退热之力。温热之病，邪退之后，津伤气损，李师习以竹叶石膏汤善后。

案五　银翘散合柴葛解肌汤治疗卫气同病案

张某某，女，6个月，2008年9月1日初诊。

主诉：发热1天。

现病史：就诊前日下午患儿在外玩耍时受凉，夜即发热，最高体温39.8℃，就诊于山东大学第二附属医院，予口服对乙酰氨基酚，热未退，复予肌肉注射地塞米松、阿尼利定等药物，热暂退而复起，遂来诊。刻下症见：发热，无寒战，微汗出，无咳嗽，无鼻塞、流涕，饮水可，纳欠佳，眠可，二便可。查体：体温37.9℃，精神欠佳，咽略红，扁桃体无肿大；心、肺、腹未及异常。血常规未及异常。舌脉：舌尖红，苔薄黄，指纹紫滞。

中医诊断：感冒。辨证：邪热在卫，渐入气分。

西医诊断：急性上呼吸道感染。

治法：解表散邪，兼清里热。

处方：银翘散合柴葛解肌汤加减。金银花12g，连翘9g，板蓝根9g，炒牛蒡子6g，淡豆豉6g，薄荷（后入）3g，荆芥穗6g，柴胡12g，葛根12g，黄芩6g，生石膏12g，炙甘草3g。3剂，日1剂，水煎服。

嘱羚羊角颗粒，每次1.25g（半包），每日2次，水冲服。

尽剂而愈。

按：

卫分证为病邪初入，多主表证，发热与恶寒并见为其基本特征；气分证继卫分证后出现，主证为持续高热、不恶寒，临床上多出现壮热汗出的阳明经证和胃肠热炽的腑实之证；卫气同病临床主要表现为病邪在表里之间。外感温病初起，病邪在表、在卫、在皮毛、在肺、在上焦，散表邪，开肺气，使邪外出方为正治，所谓"网开一面"，给邪以出路。叶天士在《温热论》中指出"在卫汗之可也，到气才可清气"。

本患儿证属邪热在卫分、渐入气分，法以表里双解，卫气兼清，方用银翘散合柴葛解肌汤加减。《温病条辨》银翘散，主温病初感，头身疼痛，身热、怕风、无汗者，乃清解上焦的轻凉之剂，为医家所常用。《伤寒六书》柴葛解肌汤，近代何廉臣谓"伏湿化疟之初方",除柴胡、葛根、黄芩、石膏、甘草之外,尚有羌活、白芷、桔梗、芍药四味。王旭高言此汤"乃统治三阳经表证寒将化热之法"。吴仪洛《成方切用》云:"寒邪在经,故以羌、柴、芷、葛散之;寒将为热,故以黄芩、石膏、桔梗清之;以芍药、甘草和之也。"本案李师以金银花、连翘、板蓝根、牛蒡子、淡豆豉、薄荷、荆芥穗、柴胡、葛根等清解表热,以黄芩、生石膏清解气分邪热,表里双解,卫气同治。

案六 大青龙汤治疗表寒里热案

张某某,女,1岁2个月,2008年8月25日初诊。

主诉:发热3天。

现病史:患儿3天前受凉后出现发热,体温最高38℃,于济南市妇幼保健院就诊,诊为急性上呼吸道感染,予青霉素、炎琥宁治疗3天,发热反复,遂来诊。刻下症见:发热,无汗,流清涕,打喷嚏,无咳嗽,纳欠佳,饮水多,无呕吐,眠欠安,大便干,小便调。查体:体温37.7℃,略烦躁,咽红;心、肺、腹未及异常。血常规:白细胞总数5.8×10^9/L,淋巴细胞百分比67.5%,中性粒细胞百分比30.5%;胸部正位片未见明显异常。舌脉:舌红,苔薄白,指纹紫滞。

中医诊断:感冒。辨证:外感风寒,内有里热。

西医诊断:急性上呼吸道感染。

治法:发汗解表,清热除烦。

处方:大青龙汤加减。生麻黄3g,炒苦杏仁6g,桂枝6g,生石膏15g,黄芩6g,前胡9g,蝉蜕6g,葛根15g,炙甘草3g。4剂,日1剂,水煎服。嘱避风寒,清淡饮食。

尽剂而愈。

按:

本病案是以发汗解表、清热除烦法治疗表寒里热型发热。外感风寒,卫阳被遏,营阴阻滞,腠理闭塞,加之小儿稚阴稚阳之体,易入里化热,易寒从热化,或热为寒闭,形成热证或寒热夹杂证。

太阳表寒里热证,治疗宜解表散寒、清解里热。因其表寒重,方用大青龙汤。《伤寒论》言:"太阳中风,脉浮紧,发热恶寒,身疼痛,不汗出而烦躁者,大青龙汤主之。"本方主治风寒表实证兼烦躁，证见恶寒发热、身痛或重、不汗出而烦躁，病机属风寒外束、内有郁热者。麻黄汤以发汗散寒，宣肺平喘，石膏清宣郁热，黄芩、葛根、前胡助石膏清宣郁热，蝉蜕疏散风热，透邪外出，甘草调和诸药。

李师强调，本方药重量大，为发汗之峻剂，临床须详辨证情，灵活运用，热重而寒轻者，石膏用量宜增，而麻黄、桂枝用量酌减；热轻寒重者，麻黄、桂枝用量略重，石膏用量酌减。治疗中还须注意不可过汗，恐伤阳气，须中病即止，若汗出过多以温粉扑之或适当补液。脉微弱，汗出恶风之表里俱虚者忌用。

案七　麻杏石甘汤合柴葛解肌汤治疗寒热错杂案

李某某，女，1岁，2007年10月9日初诊。

主诉：鼻塞、流涕2天，发热1天。

现病史：患儿2天前在户外嬉戏，汗出当风，出现鼻塞、流涕，偶尔咳嗽，家长予小儿氨酚黄那敏颗粒口服，症未减轻。次日发热，体温最高38.8℃，遂来诊。刻下症见：发热，鼻塞，流黄涕，时喷嚏，偶咳嗽，干咳少痰，无汗，纳食欠佳，睡眠欠安，二便正常。查体：体温38.8℃，精神差，口唇红，咽充血，呼吸略促；听诊双肺呼吸音粗，未闻及干湿性啰音；心、腹未及异常。血常规：白细胞总数 4.9×10^9/L，红细胞总数 4.58×10^{12}/L，淋巴细胞百分比57.9%。舌脉：舌红，苔薄黄，指纹浮红。

中医诊断：感冒。辨证：寒热错杂。

西医诊断：急性上呼吸道感染。

治法：解表清热，表里双解。

处方：麻杏石甘汤合柴葛解肌汤加减。炙麻黄6g，炒苦杏仁6g，生石膏15g，柴胡12g，葛根12g，黄芩6g，炙百部9g，川贝母6g，炙甘草6g。3剂，日1剂，水煎服。嘱饮食清淡，多饮水。

二诊（2007年10月12日）：患儿服药次日热退，未再反复，咳嗽较重，喉中有痰，不易咯吐，伴流清涕，纳少，二便调。舌红，苔薄白，指纹浮红。听诊双肺呼吸音粗，未闻及干湿啰音。里热征象不显，痰浊壅肺，肺失宣肃渐著。予麻杏石甘汤合二陈汤加减，辛散解表，化痰止咳。

处方：炙麻黄6g，炒苦杏仁6g，生石膏15g，陈皮9g，清半夏6g，茯苓12g，川贝母6g，瓜蒌9g，炙甘草6g。5剂，日1剂，水煎服。

尽剂而愈。

按：

感冒之病，多由风寒；膏粱厚味，厚衣暖被，易于积热；小儿"纯阳"，感邪之后，易于化热。因此，小儿感冒寒热错杂证常见。麻杏石甘汤解表散寒、清肺泻热，运用广泛。李师擅长辨病与辨证结合，灵活运用麻杏石甘汤。本案患儿，发热为主，伴鼻塞、流涕、咳嗽等肺卫表证，病在肺卫肌表，证属寒热错杂，故选麻杏石甘汤解表清里，加柴胡、葛根，合解太阳、少阳、阳明三阳之表，表解、寒散、热清而愈。

李师强调，此类经方，不宜删减，否则不合原方配伍法度。如麻杏石甘汤、三拗汤、桂枝汤、麻黄汤之类，药仅三、四、五味，去其任何一味，均非原方矣，配伍也远非经方之意也。

案八　麻杏石甘汤合升降散治疗寒热错杂案

王某某，男，3岁，2007年9月26日初诊。

主诉：鼻塞、流涕、咳嗽1天。

现病史：就诊前夜患儿蹬被受凉，次日晨起出现鼻塞、流清涕，时打喷嚏，并咳嗽，干咳少痰，次频，伴咽干咽痒，家长予苦甘冲剂、银翘解毒片口服，效不佳，遂来诊。刻下症见：干咳少痰，次频，咽干而痒，伴鼻塞、流涕，无发热，纳少眠可，二便正常。查体：精神可，口唇红，口周无发绀，鼻腔内见浆性分泌物，咽充血；听诊双肺呼吸音粗，未闻及干湿性啰音。血常规：白细胞总数 5.9×10^9/L，红细胞总数 4.16×10^{12}/L，淋巴细胞百分比47.9%，中性粒细胞百分比38.1%。舌脉：舌红，苔薄白，指纹浮红。

中医诊断：感冒。辨证：寒热错杂。

西医诊断：急性上呼吸道感染。

治法：宣肺止咳，祛风止痒。

处方：麻杏石甘汤合升降散加减。炙麻黄6g，炒苦杏仁9g，生石膏15g，僵蚕9g，蝉蜕12g，柴胡12g，前胡12g，炙百部9g，炙甘草6g。3剂，日1剂，水煎服。嘱饮食清淡，多饮水。

二诊（2007年9月29日）：鼻塞、流涕减轻，咳嗽，咳声重浊，有痰不易咯吐，纳少，二便调，舌红，苔薄白，指纹浮红。里热不显，痰浊壅肺，肺失宣肃渐著。予麻杏石甘汤合二陈汤加减辛散解表，化痰止咳。

处方：炙麻黄6g，炒苦杏仁6g，生石膏15g，陈皮9g，清半夏6g，茯苓12g，川贝母9g，瓜蒌12g，炙甘草6g。5剂，日1剂，水煎服。

尽剂而愈。

按：

本案患儿外受风寒，肺卫失宣，故症见鼻塞、流涕、咳嗽，兼内有热，故见唇、口、咽红，证属外寒内热；病在咽喉，故而咽红干痒，伴有咳嗽。辨病与辨证结合，根据李师运用麻杏石甘汤经验，选择本方加僵蚕、蝉蜕以清轻升散，利咽止咳。二诊卫表之邪渐解，肺失宣发，咳嗽有痰，故选麻杏石甘汤合二陈汤以加强止咳化痰之功。

案九　葛根芩连汤治疗表里湿热案

李某，女，11岁，2008年9月8日初诊。

主诉：发热1天。

现病史：患儿前日下午开始发热，体温37.6℃，自服双黄连口服液、羚羊角颗粒等药物，热势暂退，今晨起复发热，体温39.0℃，伴头痛、咽痛，遂来诊。刻下症见：发热，无寒战，微汗出，头微痛，无头晕，咽痛，无咳嗽、鼻塞、流涕，纳眠可，大便稀，色黄溏黏，日2～3次，小便可。查体：体温38.8℃，精神可，咽红，扁桃体略肿大；心、肺、腹未及异常。血常规、大便常规未见明显异常。舌脉：舌红，苔薄黄腻，脉滑数。

中医诊断：感冒。辨证：表邪未解，湿热弥漫三焦。

西医诊断：急性上呼吸道感染。

治法：清热燥湿，解表清里。

处方：葛根芩连汤加减。葛根30g，黄芩12g，黄连9g，浮萍9g，青蒿15g，秦艽15g，滑石18g，炙甘草3g。4剂，日1剂，水煎服。

尽剂而愈。

按：

《伤寒论》首载葛根芩连汤言："太阳病，桂枝证，医反下之，利遂不止，脉促者，表未解也，喘而汗出者，葛根芩连汤主之。"本方为表邪未解、里热炽盛的太阳阳明协热下利之证而设。

本案用葛根芩连汤加浮萍、青蒿、秦艽、滑石等，主表邪不解、湿热弥漫三焦之证。方以葛根、浮萍等清解表热，黄芩、黄连燥湿清热，青蒿、秦艽清透湿热，滑石渗利湿热。甘草为使，调和诸药。

李师强调，湿热弥漫，主在蕴蒸，因此不宜选柴胡等清疏解表之品，择秦艽、滑石、青蒿之属，配伍黄芩、黄连，重在清透湿热。

案十　参苏饮治疗气虚复感案

王某某，男，7岁，2007年11月15日初诊。

主诉：咳嗽2天。

现病史：患儿自幼体质欠佳，6岁之前常患呼吸道感染，稍有不慎即出现鼻塞、咳嗽、发热等症状，几乎每月1次，治疗稍迟即发展为肺炎，每次均需肌肉注射、静脉滴注药物治疗后方可缓解。2天前患儿外出游玩，后出现鼻塞、流涕、咳嗽，家长予感冒清热颗粒口服，症状未减轻，遂来诊。刻下症见：咳嗽，晨起较重，有痰难咯，鼻塞，流清涕，咽痒不痛，无发热，平素日间汗多，活动后尤甚，纳眠可，二便调。查体：体温36.8℃，营养一般，面白少华，口唇淡红，咽不充血，扁桃体无肿大；听诊呼吸略促，双肺呼吸音粗，未闻及干湿性啰音；心、腹未及异常。舌脉：舌淡红，苔薄白，脉浮缓。

中医诊断：感冒（复感儿）。辨证：气虚感寒。

西医诊断：反复呼吸道感染。

治法：益气解表，化痰止咳。

处方：参苏饮加减。党参15g，紫苏叶9g，陈皮9g，清半夏9g，茯苓12g，麸炒枳壳12g，前胡12g，蝉蜕9g，川贝母9g，炙甘草6g。3剂，日1剂，水煎服。嘱煎药时加生姜3片，大枣5枚。嘱饮食清淡，多饮水。

二诊（2007年11月18日）：服药症减，无鼻塞、流涕，偶咳嗽，有痰难咯，无发热，纳欠佳，眠尚可，二便调，舌淡红，苔薄白，脉缓。邪从表解，主要表现为痰浊阻肺，肺失宣肃作咳。治以健脾理气，化痰止咳，方选二陈汤加减。

处方：陈皮9g，清半夏9g，茯苓12g，焦山楂15g，焦麦芽15g，焦神曲15g，瓜蒌 12g，川贝母 9g，炙甘草 6g。4 剂，日 1 剂，水煎服。

三诊（2007 年 11 月 22 日）：无鼻塞、流涕，不咳嗽，无痰，纳眠可，二便调，舌淡红，苔薄白，脉缓。肺复宣肃，脾复健运，故咳止痰消。予参苓白术颗粒口服半个月，每次 1 包，每日 3 次，以补肺健脾，扶正防感。

随诊，半年之内未再感冒。

按：

本案是以益气解表、化痰止咳为治则治疗气虚感冒。

小儿反复呼吸道感染常与肺、脾关系密切，因肺开窍于鼻，合于皮毛，主司卫外，受土培生；脾主运化，培生肺金，且《金匮要略》载"四季脾旺不受邪"，小儿则"肺常不足""脾常不足"。现今，生活水平日益提高，儿童常过食高蛋白食物，致脾胃功能呆滞；又多贪凉饮冷，损伤脾胃之气，失于运化，不能健旺；土不养金，致肺虚卫外不固，故而易患反复呼吸道感染。因此，临床所见复感儿，每肺脾合病，虚实兼夹，多在脾肺气虚或夹积滞的基础上感受外邪而发病。

本案患儿虽是虚人外感，但主要矛盾是外感风寒，痰浊内蓄，急则治其标，故以祛邪为主，务使邪毒从表而解，从里而清，适加补气药，以扶正祛邪。方选《太平惠民和剂局方》之参苏饮加减，方中以紫苏、生姜发散风寒，解肌透邪，以治头痛发热，恶寒无汗；用半夏、茯苓、陈皮、甘草，即二陈汤，燥湿化痰，降逆止咳；前胡、枳壳、陈皮、川贝母宣通肺气，理气宽胸；配伍蝉蜕解痉止咳；党参伍甘草益气扶正。诸药配伍，扶正祛邪、解表除痰、宽胸理气，对于此类体虚感冒者，最为适宜。

案十一　加减葳蕤汤治疗阴虚外感案

张某，男，14 岁，2004 年 2 月 21 日初诊。

主诉：鼻塞 3 天。

现病史：患儿 3 天前汗出受风，始鼻塞，自服姜糖水、感冒冲剂、头孢地尼分散片，未见显效，并开始咳嗽，遂来诊。刻下症见：鼻塞，鼻干，无涕，无喷嚏，咳嗽，日间为主，干咳无痰，咽干，无咽痛、头痛，纳食欠佳，睡眠安稳，二便正常。

查体：精神如常，面红唇干，咽红，手足多汗；心、肺未及异常。舌脉：舌尖红，少津，苔薄白，脉浮数。

中医诊断：感冒。辨证：素体阴虚，外感风热。

西医诊断：急性上呼吸道感染。

处方：加减葳蕤汤加减。玉竹 15g，白薇 15g，淡豆豉 12g，桔梗 12g，栀子 12g，苍耳子 9g，金银花 18g，薄荷（后入）6g，炙甘草 6g。7 剂，日 1 剂，水煎服。

二诊（2004 年 2 月 29 日）：服药后无鼻塞，稍流清涕，手足汗明显减少，舌红，苔薄白，脉浮。阴津渐充，津液失于输布，调方为荆防败毒散加减。

处方：荆芥 12g，防风 12g，川芎 12g，羌活 9g，茯苓 15g，细辛 3g，藿香 12g，炙甘草 6g。4 剂，日 1 剂，水煎服。

尽剂而愈。

按：

患儿鼻咽干燥，舌质少津，属素体阴津不足；鼻塞、咳嗽、咽红，乃外感风热、肺卫失宣；感受外邪，津液输布失职，故孔窍干燥而手足多汗。《重订通俗伤寒论》言："阴虚之体，感冒风温，及冬温咳嗽，咽干痰结者。"

治疗阴虚外感，纯滋阴，势必敛邪；单发表，更劫其阴；汗源不充，则外邪不为汗解。因此，治宜滋阴与发表并用，加减葳蕤汤为滋阴解表之方，主治素体阴虚、外感风热证。方中葳蕤即玉竹，入肺、胃经，味甘性寒，为滋阴润燥的主药，用以润肺养胃，清热生津，长于养阴，且滋而不腻，对阴虚而有表热证者颇宜；白薇味苦性寒，其性降泄，善于清热而不伤阴，对阴虚有热者甚宜；葱白、淡豆豉、薄荷疏散外邪，薄荷辛凉，归肝、肺经，张锡纯《医学衷中参西录》称其"为温病宜汗解者之要药"，用以疏散风热、清利咽喉；葱白、淡豆豉辛而偏温，解表散邪，助薄荷以逐表邪，于寒凉药物中配伍应用，热不伤阴，又留味去性，功在透解；桔梗宣肺利咽、止咳祛痰，大枣养血，甘草调和诸药。诸药配伍，汗不伤阴，滋不碍邪，此方为滋阴解表之良剂。李师常用此方治疗小儿普通感冒、急性扁桃体炎、咽炎等属阴虚外感，见头痛身热、微恶风寒、无汗或有汗不多、咳嗽、口渴、咽干、舌红、脉数等症者。

案十二　黄连内疏汤治疗郁火复感儿案

孙某，男，3 岁，1993 年 4 月 7 日初诊。

主诉：反复上呼吸道感染 1 年余。

现病史：患儿平素每月感冒 1 次，多突然发病，高热持续，每次需用抗生素、激素等药物静脉滴注，经 3～5 天，体温始能控制。患儿曾在院外用转移因子治疗 3 个月，效果不佳，遂来诊。刻下症见：不发热，唇干，口臭，偏食鱼肉、巧克力等，厌食青菜，睡眠安稳，平素大便干燥，小便偏黄。查体：发育营养可，两腮红赤，唇干，咽充血，两侧扁桃体 I 度肿大，手足心热；心、肺、腹未及异常。唾液分泌型 IgA（SIgA）2.2mg/L。舌脉：舌红，苔黄厚，脉滑。

中医诊断：感冒（复感儿）。辨证：郁火内伏。

西医诊断：反复上呼吸道感染。

治法：清泻郁火。

处方：黄连内疏汤加减。黄连 6g，黄芩 6g，栀子 6g，生大黄（后入）6g，连翘 9g，薄荷（后入）6g，炙甘草 3g。3 剂，日 1 剂，水煎服。

二诊（1993 年 4 月 10 日）：诸症悉除。嘱调整饮食结构，多食青菜、水果，多饮水；衣着不宜过厚、过暖。症见便干、唇红、腮赤、舌苔黄厚时，即用上方。

间断用药 3 个月，无发病。复查唾液 SIgA，恢复正常。

停药后随访半年未发病。

按：

反复上呼吸道感染患儿，以肺脾气虚者多见，但并非皆虚，李师临床发现部分复感儿是由郁火内伏而发病。《灵枢·脉度》云："气之不得无行也，如水之流。"这说明人身之气，必须畅连不息，只有这样，才能发挥外以护表，内以健运，沟通人体上下，维持动态平衡的功能。若有所阻，气失畅达，则疾病生。故朱丹溪有"气血冲和，百病无生，一有拂郁，诸病生焉"之谓。小儿脏腑娇嫩，皮骨轻弱，血气未平，精神未定，经脉如丝，若失调护，饮食失节、穿衣不当，动作过度，或娇惯纵情，或感邪入里、留滞不去，或素有痰饮等，均可致脏腑经脉失和，气血运行受阻，久则郁积化火化热。郁火内伏，外蒸肌肤，腠理开泄，故此类患儿平素除有面赤、唇干、便秘、溲赤、口舌生疮等火热内蕴证候外，与体虚易感儿一样，也常有自汗出。小儿感邪以寒居多，"寒性收引""寒则腠理闭，气不行"，气不行，则热益甚。故患儿多突然发病，高热持续，无汗身热，咽痛，扁桃体常见脓性分泌物，甚或热灼血络而致鼻衄。本病治疗，有表证者，当散寒清里，取柴葛解肌汤化裁；表证除后，则应以清泻里热为主，参以开郁之品。

对于本案"体实易感"类患者,李师常选刘河间《素问病机气宜保命集》黄连内疏汤进行调治。黄连内疏汤亦名内疏黄连汤,由黄芩、黄连、栀子、连翘、薄荷、桔梗、芍药、当归、木香、槟榔、大黄、甘草组成。仔细品琢,其方实为黄连解毒汤加味,可分为解表药、清里药、通下药等组类。黄连解毒汤为治一切火毒证的代表方,方中黄连直解心胃火毒,取"退热之法,全在清心,心者一身之主宰,心不清则热不退"之意;黄芩泻肺火,栀子通泻三焦之火,使诸火毒从小便而出;加大黄荡涤肠府,引诸火毒随大便而下;连翘、薄荷,辛凉清散,挟诸火毒从汗而解,并具解郁散结之功;甘草调和诸药。全方组合,使火毒清,郁结散,气得通畅,则上呼吸道感染无以复作。

案十三　香苏散治疗风寒气滞案

郭某某,女,4岁,2005年2月21日初诊。

主诉:鼻塞、流涕3天。

现病史:患儿素患胃炎,时有腹痛,3天前在外受风,开始鼻塞、流涕,腹痛,口服感冒清热颗粒、藿香正气水,并予腹部热敷,效欠佳。刻下症见:鼻塞,流清涕,偶尔咳嗽,腹痛,纳食一般,无呕吐,睡眠尚安,二便正常。查体:精神一般,咽不红;腹软,脐周压痛,心、肺未及异常。舌脉:舌淡红,苔薄白,脉紧弦。

中医诊断:感冒。辨证:外感风寒,中焦气滞。

西医诊断:急性上呼吸道感染。

治法:解表散寒,理气止痛。

处方:香苏散加减。木香6g,紫苏叶12g,紫苏梗12g,陈皮9g,麸炒枳壳12g,前胡12g,清半夏9g,炒延胡索15g,白芷15g,砂仁(后入)9g,炙甘草6g。4剂,日1剂,水煎服。嘱清淡温食,勿食寒凉食物。

二诊(2005年2月25日):症状缓解,无鼻塞、流涕,不咳嗽,无腹痛,纳眠可,二便调。舌淡红,苔薄白,脉平。病已愈,嘱家长注意患儿饮食,多食粥养胃,勿贪食寒凉之品。

按:

患儿外感风寒,肺卫失宣,故鼻塞、流涕、咳嗽;子病及母,脾胃气滞,腹痛阵作。舌、脉均为表寒气滞之征。治当理气解表。

香苏散出自《太平惠民和剂局方》，功能解表理气，主治外感风寒、内有气滞证；四时感冒，见头痛发热，胸膈痞闷，嗳气恶食者。原方用香附疏肝理气，本案易为木香，因其善理中焦之气而止痛；苏叶、苏梗乃李师常用药对，苏叶偏于解表，苏梗偏于理气，二者合用，外解表邪，内疏气滞，又芳香化湿，可取三效；加白芷、延胡索，有理气止痛之功，且白芷兼能疏风散寒、解表通窍；陈皮、半夏，止咳化痰，乃取"二陈"之意也。

附一：李燕宁教授对于感冒病因主寒观点撷述

李师认为，感冒之因主于寒。感冒是触冒以风邪为主的邪气而引起的常见外感疾病，临床以鼻塞、流涕、头痛、喷嚏、恶寒、发热、脉浮等为特征。本病一年四季均可发生，尤以冬春季节多见。中医学从证候表现上将感冒分为"风寒""风热"两大型，另有夹暑、夹湿及体虚感冒的不同。李师认为，无论何型感冒，主要是由感受风寒之邪引起，兹述如下。

1. 理论渊源

早在《黄帝内经》中就有与感冒相似的外感病的记载，并认为其病因是感受了风寒之邪。《素问·玉机真藏论》曰："是故风者百病之长也，今风寒客于人，使人毫毛毕直，皮肤闭而为热，当是之时，可汗而发也。"张仲景《伤寒论》中所论伤寒虽为广义之伤寒，但论及感冒者占很大比例，其中的麻黄汤证、桂枝汤证，实质就是风寒感冒的表实证和表虚证。麻黄汤、桂枝汤、葛根汤等经典名方流传至今，仍广泛应用于感冒的治疗。

感冒之名首见于北宋《仁斋直指方·诸风篇》，书言："感冒风邪，发热头痛、咳嗽声重、涕唾稠黏。"因为感冒是触冒风邪所致，所以又称为伤风。明代张介宾认为伤风即伤寒之轻浅者，《景岳全书·伤风》言："伤风之病本由外感，但邪甚而深者，遍传经络，即为伤寒，邪轻而浅者，只犯皮毛，即为伤风。"明代有很多医家认识到风寒之邪是引起感冒的重要病因，如戴元礼在《证治要诀·卷二》中指出"感冒为病，亦有风寒二证，即是伤寒外证初起之轻者，故以感冒名之"，而吴昆在《医方考》中更直接提出"伤于风寒，俗称感冒"。可见，几千年来外感多风寒的观点深为古人所重视。

2. 病机辨析

（1）发病季节：从发病季节看，感冒多发于冬春季节。冬令主寒，朔风凛冽，风寒相合，更易伤人；春为风令，风性善行而数变，天气乍暖还寒，常因寒暖突变，或过早更换冬服，或起居不慎等受凉而感冒。即使在夏季，因天气炎热，腠理开泄，若露宿乘凉，或汗出当风、冒雨、游泳等，机体也易为寒邪侵袭。

（2）病因病机：风为百病之长，六淫诸邪多依附于风邪而侵犯人体，而风多夹寒。清代叶天士《临证指南医案》指出"风能兼寒者，因风中本有寒气。盖巽为风，风之性本寒，即巽卦之初爻属阴是也。因风能流动鼓荡，其用属阳"，故多见风寒合邪伤人。寒为阴邪，其性凝滞，主收引，易伤阳气，"阴盛则阳病"，卫气属阳，护卫肌表，因此寒邪最易伤及卫阳，从肌表而入。寒邪袭表，卫阳被遏，不能温分肉、充皮肤，故而恶寒，虽加衣被而不解；风寒外束，卫阳郁滞，正邪交争，故为发热；鼻为肺窍，肺主皮毛，风寒犯表，肺气不宣，鼻窍不通则鼻塞、声重；寒为阴邪，澄澈清冷，故鼻流清涕。足太阳之脉主一身之表，其经脉起于目内眦，上额交巅入络脑，还出别下项。风寒客之，气血涩滞，经脉拘急，故头项强痛；寒性凝滞，伤人可外闭卫阳、内郁营血，使营卫气血不利，则见周身疼痛。可见，风寒袭表引起的证候变化是与感冒初起症状相符的，故感冒初起多因风寒侵袭所致。

（3）寒热转化：虽然感冒多由感寒引起，但临床上单纯风寒感冒症状者相对少见，而多见寒热夹杂或外寒里热证。如马叆曾统计小儿感冒130例，其中寒热夹杂型占81.5%，单纯风寒型占0.8%，单纯风热型占17.7%。[①]原因有二：①"六气皆从火化"，感冒风寒若未及时就医，或虽经发汗而表邪未解，则易入里化热，形成表寒里热之证。《杂病源流犀烛》言："经曰：人伤于寒，而传为热，何也？又曰：夫寒盛生热也。寒气外凝，阳气内郁，腠理坚实，玄府闭封，致气不宣通……故人伤于寒转而为热也。"②素体阳盛，复感风寒，易形成表寒里热、寒热夹杂之证。如清代李用粹《证治汇补·伤风》言："肺家素有痰热，复受风邪束缚，内火不得舒泄，谓之寒暄，此表里两因之实证也。"

可见，医者需仔细询问病史，方能探求感冒本由寒起，只是各种原因使其发生转化罢了。

---

① 王伯岳，江育仁. 中医儿科学. 北京：人民卫生出版社. 1988.360

附二：李燕宁教授对于小儿感冒辨寒热经验撷述

《素问·阴阳应象大论》云："故邪风之至，疾如风雨，故善治者治皮毛，其次治肌肤，其次治筋脉，其次治六腑，其次治五脏。治五脏者，半死半生也。"

感冒的辨证，首先要区分寒与热。传统的辨证思路，要分清寒热的轻重、恶寒的轻重有无、咽痒痛否等。然儿科自古被称为"哑科"，小儿或不能言，或言而不准，或言而不实，常不能准确描述病情。有鉴于此，李师总结多年临证经验，常以望诊为主，参合问诊、切诊，从以下方面着手鉴别感冒的风寒证与风热证：

第一，精神状况。"寒为阴邪"，阴盛则静，精神不振者为风寒；"热为阳邪"，阳盛则动，精神烦躁者为风热。

第二，面色情况。"寒为阴邪"，面色青白、灰垢者为风寒；"热为阳邪"，面色红赤者为风热。

第三，鼻流涕与否。"寒主收引"，鼻塞流涕者为风寒，无流涕者为风热。

第四，汗出与否。"寒主收引"，无汗者为风寒；"热性开泄"，汗出者为风热。其汗需仔细观察，风热之汗出，是微微汗出，非大汗不止。

第五，咽痛与否。不痛为风寒，咽痛为风热。年长儿可表述咽部不适之感觉，年幼儿多表现为拒食、不喜饮等。

第六，口渴与否。不口渴者为风寒，口渴者为风热，因热盛伤津。

第七，舌脉情况。舌淡，苔薄白，脉浮紧，为风寒；舌红，苔薄黄，脉浮数，为风热。

两者兼有者，为寒热错杂。

李师经多年临床观察发现儿科单纯风热证和风寒证都不常见，绝大多数为寒热错杂或外寒里热证。

附三：李燕宁教授对小儿外感发热辨治经验撷述

发热是各种疾病过程中的症状，也是致病因素。外感发热在小儿发热中较为常见。中医学可采用卫气营血辨证、三焦辨证、六经辨证、病因辨证、脏腑辨证等辨治方法。对于急性发热，李师多采用病因辨证，立法选方，具体如下。

1. 风寒

恶寒重，发热轻，头痛，身体疼痛，无汗或微汗，鼻塞，流清涕，口不渴，舌淡红，苔薄白，脉浮紧。治以辛温解表，可选麻黄汤、桂枝汤、荆防败毒散等加减。

2. 风热

发热，微恶风寒，头痛，微汗出，鼻流浊涕，常伴咽喉肿痛，口微渴，舌尖红，苔薄白或薄黄，脉浮数。治以辛凉解表，方选银翘散、银翘汤、桑菊饮等加减。

3. 湿热

①风热夹湿：发热不扬，头痛头重，身重困倦，胸痞脘闷，口不渴或不欲饮，苔白滑或厚腻，脉濡数。治以辛凉解表利湿，方选新加香薷饮、黄连香薷饮等。②湿热痹阻经络：发热不扬，关节酸痛重着，屈伸不利，或肌肤麻木不仁，舌质略暗红，苔白滑或黄厚，脉濡数。治以清热利湿，宣通经络，方选《温病条辨》宣痹汤。③湿热困阻脾胃：发热不扬，头身困重，食欲不振，口腻不渴，胸闷呕恶，便溏泄泻，肤肿面黄，小便浑浊或黄浊，舌苔厚腐或腻，脉濡数。治以清热化湿，方选甘露消毒丹、藿朴夏苓汤等。

4. 暑热

夏季发病，高热，烦渴，头痛且晕，面赤气粗，多汗，舌红，苔黄燥，脉洪数或洪大而芤。①暑热燔灼：治以清暑生津，方选白虎汤合清络饮。②暑伤津气：治以清暑解表，治以清暑益气汤。③暑伤心营：治以清营退热，方选清营汤。④暑入血分：治以凉血退热，方选犀角地黄汤。

5. 秋燥

发热，微恶风寒，头痛，少汗，口渴，心烦，鼻干咽燥，干咳少痰，或痰中带血，咳而不爽，舌红干，苔少，脉浮略数。①温燥：治以清润肺燥，方选桑杏汤、清燥救肺汤等加减。②凉燥：治以轻宣肺燥，方选杏苏散、止嗽散、百草饮等加减。

附四：李燕宁教授对于复感儿虚实辨治经验撷述

李师强调，复感儿辨治必须分清虚实。

虚者，主责之于肺、脾、肾三脏。

其一，因于肺者，肺合皮毛，主司卫外。小儿肺常不足，若肺气不足，则卫外不固，易受邪侵，其常因气候、温度变化而诱发。治当补肺固卫，益气固表，可选玉屏风散、保元汤、黄芪桂枝五物汤等加减。

其二，因于脾者，脾肺母子，土金相生，且《金匮要略》有"四季脾旺不受邪"

之说。小儿脾常不足，若脾虚气弱，则肺金不足，易感外邪，其常因饮食不慎而诱发。治当健脾益气，培土生金，可选异功散、参苓白术散等加减。

其三，因于肾者，卫气主于肺而根于肾。小儿肾常虚，肾虚则不耐劳作，卫外不实，常因劳累、活动过多而诱发。治当补肾实卫，可选金匮肾气丸、麦味地黄丸、河车大造丸等加减，酌加淫羊藿等补肾阳、温肺阳的药物。

实者，多责之于郁火。

火热之邪，其去路有三，或随气而出，或随汗而泄，或从便而下。然今之小儿，多膏粱厚味，厚衣暖被，体丰便结，易生内热，邪无出路，内郁化火。郁火内蒸，常多汗出，腠理疏松，易感外邪。若不识辨，唯虚论治，则易犯"虚虚实实"之戒，导致愈补愈甚。治当清泻郁热，多选黄连内疏汤加减。

第二节　咳嗽案

案一　金沸草散治疗风寒束肺案

赵某某，男，4 岁，2004 年 8 月 1 日初诊。

主诉：喉中痰鸣 3 天，咳嗽 2 天。

现病史：患儿 3 天前喉中痰鸣，2 天前出现咳嗽，家长予橘红痰咳颗粒、通宣理肺颗粒、急支糖浆口服，咳嗽稍轻未愈，遂来诊。刻下症见：咳嗽有痰，喉中痰声辘辘，夜间稍重，喷嚏，流清涕，不发热，纳眠可，二便调。查体：精神可，咽略红；听诊双肺呼吸音稍粗，未闻及干湿性啰音；心、腹未及异常。舌脉：舌淡红，苔白略厚，脉浮。

中医诊断：咳嗽。辨证：风寒束肺。

西医诊断：急性上呼吸道感染。

治法：疏风散寒，止咳化痰。

处方：金沸草散加减。金沸草 9g，细辛 3g，荆芥 9g，前胡 12g，清半夏 9g，茯苓 12g，款冬花 15g，炙百部 15g，炙甘草 6g。4 剂，日 1 剂，水煎服。

尽剂而愈。

按：

外感风寒，肺失宣发，津失输布，故咳嗽痰多。治疗选《南阳活人书》金沸草散，此方散寒宣肺、止咳化痰效力颇佳，正如陈修园《医学从众录》所言"轻则六安煎，重则金沸草散"。方中，金沸草为君药，《医林纂要》谓之"咸苦微辛"，质轻浮上入肺，苦能泄热气，咸能化痰结，辛能散寒且行痰湿，凡痰饮之逆于肺者，此能降而泻之，一药而多效；细辛、荆芥、前胡辛温表散，宣通肺气；半夏、茯苓，一苦燥、一淡渗，祛湿化痰；款冬花、百部肃降肺气，偏于止咳。全方能解表散寒，降气化痰，可用治感冒风寒，症见头痛鼻塞、咳嗽痰多、气急等。

案二　止嗽散治疗风寒袭肺案

李某，女，5 岁，2008 年 1 月 24 日初诊。

主诉：咳嗽 5 天。

现病史：患儿 5 天前受凉出现咳嗽，咳频声重，咽痒，喉间痰声漉漉，伴发热，拍胸片示"支气管炎"，予头孢类抗生素静脉滴注 5 天，热退，咳嗽未明显减轻，遂来诊。刻下症见：咳嗽，咽痒，喉间痰声漉漉，咯痰不爽，无鼻塞、流涕，无发热，纳少，眠欠安，二便调。查体：面色少华，口唇红，咽红；听诊双肺呼吸音粗；心、腹未及异常。血常规：白细胞总数 5.8×10^9/L，淋巴细胞百分比 43.5%，中性粒细胞百分比 42.5%。胸部正位片：支气管炎改变。舌脉：舌淡红，苔薄白，脉浮缓。

中医诊断：咳嗽。辨证：风寒袭肺。

西医诊断：急性支气管炎。

治法：止咳化痰，疏表宣肺。

处方：止嗽散加减。炙紫菀 15g，炙百部 15g，白前 12g，桔梗 9g，清半夏 9g，陈皮 9g，炙款冬花 15g，蝉蜕 9g，荆芥 9g，炙甘草 6g。5 剂，日 1 剂，水煎服。嘱饮食清淡，适当控制饮食。

二诊（2008 年 1 月 30 日）：症状减轻，咳嗽次数减少，无鼻塞、流涕，二便调。舌红，苔薄白，脉缓。风寒征象不显，肺气失宣。遵法继调，上方加麸炒枳实 6g，麸炒枳壳 6g，5 剂，日 1 剂，水煎服。

尽剂而愈。

按：

本病案是用止咳化痰、疏表宣肺法治疗风寒袭肺之咳嗽。小儿咳嗽的发生原因，主要为感受外邪，其中又以感受风邪为主。风邪致病，首犯肺卫，肺为邪侵，气机不宣，清肃失司，肺气上逆，则致咳嗽。气郁津凝，咳嗽有痰。风为百病之长，夹寒束肺，肺气失宣，则咳嗽频作，咽痒声重，痰白清稀。

此表寒征象并不显著，方由疏散表邪的荆芥，宣降肺气的桔梗，利气祛痰的陈皮、半夏，止咳的紫菀、款冬花、百部等四类药物组成，反映了消除病因、调理功能、通调津气、治疗主证的配方法度。

止嗽散为李师于治疗外感风寒，表证已去十之八九，惟余咳嗽的常用方。此为余邪未尽而肺失宣降之证，治当着重宣肺止咳化痰，微加疏散之品，祛邪外出。方中桔梗、白前宣肺祛痰；紫菀、百部、款冬花温润止咳；陈皮、甘草利气调中；半夏燥湿化痰，蝉蜕疏风利咽；复用荆芥疏散风邪，祛邪外出，宣发肺气，开其闭郁，合而成方，可收宣肺止咳、疏风散邪之效。

李师强调，荆芥为方眼，切不可随便丢弃，全方七味药，仅荆芥可疏散未尽之表邪，舍之则如利剑断尖、钢刀卷刃。

案三　射干麻黄汤治疗寒痰犯肺案

刘某某，男，7岁，2008年8月4日初诊。

主诉：咳嗽1天。

现病史：患儿既往有过敏性咳嗽病史，对花粉、尘螨过敏。就诊前受凉出现鼻塞、流涕、咳嗽，家长予罗红霉素口服，效不佳，遂来诊。刻下症见：咳嗽较频，干咳少痰，活动后加重，不发热，无汗，鼻塞、流黄涕，喷嚏时作，纳眠尚可，二便正常。查体：体温36.8℃，营养一般，口唇红，咽充血，扁桃体无肿大，呼吸略促；听诊双肺呼吸音粗，呼气相延长，可闻及散在痰鸣音；心、腹未及异常。舌脉：舌淡红，苔白厚，脉浮紧。

中医诊断：咳嗽。辨证：寒痰犯肺。

西医诊断：咳嗽变异性哮喘。

治法：温肺化痰，下气平喘。

处方：射干麻黄汤加减。射干12g，炙麻黄6g，炒杏仁9g，干姜6g，细辛2g，清半夏 9g，五味子 9g，炙款冬花 15g，炙紫菀 15g，炙甘草 6g。3 剂，日 1 剂，水煎服。

小儿消积止咳口服液，每次 10ml，每日 3 次，口服。嘱饮食清淡，多饮水。

二诊（2008 年 8 月 7 日）：咳嗽减轻，喉中有痰难以咯吐，伴流清涕，纳少，二便调，舌红，苔白略厚，脉浮。听诊双肺呼吸音粗，未闻及干湿啰音；心、腹未及异常。继用上方，3 剂，日 1 剂，水煎服。

尽剂而愈。

按：

本案是以温肺化痰、下气平喘法治疗寒痰犯肺之咳嗽。

咳嗽变异性哮喘是支气管哮喘的特殊类型，以长期咳嗽反复发作为主要症状，气道狭窄而阻塞，但未达到引起喘息的程度，故无喘息。本病是哮喘的早期阶段，若不及时治疗，可转变为典型的哮喘发作，属中医"哮喘""咳嗽"范畴。《幼幼集成·咳嗽证治》云："咳而久不止，并无他证，乃肺虚也。"故本病病机为素体肺虚，痰饮留伏，遇到气候变化、寒温失调、接触异物、过食生冷、咸酸食物等诱因，触动伏痰，痰阻气道所致。

肺为娇脏，治必温润平和，不寒不热，用射干麻黄汤化裁治疗正缘于此。方中射干祛痰开结；麻黄、杏仁宣肺散寒平喘；紫菀、款冬花、杏仁温肺化痰止咳；半夏助射干降气化痰；干姜、细辛、半夏温肺化饮，并助麻黄宣肺散寒；五味子收敛肺气，以防辛散太过。

案四　小半夏汤治疗痰饮咳嗽案

刘某某，女，11 岁，2004 年 6 月 3 日初诊。

主诉：痰鸣、恶心 1 周。

现病史：患儿就诊前 1 周曾多食冷饮，继而出现喉中痰鸣，偶咳，时有恶心，喜吐唾沫，家长予藿香正气水、复方鲜竹沥液等口服，未见缓解，遂来诊。刻下症见：喉中痰鸣，多唾，基本不咳嗽，不发热，无鼻塞、流涕，纳差，时恶心，无呕吐，眠可，大便稀，小便调。查体：精神可，面色白，咽不红；听诊双肺呼吸音稍粗；心、腹未及异常。舌脉：舌淡，苔白腻，脉滑。

中医诊断：咳嗽。辨证：痰湿中阻，饮邪上逆。

西医诊断：1. 支气管炎。

2. 胃肠功能紊乱。

治法：温中化饮，降逆祛痰。

处方：小半夏汤加减。清半夏 9g，干姜 9g，茯苓 15g，苍术 12g，厚朴 9g，薏苡仁 15g，炙甘草 6g。4 剂，日 1 剂，水煎服。

尽剂而愈。

按：

本案为典型痰饮停滞、阻遏气机之证。患儿饮食不慎，有形痰饮阻肺，宣肃失职，故痰多喉鸣；痰饮泛溢，逆于上，则恶心欲吐、多唾欲涎；乘于下，则大便稀溏。

痰、饮、水、湿，同源异流，湿聚为水，水积为饮，饮凝成痰，皆属阴邪，治当温散，"病痰饮者，当以温药和之"乃仲景古训。《金匮要略》小半夏汤，和胃降逆，消痰蠲饮，主治痰饮内停、心下痞闷、呕吐不渴，以及胃寒呕吐、痰饮咳嗽等。原方用生姜散寒化饮，此处用干姜，亦取《金匮要略》半夏干姜散之意，以加强温中散寒、化饮止涎之力；茯苓、苍术、厚朴，与半夏配伍，乃《太平惠民和剂局方》平胃散之意，燥湿和胃，调节津液代谢，澄源治本。

案五 麻杏苡甘汤治疗风寒痰湿案

李某某，男，3 岁 7 个月。2008 年 9 月 29 日初诊。

主诉：咳嗽 5 天。

现病史：患儿 5 天前受凉出现咳嗽，口服通宣理肺丸、金振口服液、头孢克洛颗粒等药物，症未减，遂来诊。刻下症见：阵发性咳嗽，有痰难咯，日间较重，时鼻塞、打喷嚏，流清涕，不发热，纳差，睡眠尚安，大便稀，日 2 次，味酸臭，小便调。查体：精神可，咽不红；听诊双肺呼吸音粗，可闻及痰鸣音；心、腹未及异常。舌脉：舌淡，苔少，脉浮滑。

中医诊断：咳嗽。辨证：外感风寒，痰湿内阻。

西医诊断：急性支气管炎。

治法：宣肺止咳，化痰祛湿。

处方：麻杏苡甘汤加减。炙麻黄 6g，炒苦杏仁 6g，薏苡仁 12g，陈皮 9g，清半夏 6g，茯苓 12g，炙紫菀 9g，炙款冬花 9g，炙百部 15g，炮姜 6g，炙甘草 6g。4 剂，日 1 剂，水煎服。

尽剂而愈。

按：

本案患儿，外感风寒，肺失宣发、外窍不利，故咳嗽、鼻塞、流涕；痰湿内阻，咳嗽有痰、纳差、便稀。《金匮要略·痉湿暍病脉证治第二》曰："病者一身尽疼，发热，日晡所剧者，此名风湿。此病伤于汗出当风，或久伤取冷所致也。可与麻黄杏仁薏苡甘草汤。"麻杏苡甘汤合二陈汤宣肺止咳、化痰祛湿。紫菀、款冬花、百部皆性温入肺，止咳化痰；痰湿阴邪、得阳始化，脾为阴土、得阳始运，故加炮姜温中运脾、化湿止泻。

案六　麻杏柴葛汤治疗风热咳嗽案

李某某，女，1岁，2007年10月9日初诊。

主诉：咳嗽3天，发热1天。

现病史：患儿有哮喘病史。3天前汗出当风，出现鼻塞、流涕，干咳无痰，家长给予小儿氨酚黄那敏颗粒口服，症状无明显减轻；就诊当日发热，体温最高38.8℃，遂来诊。刻下症见：发热，无汗，咳频，干咳少痰，气急，烦躁，鼻塞，流黄涕，时打喷嚏，口干喜饮，无吐泻，纳差，眠安，二便调。查体：体温38.2℃，精神烦躁，面色白，口唇红，咽红，呼吸略促；听诊双肺呼吸音粗，未闻及干湿性啰音；心、腹未及异常。血常规：白细胞总数4.9×10^9/L，红细胞百分比4.58×10^{12}/L，淋巴细胞百分比57.9%。舌脉：舌红，苔薄黄，指纹紫红，显于风关。

中医诊断：咳嗽。辨证：风热咳嗽。

西医诊断：急性支气管炎。

治法：解肌清热，宣肺止咳。

处方：麻杏石甘汤加味。炙麻黄6g，炒苦杏仁6g，生石膏15g，柴胡12g，葛根12g，黄芩9g，炙百部9g，川贝母9g，炙甘草6g。3剂，日1剂，水煎服。嘱饮食清淡，多饮水。

二诊（2007年10月12日）：患儿服药次日热退，未再反复，咳嗽次数减少，喉中少量痰松动易咯，纳少，二便调，舌红，苔薄白，指纹红。风热已去，里热明显减轻，调方为止嗽散加减。

处方：桔梗3g，炙紫菀6g，炙百部6g，白前6g，荆芥6g，陈皮6g，炙甘草3g。

3剂，日1剂，水煎服。

尽剂而愈。

按：

外感风热，鼻塞、流涕、打喷嚏；里热亦盛，热壅于肺，而见咳嗽、气急、口渴、热不退，舌红苔黄，指纹紫红显于风关，故应选麻杏石甘汤。麻杏石甘汤重清里而解表不足，故配柴、葛解肌清热生津，使邪从表散。辨证处方精当，配伍解表不伤正，清里而不敛邪，从而患儿病情热退证减。

本病案是用清热宣肺止咳的麻杏石甘汤加味治疗小儿风热咳嗽。麻杏石甘汤出自《伤寒论》，原治太阳病，发汗未愈，风寒入里化热，"汗出而喘者"。后世多用于风寒化热，或风热所伤，但见肺中热盛，身热喘急，口渴脉数，无论有汗、无汗，都以本方加减治疗，服后辄效。主治证是由风热袭肺，或风寒郁而化热，壅遏于肺所致。肺中热盛，气逆伤津，所以有汗而身热不解，喘逆气急，甚则鼻翼翕动，口渴喜饮，脉滑而数。此时急当清泻肺热，自然热清气平而喘渴亦愈。所以方用麻黄为君，取其能宣肺而泻邪热，是"火郁发之"之意。但麻黄性温，故配伍辛甘大寒之石膏为臣药，而且用量倍于麻黄，使宣肺而不助热，清肺而不留邪，肺气肃降有权，喘急可平，是相制为用。杏仁降肺气，用为佐药，助麻黄、石膏清肺平喘。炙甘草既能益气和中，又与石膏合而生津止渴，更能调和于寒温宣降之间，所以是佐使药。

综观药虽四味，配伍严谨，用量亦经斟酌，尤其治肺热而用麻黄配石膏，是深得配伍变通灵活之妙，所以清泻肺热，疗效可靠。肺中热甚，蒸迫津液，固然有汗，若津液大伤，则汗少或无汗。此时当加重石膏用量，或加炙桑白皮、芦根、知母之属。若无汗而见恶寒，是虽邪已入里化热，但在表之风寒未尽，或是风温而挟风寒所致，当酌加解表之品，如荆芥、薄荷、淡豆豉、牛蒡子、柴胡、葛根。

案七 桑菊饮治疗风热犯肺案

曲某某，女，10岁，2004年1月15日初诊。

主诉：咳嗽2天。

现病史：患儿2天前出现咳嗽，口服苦甘冲剂，效欠佳，遂来诊。刻下症见：阵发性咳嗽，日间为主，无痰，咽痒，不发热，无鼻塞、流涕，纳少，眠安，二便调。

查体：精神可，面唇红，咽红；听诊双肺呼吸音清；心、腹未及异常。舌脉：舌尖红，苔薄白，脉浮数。

中医诊断：咳嗽。辨证：风热犯肺。

西医诊断：急性上呼吸道感染。

治法：疏风清热，宣肺止咳。

处方：桑菊饮加减。桑叶 9g，菊花 12g，桔梗 6g，连翘 9g，炒苦杏仁 6g，芦根 15g，僵蚕 6g，蝉蜕 6g，生甘草 6g。3 剂，日 1 剂，水煎服。

尽剂而愈。

按：

《温病条辨》桑菊饮，为辛凉解表剂，具解表疏风清热、宣肺止咳之功效。主治风温初起、咳嗽、身热不甚、口微渴、苔薄白、脉浮数者，临床常用于治疗上呼吸道感染、支气管炎、肺炎、结膜炎、角膜炎等属风热犯肺或肝经风热者。李师推崇此方，赞其配伍精妙得当。

（1）肺居上焦，为五脏之华盖，其位最高，而方中药物为花、叶、茎之类，质地清轻而升散上行，正合吴鞠通"治上焦如羽非轻不举"之古训。

（2）方中既有桑叶、菊花、桔梗之宣升，又有杏仁、连翘之肃降，能兼顾肺主宣发肃降之功能。因本方主治为感受外邪所致，主要影响肺的宣发，故以宣肺为主、肃肺为辅。

（3）用药性味平和，无大寒、大热之品，顾"肺为娇脏，不耐寒热"之性。

（4）"肺为牝脏"，其性属阴，方药辛凉生津，兼能润肺。

故此，临证只要辨证精当，用桑菊饮治疗风热咳嗽，合用僵蚕、蝉蜕之药对，效如桴鼓。

案八　温胆汤治疗痰热蕴肺案

王某，男，7 岁，2012 年 2 月 13 日初诊。

主诉：咳嗽 3 天。

现病史：患儿 3 天前无明显诱因发热，体温最高 38.3℃，随即咳嗽，阵咳为主，咯吐黄痰，自服头孢类抗生素、镇咳宁滴丸，症状无明显改善，遂来诊。刻下症见：无发热，阵发性咳嗽，微喘，咯吐黄痰，流黄涕，无鼻塞，纳眠可，大便偏干，日

1次，小便调。查体：体温36.4℃，精神可，咽红；听诊双肺呼吸音粗，可闻及痰鸣音，未闻及水泡音；心、腹未及异常。舌脉：舌红，苔薄黄，脉滑数。

中医诊断：咳嗽。辨证：痰热蕴肺。

西医诊断：急性支气管炎。

治法：清热宣肺，止咳化痰。

处方：温胆汤加减。竹茹9g，黄连9g，麸炒枳实9g，麸炒枳壳9g，陈皮9g，清半夏9g，天竺黄15g，浙贝母12g，炙甘草6g。4剂，日1剂，水煎服。

二诊（2012年2月17日）：服药2剂后，患儿咳嗽症状明显减轻；4剂尽，症状基本消失。

按：

小儿脏腑娇嫩，形气未充，外邪易入里化热，致热邪炽盛，灼津炼液成痰，痰热交结导致咳嗽不止，咯吐黄痰，治以清热涤痰，宣肺止咳，运用温胆汤加瓜蒌、浙贝母治疗。浙贝母长于清热化痰、降泻肺气；瓜蒌甘寒而润，善清肺热、润肺燥而化热痰，二者相合以增强清热化痰之用。李师强调，咳嗽病位主要在肺，肺主于气，而病机为肺气失宣。因此，选择枳实、枳壳，善于理气，合用药对，功效倍增。

案九　藿朴夏苓汤治疗湿热咳嗽案

韩某某，男，10岁，2007年11月6日初诊。

主诉：咳嗽2天。

现病史：患儿2天前食烧烤后出现咳嗽，少痰，无鼻塞、流涕，未予治疗；1天前发热，体温37.8℃，咳嗽加重，甚则呕吐，呕吐物为胃内容物，夹有黏痰，家长予黄栀花口服液，热退，仍咳嗽，遂来诊。刻下症见：咳嗽阵作，咯吐黄黏痰，时有恶心、腹痛，无呕吐，无发热，无鼻塞、流涕，纳差，眠欠佳，大便偏稀，小便可。查体：体温36.7℃，精神偏差，体型偏胖，口唇红，咽充血；听诊双肺呼吸音粗，未闻及干湿性啰音；心脏未及异常，腹胀，腹部叩诊呈鼓音，脐周压痛。舌脉：舌红，苔白厚，脉滑。

中医诊断：咳嗽。辨证：湿热咳嗽。

西医诊断：急性支气管炎。

治法：清热化湿，宣肺止咳。

处方：藿朴夏苓汤加减。藿香12g，厚朴12g，清半夏9g，茯苓12g，白豆蔻9g，炒苦杏仁9g，薏苡仁15g，川贝母12g，炙甘草6g。4剂，日1剂，水煎服。

小儿消积止咳口服液，每次20ml，每日3次，口服。嘱清淡饮食。

二诊（2007年11月9日）：症状减轻，偶咳嗽，咯黄痰，脐周偶痛，无恶心、呕吐，纳欠佳，眠可，二便调。舌质红，苔白略厚，脉滑，咽略充血；听诊双肺呼吸音粗，未闻及干湿性啰音；腹软，脐周压痛。表邪已解，痰热内蕴。治以清胆和胃，化痰止咳，改方为黄连温胆汤加减。

处方：黄连9g，竹茹9g，麸炒枳实6g，麸炒枳壳6g，陈皮9g，清半夏6g，瓜蒌12g，浙贝母12g，炒莱菔子12g，炙甘草6g。3剂，日1剂，水煎服。

三诊（2007年11月13日）：尽剂基本不咳，有痰难咯。舌红，苔白略厚，脉平。痰热几尽，仍有余邪。予小儿消积止咳口服液，止咳化痰，每次10ml，每日3次，口服。

尽剂而愈。

按：

患儿过食炙煿之物，蕴阻中焦，内生湿热，故见发热；脾胃升降失常，纳运失司，则呕恶纳差、腹痛便稀；湿热酿痰，上贮于肺，则咳嗽、有痰；舌红、苔白厚、脉滑均为湿热中阻之象。

湿热之邪致病主从三焦传变，邪在上焦，可见咳嗽、流涕、头痛等症；阻于中焦，可见恶心、呕吐、腹痛等症；病至下焦，可见大便干，小便色黄量少等症。

邪入中焦当辨湿热之孰轻孰重，分析如下：

表1　辨湿热之轻重

	热重于湿	湿重于热	湿热并重
发热情况	高热持续	低热或热势起伏缠绵	辨证不倾向于其他两证之一者
口渴程度	口渴喜冷饮	口渴喜热饮或口不渴	
大便性状	大便干燥难解	大便黏滞不爽	
精神状况	精神烦躁，面色红赤	精神萎靡，面部油垢	

患儿病在中、上二焦，证属湿重于热，治当清热化湿为主，佐以宣肺利气，选

藿朴夏苓汤，方出清代石寿棠《医源·湿气论》，具有解表化湿、通畅三焦之功，是治疗湿温初起，症见身热恶寒、肢体倦怠、胸闷、口腻的常用方。方中藿香、厚朴、白豆蔻芳香化浊，健脾利中；厚朴、半夏理气运脾，燥化水湿，使气机畅达，脾健湿除；杏仁开宣肺气于上，宣通水之上源，湿随气化；薏苡仁、茯苓甘淡健脾，渗利于下，使湿热从小便而去；川贝母化痰止咳。全方开上、畅中、渗下，宣化表里之湿邪，使"湿去气通，布津于外，自然汗解"。

案十　泻白散治疗肺热壅盛案

牛某某，女，3 岁，2007 年 7 月 19 日初诊。

主诉：咳嗽 10 天。

现病史：患儿 10 天前受凉发热，伴咳嗽，就诊于齐鲁医院，拍胸片示"支气管肺炎"，给予头孢类抗生素等药物静脉滴注，配合理疗。经治疗 1 周，患儿热退，咳嗽减轻而未愈，遂来诊。刻下症见：阵发性咳嗽，以午后及夜间咳甚，有痰不易咯，无鼻塞、流涕，无发热，纳少，眠欠安，二便调。查体：体温 36.9℃，皮肤热，口唇红，咽红；听诊双肺呼吸音粗，未闻及干湿性啰音；心、腹未及异常。血常规：白细胞总数 5.8×10^9/L，淋巴细胞百分比 42.3%，中性粒细胞百分比 41.3%。肺部正位片：肺炎恢复期改变。舌脉：舌红，苔薄黄，脉细数。

中医诊断：咳嗽。辨证：肺热壅盛。

西医诊断：支气管肺炎恢复期。

治法：清热化痰，肃肺止咳。

处方：泻白散加减。桑白皮 12g，桑叶 12g，地骨皮 12g，黄芩 12g，牡丹皮 12g，川贝母 12g，瓜蒌 15g，炙百部 9g，炙枇杷叶 12g，炙甘草 6g。4 剂，日 1 剂，水煎服。嘱饮食清淡，适当控制饮食，忌食油腻、生冷及不易消化的食物。

二诊（2007 年 7 月 23 日）：症状轻，夜咳次数减少，无鼻塞、流涕，二便调。舌红，苔薄白，脉稍数。上方继服 3 剂。

尽剂而愈。

按：

肺主气，宜清肃下降，火热郁结于肺，则气逆不降而为喘咳；肺热壅盛，灼津成痰，痰阻气道，则有痰不易咯出；肺合皮毛，肺热外蒸于皮毛，故皮肤蒸热；此热不属于外感，乃伏热渐伤阴分所致，故热以午后为甚，其特点是轻按觉热、久按若无，与阳明之蒸蒸发热、愈按愈盛者有别；舌红苔黄，脉象细数，是热邪渐伤阴分之候。治宜清泻肺中郁热，平喘止咳，故选泻白散加减治疗。

泻白散主治肺有伏火郁热之证。方中桑白皮甘寒性降，专入肺经，清泻肺热，平喘止咳，故以为君；地骨皮甘寒入肺，可助君药清降肺中伏火，为臣药；君臣相合，清泻肺热，以使金清气肃；炙甘草、粳米养胃和中以扶肺气，共为佐使。四药合用，共奏泻肺清热、止咳平喘之功。本方特点是清中有润、泻中有补，既不是清透肺中实热以治其标，也不是滋阴润肺以治其本，而是清泻肺中伏火以消郁热，对小儿"稚阴"之体具有标本兼顾之功，与肺为娇脏、不耐寒热之生理特点亦甚吻合。肺经热重者，可加黄芩、知母等增强清泻肺热之效；燥热咳嗽者，可加瓜蒌皮、川贝母等润肺止咳；阴虚潮热者，可加银柴胡、鳖甲滋阴退热；热伤阴津，烦热口渴者，可加天花粉、芦根清热生津。

桑叶与桑白皮为李师临床常用药对之一，二者均入肺，桑叶长于宣肺，桑白皮专于肃肺，伍用则宣肃肺气，合肺主宣发肃降之特性。

在临床上，李师多采用泻白散加减治疗小儿夜咳，需把握以下指征：①以夜咳为主；②不夹有表证；③舌苔以薄白或薄黄为主。临床每有疗效。

此外，对于咳嗽的治疗，李师强调，要分辨咳与嗽的不同及其发作或加重的时间：凡有声无痰谓之咳，肺气伤也；有痰无声谓之嗽，脾湿动也；有声有痰谓之咳嗽，初伤于肺，继动脾湿也。在小儿由风寒乳食不慎而致病者尤多矣。《黄帝内经》曰："五脏六腑皆令人咳。然必脏腑各受其邪而与之，要终不离乎肺也。"但因痰而嗽者，痰为重，主治在脾；因咳而动痰者，咳为重，主治在肺；以时而言之，清晨咳者，属痰火；午前嗽者，属胃火；午后嗽者，属阴虚；黄昏嗽者，为火浮于肺；五更嗽者，属食积滞于三焦。

案十一　麻杏石甘汤合二陈汤治疗痰湿蕴肺案

任某某，女，1个月，2007年2月24日初诊。

主诉：反复咳嗽半个月。

现病史：患儿半个月前开始咳嗽，喉间痰声辘辘，伴发热，于济南市儿童医院就诊，拍胸片示"支气管炎改变"，给予头孢类抗生素静脉滴注，热退，咳嗽未明显减轻，遂来诊。刻下症见：咳嗽阵作，咳声重浊，喉间痰声辘辘，偶可咯出白色黏痰，伴喉鸣，吸气时明显，无鼻塞、流涕，无鼻翕，无发热，纳少，眠欠安，二便调。查体：口唇红，咽红；听诊双肺呼吸音粗，可闻及痰鸣音；心、腹未及异常。血常规：白细胞总数 5.8×10^9/L，淋巴细胞百分比 43.5%，中性粒细胞百分比 42.7%。肺部正位片：支气管炎改变。舌脉：舌红，苔黄腻，指纹淡红。

中医诊断：咳嗽。辨证：痰湿蕴肺。

西医诊断：支气管炎，喉软骨发育不良。

治法：疏风清热，健脾化痰。

处方：麻杏石甘汤合二陈汤加减。炙麻黄 3g，炒苦杏仁 3g，生石膏 9g，陈皮 4.5g，清半夏 4.5g，茯苓 6g，瓜蒌 6g，川贝母 6g，炙甘草 6g。4 剂，日 1 剂，水煎服。嘱饮食清淡，适当控制饮食。

二诊（2007 年 2 月 28 日）：咳嗽次数减少，痰鸣不明显，有痰不易咯出，舌红，苔薄白，指纹淡红。遵法继调，上方继服 5 剂。

尽剂而愈。

按：

先天性喉喘鸣多因喉部狭小，喉软骨软化而发生，吸气性喉鸣为此病的主要症状。大多数患儿出生后无症状，多在出生后 7～14 天症状显露。轻者喘鸣为间歇性，当受惊或哭闹时症状明显，安静或入睡后症状缓解或消失。重者喘鸣为持续性，入睡后或哭闹时症状更为明显，并有吸气性呼吸困难。继发呼吸道感染时，呼吸困难加重，可出现发绀；同时呼吸道分泌物排出不畅，发生痰鸣。患儿哭声及咳嗽声音如常，并不嘶哑，此点与大多数喉梗阻不同，值得重视。

小儿脾常不足，脾虚则津液清肃下降，不能上归于肺，而化为痰浊。小儿外受风热，首先犯肺，风热郁结于肺，肺气逆而不降为咳嗽。风热与痰浊相合，使咳声重浊，喉间痰声辘辘；舌红苔黄腻，是外受风热，素体痰热征象。故治以疏风清热，健脾化痰，标本同治。

麻杏石甘汤由辛温与寒凉药物相互配伍，但主要为辛凉疏化、清宣郁热的作用，为清宣肺热、止咳平喘的主要方剂，常用于风温初起、发热咳喘之证。无汗者可用，有汗者也可用。无汗宜用生麻黄，取其发汗宣肺之性；有汗宜用炙麻黄，取其宣肺平喘之性。

二陈汤源于宋代《大平惠民和剂局方》，由半夏、陈皮、茯苓、甘草组成。方中半夏辛温性燥，可燥湿化痰、和胃止呕；陈皮温燥，理气化痰，使气顺则痰降，气化则痰亦化，此合乎"治痰先治气"之法。二药配合，能加强祛痰、和胃止呕的作用。配用茯苓健脾渗湿，甘草和中补脾，使脾健而湿化痰消。全方具有燥湿化痰、理气和中之意。本病用二陈汤健脾化痰，为治病求其本。

案十二　神术散治疗痰湿咳嗽案

张某某，男，5岁，2008年9月25日初诊。

主诉：咳嗽2天。

现病史：患儿有哮喘病史2年，并有过敏性鼻炎史。2天前无明显诱因开始咳嗽，干咳无痰，咽痒，打喷嚏，流清涕，自服孟鲁司特钠片、肺热咳喘口服液等药物，未见好转，遂来诊。刻下症见：咳嗽阵作，夜间略频，干咳无痰，无喘憋气急，打喷嚏，鼻塞，流清涕，不发热，纳眠可，二便调。查体：咽不红；听诊双肺呼吸音粗，未闻及干湿性啰音；心、腹未及异常。舌脉：舌淡红，苔白腻，脉滑。

中医诊断：咳嗽。辨证：痰湿咳嗽。

西医诊断：急性支气管炎。

治法：疏风散寒，化痰止咳。

处方：神术散加减。苍术12g，陈皮9g，清半夏9g，荆芥9g，防风9g，川芎6g，焦山楂15g，焦神曲15g，焦麦芽15g，炒莱菔子15g，炙甘草6g。4剂，日1剂，水煎服。

小儿消积止咳口服液，每次10ml，每日3次，口服。

二诊（2008年9月29日）：症状减轻，偶咳无痰，咽痒，暗哑，流涕，打喷嚏，舌淡红，苔薄白，脉弦。心、肺未及异常。痰饮伏肺，津液输布失常，肺气宣降失司。治以宣肺降逆、散寒化饮，方选射干麻黄汤加减。

处方：射干12g，炙麻黄6g，炒苦杏仁9g，干姜9g，细辛3g，清半夏9g，五味子9g，炙款冬花15g，炙紫菀15g，炙甘草6g。7剂，日1剂，水煎服。

三诊（2008年10月6日）：偶咳嗽，有痰不会咯，鼻塞息重，纳眠可，二便调。舌红，苔黄厚，脉滑。表证已去，仍有痰饮留伏。"病痰饮者，当以温药和之"，治以温肺化痰止咳，方选苓桂术甘汤加减。

处方：茯苓 15g，桂枝 9g，炒白术 15g，五味子 9g，干姜 9g，清半夏 9g，炙百部 15g，炙甘草 6g。7 剂，日 1 剂，水煎服。

尽剂而愈。

按：

本病案是用疏风散寒、化痰止咳法治疗痰湿咳嗽。该患儿有哮喘病史，体内有痰饮夙根。触感风寒，肺卫失宣，而伏痰暂未触动，故见咳嗽、鼻塞、流涕等表证，而未发为喘憋。若施治不及时、不得当，调护失宜，可致外邪引动伏痰，痰气交阻气道，而令哮喘发作。治当及时疏风解表，以防邪气深入，引动伏痰，更当健脾化痰，以杜绝生痰之源。

《普济方》神术散，药有苍术、川芎、藁本、荆芥四味，主治"伤寒肌疏多汗"。苍术，《张氏医通》载"风能胜湿，苍术专主木邪乘土，故能治内外诸邪"；陈皮、清半夏理气燥湿化痰，以杜绝生痰之源；荆芥、防风祛风解表，亦有风能胜湿之意；川芎行气活血；焦三仙、炒莱菔子化积消食，理气和胃。全方祛外风，除内湿，通调气血，使气畅津行，以达痰化咳止之功。本案用方的关键在于病机转化，患儿二诊复感外邪，故由神术散转为射干麻黄汤，病愈续调。

案十三 沙参麦冬汤治疗阴虚咳嗽案

李某某，女，6 岁，2008 年 3 月 3 日初诊。

主诉：咳嗽半月余。

现病史：患儿半个月前外出游玩后出现发热，体温最高 38.8℃，伴流涕、打喷嚏，家长予对乙酰氨基酚混悬液、清开灵颗粒等药物，患儿汗出热退，后始咳嗽，干咳无痰，伴鼻塞、流涕，于当地门诊静脉滴注头孢类抗生素 5 天，咳嗽减轻，遂来诊。刻下症见：偶咳无痰，暗哑，无鼻塞、流涕，不发热，纳眠可，二便调。查体：面色红润，咽略充血，扁桃体Ⅰ度肿大；听诊双肺呼吸音粗，未闻及干湿性啰音；心、腹未及异常。舌脉：舌红少津，苔薄，脉浮涩。

中医诊断：咳嗽。辨证：阴虚咳嗽。

西医诊断：支气管炎。

治法：养阴清肺，润燥止咳。

处方：沙参麦冬汤加减。沙参 15g，麦门冬 15g，玉竹 15g，白扁豆 9g，桑叶

9g，炒山药 15g，川贝母 9g，炒白果 9g，木蝴蝶 12g，炙甘草 6g。7 剂，日 1 剂，水煎服。

二诊（2008 年 3 月 10 日）：基本不咳嗽，喑哑减轻，流涕，纳眠可，二便调。舌红，苔薄白，脉略涩。遵法继调，上方继进 4 剂。

尽剂而愈。

按：

邪热久留于肺，津液被灼，肺气上逆则咳，失于濡润，喑哑声嘶。肺阴亏损，阴虚而生内热，故当养阴清肺，润燥止咳。《景岳全书·咳嗽》曰："咳嗽之要，止惟二证。何为二证，一曰外感，一曰内伤而尽之矣……内伤之咳，阴病也，阴气受伤于内，故治宜甘平养阴，阴气复而嗽自愈也……内伤之病多不足，若虚中挟实，亦当清以润之。"此为后世治阴虚咳嗽的大法。

沙参麦冬汤载于《温病条辨·上焦篇·秋燥》，原文曰："燥伤肺胃阴分，或热或咳者，沙参麦冬汤主之。"此方主要是针对肺胃阴虚证而设。方中沙参、麦门冬，均有滋阴润肺、清热生津之功；玉竹甘平，养阴润燥；桑叶轻宣燥热，疏达肺络；扁豆、甘草益气培中，甘缓和胃，补土生金；白果收敛肺气以防耗散；山药平补肺、脾、肾，合"脏真濡于脾"之意，又补肾中真阴以滋肺阴；木蝴蝶润肺疏肝，利咽开音，善治喉痹喑哑，又防"金虚木侮"。本方清宣润肺，津气兼调，顾脾肾肝，热病后期肺阴亏损者，均可投之。

案十四　六君子汤治疗肺脾气虚案

宋某，男，5 岁半，2003 年 12 月 19 日初诊。

主诉：咳嗽 1 月余。

现病史：患儿 1 个月前受凉开始咳嗽，先后服用通宣理肺颗粒、肺热咳喘口服液、氨溴索口服溶液、头孢克洛颗粒、阿奇霉素混悬剂等药物，咳嗽迁延不愈，遂来诊。刻下症见：咳嗽，活动后阵作，有痰不会咯，无鼻塞、流涕，不发热，纳一般，眠安，二便可。查体：面色苍白，咽不红；听诊双肺呼吸音粗，未闻及干湿性啰音；心、腹未及异常。舌脉：舌淡，苔薄略黄，脉濡。

中医诊断：咳嗽。辨证：肺脾气虚。

西医诊断：慢性支气管炎。

治法：健脾补肺，益气化痰。

处方：六君子汤加减。党参15g，炒白术12g，茯苓12g，陈皮9g，清半夏9g，炙款冬花15g，炙紫菀15g，炙百部15g，干姜9g，冬瓜仁12g。7剂，日1剂，水煎服。

二诊（2003年12月26日）：症状减轻，活动后偶咳嗽，无痰。舌淡红，苔薄白，脉濡。嘱参苓白术颗粒，每次9g，每日2次，口服半个月，以健脾益气、培土生金。

尽剂而愈。

按：

《黄帝内经》曰："五脏六腑皆令人咳，非独肺也。"肺属金，五脏六腑之华盖，主气司呼吸；脾属土，主运化。肺与脾相互为用、互相依存、相互制约、相互协调。患儿咳嗽，迁延病久，耗伤肺气；肺病及脾，脾失运化，土不生金，肺失宣肃，故久咳不止；肺脾气虚，而"劳则气耗"，故活动后咳嗽发作；舌淡、脉濡均是气虚征象。病属内伤咳嗽，病变在肺脾，为本虚标实证。

《医林绳墨》说："人以脾胃为主，而治病以健脾为先。"治立培土生金之法，选六君子汤，方具益气健脾、燥湿化痰之功；脾为阴土，得阳始运，故加干姜温中，振奋脾之阳气；加紫菀、款冬花化痰止咳，百部润肺止咳；冬瓜仁祛痰利水，甘凉而润，配伍前诸药温润，加之可防温燥太过，合"肺为牝脏"之性。全方合用，可健脾强肺，祛痰止咳，标本兼治。

案十五　桂枝加厚朴杏子汤治疗素喘感邪案

陈某某，女，4岁7个月，2005年6月13日初诊。

主诉：咳嗽2天。

现病史：患儿有哮喘病史2年，2天前受风开始咳嗽，打喷嚏、流涕，家长予通宣理肺颗粒及小儿氨酚黄那敏颗粒口服，未见明显减轻，遂来诊。刻下症见：偶咳嗽，晨起打喷嚏，流涕，易于汗出，稍动更甚，纳食可，睡眠安，二便调。查体：精神可，面白唇淡，咽不红；听诊双肺呼吸音粗，未闻及干湿性啰音；心、腹未及异常。舌脉：舌淡红，苔薄白，脉浮缓。

中医诊断：咳嗽。辨证：宿伏痰饮，外感风寒，营卫不和。

西医诊断：支气管炎。

治法：解肌和营，宣肺止咳，降逆防喘。

处方：桂枝加厚朴杏子汤加减。桂枝 9g，白芍 12g，炒苦杏仁 9g，厚朴 12g，辛夷花（包）9g，苍耳子 9g，五味子 9g，炙甘草 6g。4 剂，日 1 剂，水煎服。嘱煎药时加生姜 3 片、大枣 3 枚。

尽剂而愈。

按：

患儿素有哮喘顽疾，可知肺、脾、肾三脏不足，内有伏痰留饮。《黄帝内经》言："邪之所凑，其气必虚。"患儿体虚，外感风邪，肺窍不利，卫表失和，而现打喷嚏、流涕、汗出等太阳风寒表虚征象；肺气失宣，咳嗽有痰。若外邪引动伏痰，必致喘息发作。就其证而言，治疗应解肌祛风、宣肺止咳，然其有哮喘病史，故当温肺降逆，治咳防喘。《伤寒论》说："太阳病，下之微喘者，表未解故也，桂枝加厚朴杏子汤主之。"此案选桂枝加厚朴杏子汤，解肌祛风、宣肺止咳，兼顾宿喘，为急者治标、兼顾护本之法。

此类病证，先贤早有论述，《伤寒论》曰："喘家作，桂枝汤，加厚朴、杏子佳。"临床见太阳中风兼咳喘的证候，凡外感风寒或营卫不和或正气不足，兼有咳喘，脉浮缓，有汗，无明显热象者，均可用此方，正如陈修园在《伤寒论浅注·辨太阳病脉证并治上》所述："然亦有桂枝证悉具，惟喘之一证不同，当知是平日素有喘之人，名曰喘家。喘虽愈尔得病又作，审系桂枝证，亦不可专用桂枝汤，宜加厚朴从脾尔输其气，杏子从肺以利其气。佳。"

案十六　姜辛夏枣五味子汤治疗寒饮伏肺案

贺某某，男，3 岁。2015 年 12 月 28 日初诊。

主诉：咳嗽 2 月余。

现病史：患儿咳嗽 2 月余，先后自服咳喘灵颗粒、泻白糖浆等，效果不显。刻下症见：咳嗽，时轻时重，痰多夜重，清涕，纳眠可，二便调。查体：咽不红；双肺呼吸音粗；心、腹未及异常。舌脉：舌淡，苔白滑，脉弦。

中医诊断：咳嗽。辨证：寒饮伏肺。

西医诊断：咳嗽变异性哮喘。

治法：温肺化饮。

处方：姜辛夏枣五味子汤加减。干姜 6g，细辛 3g，清半夏 9g，五味子 9g，茯苓 9g，炙紫菀 15g，炙款冬花 15g，麸炒枳壳 9g，炙甘草 3g。4 剂，日 1 剂，水煎服。嘱煎药时加大枣 3 枚。

二诊（2015 年 12 月 31 日）：症减，遇冷及活动后咳嗽，有痰，黄涕，上方加辛夷（包）9g，4 剂，日 1 剂，水煎服。

按：

本案为寒饮内伏、肺气壅遏之证。入夜之后，阳气衰减；寒饮之邪，性质属阴，故而夜咳为甚。姜辛夏枣五味子汤为李师治疗寒饮常用方剂，仲景古训"病痰饮者，当以温药和之"，姜、辛、夏三者，辛开苦降，温散水气；五味子、大枣，甘缓而收；配合应用，散收相合。茯苓、甘草，合取苓甘五味姜辛汤之意，温肺化饮、健脾澄源。

附一：李燕宁教授辨小儿痰的经验撷述

小儿痰量的判断上，因小儿气道发育不成熟，故气管内分泌物不易排出，咯痰不爽，因而不易判断痰量的多少。临床上李师依据症状和肺部体征进行判断：

（1）咳嗽数声咯痰，以干咳为主，听诊偶可闻痰鸣音者为痰少。

（2）咳嗽带痰，咳声重浊，听诊可闻及散在痰鸣音者为痰中。

（3）因痰致咳，喉中痰鸣，听诊闻两肺满布痰鸣音者为痰多。

附二：李燕宁教授治疗咳嗽化痰选方用药经验撷述

咳嗽，咳与痰常并见，需选化痰药物，李师常将化痰之法分门别类，具体包括：

（1）宣肺化痰：用于肺气失宣伴表证者，可选止嗽散、三拗汤等方，药如前胡、桔梗、麻黄。

（2）温化寒痰：用于痰饮内停者，可选苓甘五味姜辛汤、三子养亲汤、苓桂术甘汤、理中化痰汤、小青龙汤、射干麻黄汤等方，药如半夏、厚朴、陈皮、白芥子、白前、桔梗、杏仁、百部、紫菀、款冬花、莱菔子、细辛。

（3）清肺化痰：用于肺热壅盛者，可选清气化痰丸、清金化痰汤等方，药如前胡、枇杷叶、瓜蒌、白前、马兜铃、葶苈子、浙贝母、天竺黄、鲜竹沥、胆南星、射干、竹茹、郁金。

（4）润燥化痰：用于阴虚肺燥者，可选贝母瓜蒌散、蒌贝二陈汤等方，药如橘红、紫菀、沙参、麦门冬、天门冬、川贝母、百合、天花粉、芦根、玉竹。

（5）敛肺化痰：用于久咳不愈，痰不易出者，可选九仙散、五味子汤等方，药如五味子、杏仁、橘皮、白果等。

（6）理气化痰：用于痰湿、痰涎壅盛，易于咯动，喉中痰鸣者，可选二陈汤等方，药如陈皮、半夏、枳实、枳壳、车前子等。

（7）降气化痰：用于表证已除，气机壅滞伴喘者，可选苏子降气汤等方，药如半夏、紫苏子、葶苈子。

（8）益气化痰：用于疾病后期，动则汗出，面色苍白者，可选六君子汤等方，药如党参、茯苓、白术等。

（9）解痉化痰：用于痉挛性、初期阵咳者，可选喉科六味汤等方，药如僵蚕、钩藤。

（10）软坚化痰：用于痰成块、难咯者，可选海蛤二陈汤等方，药如牡蛎、海蛤粉、皂角等。

（11）祛除风痰：用于风痰壅阻者，可选半夏苍术汤等方，药如白附子、僵蚕、南星、皂角等。

（12）消食化痰：用于食积痰阻者，可选曲麦二陈汤、保和丸、越鞠丸等方，药如莱菔子、槟榔、枳实、金荞麦等。

附三：李燕宁教授治疗咳嗽调理气机经验撷述

咳嗽病位主要在肺，肺主气，而咳嗽病机为肺气失宣。因此，李师认为，治疗咳嗽，必须"调气"，具体包括：

（1）利肺气：肺主一身之气，治咳必调气。咳嗽多有痰，痰之成多因于气，勿见痰治痰，治痰必理气，气行则痰消湿行，痰去则嗽平。

（2）调肝气：和解少阳，疏肝理气。少阳居半表半里之地，主转输阳气。少阳胆腑依附于肝，与肝表里相连，可通达表里内外，外可从太阳之开，内可从阳明之合。开则为阳，合则为阴，故为枢机。咳嗽的病理机制终究由乎气病——肺气上逆。在气机方面，肺与肝关系最为密切，《万病回春》载"从来咳嗽十八般，只因邪气入于肝"，二者相互配合，共司气机升降，主气在肺，调气在肝，常加柴胡、黄芩、半夏等，取其和解少阳、通利枢机、疏肝理气之意。

（3）通腑气：肺与大肠相表里。肺气肃降有度，则大肠传导正常；肺气不能清肃下行，则逆而为咳喘，易使肠腑传导失司，大便难行；腑气不通，又使肺气不利，咳嗽更甚，故治疗咳嗽必须注意通腑，宜通便止咳。咳嗽一病，即使实喘，亦有其虚，故不宜峻下，否则愈下愈虚，使病情加重；可润下，如冬瓜仁、火麻仁、杏仁、瓜蒌。若喘象明显，汗出较多，酌加白芍、生黄芪等益气养阴通便。

附四：李燕宁教授辨用麻杏石甘汤经验撷述

李师善用麻杏石甘汤，辨病与辨证结合，灵活化裁、配伍，可用于治疗多证。表寒明显者，麻杏石甘汤中麻黄用生麻黄，或者生麻黄、炙麻黄各等量；病在肌表，发热为主者，麻杏石甘汤加柴胡、葛根，以解太阳、少阳、阳明三阳之表；病在咽喉，咽喉红肿或疼痛，伴有咳嗽者，麻杏石甘汤加僵蚕、蝉蜕以利咽止咳，即合升降散之意；病在气管，听诊可闻及干啰音，咳嗽为主者，麻杏石甘汤加陈皮、半夏以止咳化痰，即合二陈汤之意；病在肺，听诊可闻及固定中细湿啰音，咳喘为主者，麻杏石甘汤加紫苏子、葶苈子以降气化痰平喘，即合葶苈大枣泻肺汤之意。

临证对于便稀者，常易石膏为薏苡仁，即麻杏苡甘汤，辨用之法，同前所述。

第三节 肺炎喘嗽案

案一 黄连温胆汤治疗痰热闭肺案

王某某，男，5岁，2007年8月12日初诊。

主诉：咳嗽5天。

现病史：患儿5天前受凉后咳嗽，昼夜均咳，痰少，口服中药治疗；就诊前夜开始发热，体温最高37.8℃，口服对乙酰氨基酚后热暂退，仍咳嗽，遂来诊。刻下症见：昼夜均咳嗽，气急，咳声重浊，有痰难咯，咳甚伴干呕，无鼻塞、流涕，纳少，眠差，大便干，2～3日1次，小便调。查体：口唇红，口周无发绀，咽充血，双侧扁桃体II度肿大；听诊双肺呼吸音粗，右肺底可闻及中小水泡音；心、腹未及异常。血常规：白细胞总数6.5×10^9/L，淋巴细胞百分比46.9%，中性粒细胞百分比41.3%；

肺炎支原体抗体示（－）。胸部正位片：右肺底见点片状阴影。舌脉：舌红，苔黄厚，脉滑数。

中医诊断：肺炎喘嗽。辨证：痰热闭肺。

西医诊断：支气管肺炎。

治法：清热化痰，肃肺止咳。

处方：黄连温胆汤加减。竹茹9g，黄连9g，麸炒枳实9g，麸炒枳壳9g，陈皮9g，清半夏9g，茯苓12g，炒紫苏子9g，炒葶苈子9g，川贝母9g，瓜蒌15g，炙甘草6g。5剂，日1剂，水煎服。

二诊（2007年8月17日）：咳嗽次数减少，偶咳嗽，有痰不易咯，无喘息，不发热，二便调，舌红，苔黄略厚，脉滑。听诊双肺呼吸音粗，可闻及痰鸣音，心、腹未及异常。里热已不显，痰浊壅肺、肺失宣肃仍在。遵法继调，上方去炒紫苏子、炒葶苈子，5剂，日1剂，水煎服。

尽剂而愈。

按：

小儿肺常不足，卫外不固，感受外邪，正邪交争则发热；邪热灼津炼液成痰，蕴阻于肺，肺失宣降，肺气郁闭，则咳嗽有痰；舌红，苔黄厚，脉滑数，均为痰热闭肺之象。

李师临床应用温胆汤所治病证颇多，如咳嗽、肺炎喘嗽、呕吐、心悸、失眠、心痹、癫痫，体会如下：

（1）温胆汤证的基本病理变化是由于少阳枢机不利，津气失调，气郁化热，液聚成痰，痰湿阻滞少阳三焦所致。用半夏燥脾湿而祛痰涎，陈皮化湿浊而复脾运，竹茹化痰涎而清郁热，茯苓渗水湿而通水道，令脾运健而湿痰去，水道通而津液行，此为痰湿而设。痰浊阻滞少阳三焦，必然妨碍卫气升降出入，卫气升降出入异常，必然妨碍水津正常运行，治痰不治气，显与病理不符。故用陈皮之辛香以醒脾利气，枳实之苦泄以下气消痰，脾气运行无碍则津行无阻，津行无阻则痰不再生。少用甘草和胃健脾，姜枣调和营卫。合而用之，能呈清热化痰、理气行滞之功效。

（2）此方通常被视为清热化痰之方，何以名为温胆？古人常以胆经代表少阳病变，言胆则三焦亦在其中。三焦涎凝气阻是此方的基本病理。湿为阴邪，宜于温化；气郁不畅，宜于温通。此方重用辛温的陈皮芳香化湿，辛温的半夏燥湿化痰，平性的茯苓淡渗利湿，辛凉的枳实下气化痰，虽有清热化痰的竹茹，仍然体现以温通三焦津气为主的结构。所以，温胆汤实为温通少阳三焦津气而言。

（3）临证治疗咳嗽，李师将温胆汤的适应证总结为：①属胃咳者，即咳甚伴呕吐者，如《素问·咳论》云："胃咳之状，咳而呕，呕甚则长虫出。"②舌红、苔黄厚而无表证者。③咳嗽痰多，听诊可闻及痰鸣音者。

案二　贝母瓜蒌散治疗痰热闭肺案

岳某某，女，9岁，2007年3月18日初诊。

主诉：咳嗽10天。

现病史：患儿10天前无明显诱因出现咳嗽，就诊于济南市中心医院，诊断为急性支气管炎，予阿奇霉素、克林霉素静脉滴注，用药第2天患儿出现发热，体温最高38.8℃，口服羚羊清肺颗粒及静脉滴注地塞米松后热退，继予阿奇霉素及克林霉素治疗。经6天治疗，咳嗽未减轻，遂来诊。刻下症见：阵发性咳嗽，晨起为甚，咳声重浊，伴乏力，不发热，无流涕，纳眠可，二便调。查体：营养一般，口唇红，口周无发绀，咽充血，双侧扁桃体Ⅱ度肿大；听诊双肺呼吸音粗，右肺可闻及细小水泡音；心、腹未及异常。血常规：白细胞总数12.5×10^9/L，淋巴细胞百分比13.9%，中性粒细百分比81.3%；肺炎支原体抗体1∶1280。胸部正位片：右肺肺炎。舌脉：舌红，苔白厚，脉滑数。

中医诊断：肺炎喘嗽。辨证：痰热闭肺。

西医诊断：支原体肺炎。

治法：清热解毒，化痰活血。

处方：贝母瓜蒌散加减。浙贝母12g，瓜蒌15g，黄连9g，黄芩12g，天竺黄15g，赤芍12g，白芍12g，炙百部15g，炙甘草6g。5剂，日1剂，水煎服。

二诊（2007年3月23日）：咳嗽次数减少，偶咳，有痰不易咯，无发热，二便调。舌红，苔白略厚，脉滑。听诊双肺呼吸音粗，右肺可闻及疏松细小水泡音。里热不显，痰浊壅肺，肺失宣肃仍在。上方继服5剂。

尽剂而愈。

按：

近年来，小儿支原体肺炎的发病率呈现逐年增长趋势。支原体肺炎具有相应的一些特点。

（1）发病特点：好发于冬春季，济南以每年11月至次年3月为高发期，在这一时期要对可疑病例及时进行病原学检查。小儿为主要发病对象，尤其以5岁以上的学龄期儿童发病率高，占住院病例的60%～80%；其次是2～5岁的学龄前儿童，约占20%～30%；2岁以下婴儿少见。

（2）症状特点：发热持续时间长，不同程度的咳嗽和伴消化道症状是支原体肺炎的主要特点。体温多在38.5℃～39.5℃，极少超过40℃，一般呈现中、高度发热。发热多持续5～10天，个别未经治疗的患儿可达2～3周。咳嗽不如细菌性肺炎那样突出，多为阵发性、轻度咳嗽，痰少。少数患儿可伴有胸痛或呕吐、腹泻等症状。

（3）体征特点：支原体肺炎的肺部体征相对较重，与其较轻的呼吸道症状相比并不一致，是其临床特征之一。肺部体征常呈大片状阴影，多数为单侧性，以右侧为主，少数为双侧性，个别重者可伴有胸腔积液。

（4）实验室特点：多数患儿血液中的白细胞总数略高，冷凝集试验阳性结果。如果有条件检测支原体抗体，若抗体升高具有确诊价值。

李师体会，肺炎支原体感染的病因是风温邪毒乘虚侵袭，病机是痰热壅肺，瘀血阻络。初起见肺卫症状，继则出现肺热壅盛等气分症状，逆传心包则扰动心神，后期多肺胃阴伤。其病理产物主要为痰、瘀，病性属热，病位主要在肺，常累及心、肝、胃等脏腑。

本案采用贝母瓜蒌散加减，其中黄芩清热燥湿，泻火解毒，善清肺火，祛除毒热之因；瓜蒌清热化痰，理气散结，针对痰热壅肺之机，二者共奏清热解毒，理气化痰之功，共为君药。风温邪毒，易传于胃，黄连清中焦热，又燥湿化痰，既防传变，又助君之力；浙贝母清热化痰止咳，开宣肺气，增君药清热、泻火、化痰之效；温热之邪，易由气传营，赤芍清热凉血、活血祛瘀，既除瘀血，又防传变，以上三药共用为臣。百部性平微温，主降，功善止咳，与浙贝母同用，一升一降，助肺气宣肃，又佐制黄芩、黄连之苦寒。甘草解毒、化痰止咳，助君之力并调和诸药，用为佐使。全方药仅七味，正切本病之病因病机，以达清热解毒、化痰活血之功。

案三　三仁汤治疗湿热闭肺案

张某，女，1岁5个月，2008年8月11日初诊。

主诉：反复发热7天。

现病史：患儿7天前无明显诱因始发热，社区门诊予静脉滴注头孢类抗生素、痰热清等药物，热势反复，体温最高38.5℃，并咳嗽，遂来诊。刻下症见：发热，阵发性咳嗽，有痰不会咯，无鼻塞、流涕，纳欠佳，眠尚可，二便调。查体：体温37.8℃，面色淡黄，咽略充血；听诊双肺呼吸音粗，可闻及中小水泡音。血常规：白细胞总数$5.7 \times 10^9/L$，淋巴细胞百分比59.5%，中性粒细胞百分比37.5%。胸部正位片：双肺纹理增多、紊乱，可见点片状阴影。舌脉：舌淡红，苔白腻，指纹紫滞。

中医诊断：湿温，肺炎喘嗽。辨证：湿遏卫气，湿重于热，湿热闭肺。

西医诊断：支气管肺炎。

治法：芳香辛散、宣气化湿。

处方：三仁汤加减。炒苦杏仁6g，白豆蔻9g，清半夏6g，厚朴9g，薏苡仁15g，淡竹叶12g，滑石12g，青蒿12g，秦艽12g，炙甘草6g。4剂，日1剂，水煎服，分数次喂服。嘱饮食清淡，慎避风寒。

二诊（2008年8月15日）：热退，咳嗽，有痰不易咯，纳眠可，二便调。舌淡红，苔薄白，咽略充血；听诊双肺呼吸音粗，可闻及痰鸣音。其证渐解，痰浊壅肺，肺失宣肃征象渐著，治以宣肃肺气、理气化痰，方选黄连温胆汤加减。

处方：竹茹6g，黄连6g，陈皮6g，清半夏6g，茯苓9g，麸炒枳实6g，麸炒枳壳6g，炙甘草6g。4剂，日1剂，水煎服，分数次喂服。

尽剂而愈。

按：

时值夏末秋初，气候炎热、雨湿较盛，小儿脾胃常弱、运化不健，复感时令湿热，湿热在表，卫气不得宣泄则发热；湿阻中焦，气机升降不畅，则饮食减少；湿邪内阻，肺气失宣而咳嗽；面色淡黄，舌淡红、苔白腻俱为湿邪偏盛之象。

王孟英曾言："既受湿又感暑也，即为湿温。"本案时值湿热交蒸之长夏季节，脾胃呆滞，内湿易于留困、停聚，外来湿热乘虚而入，与内湿相合而酿发。初期湿热外遏肌表，内蕴肺脾，留于气分。肺脾功能失调，湿热阻滞三焦而成湿胜热微之证，宜宣降肺气以开水源，燥湿化浊以复脾运，淡渗利水以祛湿邪，稍用清热药物解其郁热。治以芳香辛散，宣气化湿法。

三仁汤出自《温病条辨》，是治疗湿温病中湿重于热、湿遏卫气之主方，方中杏仁开上焦肺气，止咳平喘；白豆蔻、厚朴、半夏芳香化浊，燥湿行气，启运中焦；薏苡仁、滑石淡渗利湿，通利下焦；加淡竹叶、青蒿、秦艽轻清宣透郁热。全方共奏开上、畅中、渗下之功，是治疗湿遏卫气、湿渐化热的良方。

凡属湿热为患者，李师常合青蒿、秦艽、滑石。青蒿芳香透散，清湿热、退虚热，可使伏热外透而出，并长于清肝胆和血分之热；秦艽，《本草纲目》指其"烦渴之病须之，取其去阳明湿热也""治胃热，虚劳发热"，以加强退热作用；滑石利水通淋，清热解暑，《本草通玄》云其"利窍除热，清三焦，凉六腑，化暑气"，确保清热之效立竿见影。

案四 陈平汤治疗痰湿闭肺案

王某，男，10个月，2007年6月4日初诊。

主诉：咳嗽8天。

现病史：患儿8天前吹空调受凉后出现鼻塞、流涕、咳嗽、发热，社区门诊予静脉滴注头孢类抗生素、氨溴索等药物。治疗3天后热退，仍咳嗽，喉间痰鸣，就诊于山东省千佛山医院，诊断为支气管肺炎，继续静脉滴注头孢类药物、氨溴索5天，效果欠佳，遂来诊。刻下症见：喉间痰声辘辘，阵咳，咳后有吞咽动作，无发热，鼻塞、流涕，纳欠佳，眠可，大便稀糊样，日3~4次，无脓血，小便调。查体：面白少华，形体虚胖，咽略充血；听诊双肺呼吸音粗，可闻及中等水泡音及大量痰鸣音。血常规：白细胞总数 7.7×10^9/L，淋巴细胞百分比55.5%，中性粒细胞百分比38.5%。胸部正位片：双肺纹理增多紊乱，双下肺可见点片状阴影。舌脉：舌淡红，苔白腻，指纹淡。

中医诊断：肺炎喘嗽。辨证：痰湿闭肺。

西医诊断：支气管肺炎。

治法：燥湿健脾，化痰止咳。

处方：陈平汤加减。陈皮6g，清半夏6g，茯苓9g，炒白术9g，车前子9g，苍术6g，炙甘草6g。5剂，日1剂，水煎分次频服。嘱煎药时加生姜3片、大枣3枚。

二诊（2007年6月11日）：不咳嗽，无痰，无鼻塞、流涕，纳眠可，二便调。诸症消退，临床治愈。予参苓白术颗粒口服调理，健脾补肺。

按：

患儿平素形体虚胖，肌肉松软，体属脾虚多痰湿。其病肺炎喘嗽，经治疗邪渐去而肺脾之气日虚，脾虚痰盛，故喉间痰鸣；脾失运化，湿滞相合，下趋大肠而泄泻。其治疗，单纯宣肺化痰则提壶揭盖，易致腹泻加重；单纯补脾止泻，则易致肺气壅滞。李师提出"上咳下泻调其中"的法则，选陈平汤，即二陈汤与平胃散之合方，方中苍术燥湿健脾，半夏燥湿化痰和中，茯苓健脾利水化痰，陈皮理气助运，使脾健运如常，甘草、大枣、生姜补脾和中止呕。辨证得当，处方精准，效如桴鼓。

案五　沙参麦冬汤治疗肺阴亏虚案

陈某某，男，3岁，2007年10月2日初诊。

主诉：咳嗽1月余。

现病史：患儿1个月前受凉后发热，最高体温38.8℃，伴咳嗽，就诊于济南市儿童医院，拍胸片示支气管肺炎，予头孢类抗菌素8天、阿奇霉素7天，配合理疗，热退，仍咳嗽，遂来诊。刻下症见：阵发性咳嗽，夜间为多，干咳无痰，口渴、咽干、声音嘶哑，手足心热，无鼻塞、流涕，纳少，眠欠安，二便调。查体：口唇红，咽红；听诊双肺呼吸音粗，未闻及干湿性啰音。血常规：白细胞总数 5.8×10^9/L，淋巴细胞百分比42.3%，中性粒细胞百分比41.3%。肺部正位片：双肺纹理增粗紊乱。舌脉：舌红，苔少，脉细数。

中医诊断：肺炎喘嗽。辨证：肺阴亏虚。

西医诊断：支气管肺炎恢复期。

治法：滋阴润肺，兼清余热。

处方：沙参麦冬汤加减。沙参15g，麦门冬15g，百合15g，白扁豆9g，桑叶9g，炒山药15g，天花粉9g，川贝母9g，玉竹15g，知母12g，炙甘草6g。4剂，日1剂，水煎服。嘱饮食清淡，忌食油腻、生冷及不易消化的食物。

二诊（2007年10月6日）：夜咳减少，纳眠可，二便调。舌红，苔薄白，脉细。阴亏渐愈，上方继服3剂。

尽剂而愈。

按：

小儿脏腑娇弱，咳嗽日久不愈，正虚邪恋，阴津受损，虚热内生，热伤肺络，致久咳不止，干咳无痰，声音嘶哑；肺阴亏虚不能滋润咽喉则见口渴咽干；虚热蒸于肌表，则见手足心热；舌脉亦为佐证。

肺喜温润，温则津布，润则气和。肺阴亏损多因燥热之邪所伤而成外燥的病变结果。燥热之邪归于阳明经，肺胃母子，为风温燥热病邪必犯之地，温热燥邪同伤肺胃阴液。病理表现主要反映在津枯失濡和虚热内生两个方面。

治疗此证，一方面要用麦门冬、山药、百合等药滋阴润肺，另一方面要用知母等药清热退蒸，制其内火燔灼，待阴不虚，火不炽，阴阳才能恢复平衡。再者，小儿乃"稚阴稚阳"之体，五脏六腑尚未健全，肺卫功能尤显不足，温热之邪经口鼻而入，犯及肺腑，肺胃热炽，每致阴损津伤，故应注意顾护阴液，以防传变。且小儿肺、脾常不足，故补肺健脾、培土生金等尤为重要。

《温病条辨》沙参麦冬汤，以甘寒滋液立法，用沙参、麦门冬、玉竹、天花粉甘寒生津，白扁豆、甘草和养胃气，配桑叶轻宣上焦燥热，合而成方，具有清养肺胃的作用。与二母散合用，其中知母清泻肺火、滋阴润肺；川贝母润肺之力强。本方以养阴为主，虽然也是治疗燥伤肺阴的方剂，但清热养阴的力量不及清燥救肺汤，宣发燥邪力量逊于桑杏汤，惟轻证可用，如果用于重证，有病重药轻、鞭长莫及之失。沙参麦冬汤顾护肺胃阴液，更有培土生金之意。

案六　千金苇茎汤治疗痰瘀互结案

孙某，男，8 岁，2004 年 6 月 18 日初诊。

主诉：咳嗽 10 天。

现病史：患儿 10 天前开始咳嗽，3 天后逐渐加重，并发热，体温最高 39℃，自服清开灵颗粒、急支糖浆、肺热咳喘口服液、布洛芬混悬剂等，热势反复，就诊于千佛山医院，拍胸片示"右下肺片絮状阴影"，诊断为肺炎，先后静脉滴注头孢曲松、阿奇霉素、盐酸氨溴索等，热退，仍咳嗽，遂来诊。刻下症见：阵发性咳嗽，夜间为重，有痰难咯，不发热，纳一般，眠安，二便调。查体：咽红；听诊右肺呼吸音低，可闻及痰鸣音。胸部正位片：右下肺片絮状阴影。舌脉：舌暗，苔黄，脉涩。

中医诊断：肺炎喘嗽。辨证：痰瘀互结。

西医诊断：大叶性肺炎。

治法：祛痰活血。

处方：千金苇茎汤加减。芦根 30g，桃仁 9g，红花 9g，冬瓜仁 12g，丹参 12g，炒紫苏子 9g，炒葶苈子 9g，瓜蒌 15g，炙甘草 6g。5 剂，日 1 剂，水煎服。

二诊（2004 年 6 月 25 日）：基本不咳嗽，无痰，舌红稍暗，脉略涩。患儿拒服汤药，予金荞麦片、银芩胶囊口服 1 周。

尽剂而愈。

按：

李师强调，肺炎喘嗽的辨证需病证结合。大叶性肺炎，其听诊呼吸音低，胸片示大片阴影，均属血瘀之证；舌暗、脉涩，血瘀明证。血瘀属阴，入夜阴盛，故夜咳尤甚。治当清热化痰、活血化瘀。苇茎汤，功能清肺化痰、逐瘀排脓，主治热毒壅滞、痰瘀互结证，临床常用于肺脓肿、大叶性肺炎等痰热瘀结者。芦根甘寒轻浮，善清肺热，重用为君。冬瓜仁清热化痰，利湿排脓，能清上彻下，肃降肺气，与芦根配合则清肺宣壅，涤痰排脓；桃仁活血逐瘀，可助消痈，是为佐药。加红花、丹参，以增活血化瘀之力；加紫苏子、葶苈子、瓜蒌，以强清化痰热之效。

李师擅用药对治疗肺炎喘嗽，僵蚕、蝉蜕用于咽喉哽咽、痉挛咳嗽者，浙贝母、瓜蒌用于痰少难咯者，紫苏子、葶苈子用于痰热蕴结之痰量多者，枳实、枳壳用于咽部有异物感者，陈皮、半夏用于痰湿咳嗽、因痰致嗽者。

附一：李燕宁教授治疗肺炎喘嗽用祛痰药的经验撷述

肺炎喘嗽的病位主要在肺，基本病理为肺气闭塞，初期邪闭肺气，中期痰瘀闭肺，后期虚闭。痰热既是重要的病理产物，又影响肺的宣肃，加重肺气郁闭，成为肺炎喘嗽加重和迁延的致病因素。痰阻与肺闭，常互为因果，形成病理循环。故祛痰是治疗肺炎喘嗽的要务，临证应根据咳嗽咯痰的声音、态势，辨别病位、病性、病因、病机，注意分期论治，灵活选择性味不同、归经有别的祛痰之品。

1. 根据辨证分期选择祛痰药物

肺主宣发肃降，故治疗肺系疾病应将宣发、肃降药物配伍应用。肺炎喘嗽初期以感受外邪、初犯肺络为主，故治疗应以疏散表邪、宣发肺气着手，选择宣肺为主的祛痰药物，佐以肃降之品，以利痰浊的祛除。

中期表邪已尽，以痰阻肺络致肺气郁闭为主，治以肃肺降气、化痰涤痰为主，佐以宣发，减少痰浊的停聚。

恢复期正虚邪恋，应采用扶正化痰之法，在气者责之肺脾，在血者活血化瘀。

临证时应全面了解药物性味，宣肺祛痰多选麻黄、前胡、枳壳、桔梗、紫苏叶、桑叶，肃肺祛痰则宜选杏仁、白前、桑白皮、枳实等。

2. 根据辨证选择性味不同的祛痰药物

李师擅用经方，风寒闭肺及痰湿闭肺，多用温性化痰之三子养亲汤、二陈汤、止嗽散等，常用药物有紫苏子、白芥子、莱菔子、炒杏仁、枳实、枳壳、陈皮、半夏、橘红、紫菀、款冬花、僵蚕、石菖蒲、远志、细辛、干姜、百部、白前等。

风热闭肺和痰热闭肺，宜选寒凉化痰之贝母瓜蒌散、葶苈大枣泻肺汤、礞石滚痰丸等，常用药有葶苈子、川贝母、浙贝母、鲜竹沥、竹茹、胆南星、天竺黄、炙枇杷叶、全瓜蒌等。

因痰饮是由于人体水液输布运化失常、停聚凝滞而成，性属阴邪，乃阳气不足为本，故张仲景在《金匮要略·痰饮咳嗽病脉证并治》中提出"病痰饮者，当以温药和之"，临床应谨记。

附二：李燕宁教授治疗肺炎喘嗽运用活血化瘀药的经验撷述

1. 初期注重辛温活血通络药物及辛寒清热凉血药物的使用

肺炎初期多因寒凝或热毒导致血瘀，因寒凝致瘀者，应配伍辛温通络药物；因热毒致瘀者，应配伍清热凉血药物。

临证时，初期偏寒多用桂枝，既能外解表寒，助阳化气，又能温经通络。《得配本草》云："桂枝，辛，甘，微热。入足太阳，兼手太阴经气分，通血脉，达营卫，去风寒。"桃仁，既能活血祛瘀，又能止咳平喘，常与杏仁相互配伍，一入血分活血，一入气分降气，功效益彰，可配伍香附、川芎、丹参等药物同用。偏热时多用郁金，辛开苦降，芳香宣达，入气可行气解郁，入血可凉血破瘀，为血中之气药。郁金，《本草从新》载"能开肺金之郁"，《本草汇言》载"郁金清气化痰散瘀血之药也……能散郁滞，顺逆气……气血火痰郁遏不行者最验"，并可配玄参、赤芍清热润燥，凉血活血。

2. 中期注重清热涤痰活血药物的使用

本病中期以痰热闭肺为主，此时痰、热、瘀三者交织为患，易出现心血瘀阻及心阳虚衰的变证，临证时应重用清热解毒、化痰活血的药物，多使用虎杖、地龙。虎杖既能清热解毒，化痰止咳，又能活血散瘀，现代药理研究证实，虎杖有良好的抗菌、镇咳平喘及活血化瘀的功效。地龙性寒降泄，能清肺平喘，其性走窜，又能活血通络祛瘀，《本草求真》言其"肺气药必须此物为使""本有钻土之能，化血之力"，现代药理研究证实，地龙有良好的抗组胺、平喘及抗凝、抗血栓作用。亦可配伍紫草、牡丹皮、赤芍、生地黄等药。如患者在病程中突然出现唇舌紫黯、胁下痞块等为血瘀较著，可使用三棱、莪术、水蛭、穿山甲等破血逐瘀之品。

3. 后期注重补气滋阴活血药物的使用

本病后期多因虚致瘀，一为气虚致瘀，一为阴虚致瘀，表现为局部啰音固定不消。气虚者宜补气养血活血，多使用首乌、丹参、黄芪、川芎、当归等药；阴虚者宜滋阴养血活血，多选用熟地黄、白芍、阿胶、旱莲草等药。

附三：李燕宁教授"三关"论治肺炎学术思想

李师根据肺炎发展过程中主要症状的变化，将其归纳为按主证辨证论治，进而总结出按照"三关"论治肺炎。

"三关"是指发热关、喘憋关和衰竭关。发热关指肺炎初期多会出现发热甚至高热症状，治疗以清热解毒为主；喘憋关指中期多会出现喘促、憋闷的症状，治疗以治肺开闭为主；衰竭关指极期多会出现心肺等脏腑功能衰竭的症状，治疗以扶正固本为主。三关分治体现了辨证论治的宗旨，反映出治法上解毒、宣肺、扶正三者相辅相成。

1. 发热关

发热一般是儿童肺炎的首发症状，可贯穿于肺炎的各期，多以发热甚至高热为主要症状，热势的高低多能反映正气的强弱及病邪的程度。

（1）卫气营血辨治：肺炎多因外感风邪，首先侵犯肺卫，正邪交争于体表，即出现发热等症状，治疗多按卫气营血进行辨证论治。

卫分证主要症状是发热、恶寒、少汗或无汗，治法当发汗以驱邪。肺炎初期风邪犯于卫表，导致卫表郁闭，当以汗法而解，根据感邪轻重，又因小儿脏腑娇嫩，形气未充，腠理不密，不可妄用汗法，过汗则伤津亡阳，汗不彻则邪滞于里。李师将发汗剂分为三类：发汗轻剂、中剂、重剂。卫分证分为风寒证和风热证两类。风寒袭肺者，恶寒发热并见，恶寒重，发热轻，无汗伴身体疼痛。风寒轻证，多见于小儿体虚感寒或反复易感，以肺气郁而咳嗽有痰为主，方选荆防败毒散加减；中度风寒证，多见于外感风寒湿邪，以头项强痛、身体酸痛为主，方选九味羌活汤加减；风寒重证，多见于外感风寒表实证，以肺气上逆伴喘为主，方选麻黄汤、华盖散加减。风热袭肺，发热重，微恶风，无汗或少汗。风热轻证，多见于小儿风温初起，用葱豉汤、葱豉桔梗汤加减；中度风热证，以咳嗽、咽痛为主，用银翘散加减；风热重证，多见于邪热壅肺，以咳喘为主，用麻杏石甘汤加减。

气分证主要症状是壮热、恶热、大汗或多汗，伴见口渴、咽干、精神烦躁、易哭闹，治法当以清热生津为主，方选白虎汤或白虎加人参汤加减。热邪初入气分，表邪未解，多见脏腑积热，面热唇焦，口舌生疮，目赤鼻衄，大便偏干者，方选凉膈散加减。

营分证主要症状是发热夜甚，身体灼热，夜间皮肤干燥无汗，小儿体质易从阳化热，甚则身热烦躁，神昏谵语，方选清营汤加减。气营两燔伴热毒炽盛者，方选清瘟败毒散加减；气营两燔伴斑片状出血者，方选化斑汤加减。

血分证主要症状是热势起伏，汗出蒸蒸而不解，热不甚高，多见于小儿心肝积热盛于血分，甚则咳血、吐血、衄血，发斑紫黑，神昏谵语，方选犀角地黄汤加减。

（2）三焦辨治湿热：发热有因于风寒、风热者，亦有因于温、湿、热邪者，治疗上多从三焦进行辨证论治。

上焦湿热不愈或失治、误治，极易传至中下二焦，中焦或下焦湿热亦可传于上焦，而成湿热弥漫三焦之势。华云岫总结叶天士治湿病的经验时说："今观先生治法，若湿阻上焦者，用开肺气，佐渗湿、通膀胱，是即启上闸，开支河，导水势下行之理也；若脾阳不振，湿滞中焦者，用术朴姜半之属，以湿运之；以苓泽、腹皮、滑石等淡泄之，亦犹低湿处，必多烈日晒之，或以刚燥之土培之，或开渠以泄之耳。"然三焦又为一整体，用药当互为策应。按照温病概念，心肺居于上焦，脾胃居于中焦，肝肾居于下焦。治疗湿热，李师从其意，在上述治湿之法基础上合以清热之法，遂成清利三焦湿热之剂。

上焦湿热，多见于湿热蕴肺，采取开宣肺气、佐清热祛湿之法，又因为湿热性异，利湿易伤阳，清热易生湿，所以采取不同的方法治疗。热重于湿而偏于表热者，方选银翘散加减；热重于湿而偏于湿热蕴表者，方选麻黄连翘赤小豆汤加减；湿重于热者，方选藿朴夏苓汤加减；湿热并重者，方选甘露消毒丹加减。

湿热之邪传于中焦脾胃者，以运脾化湿之法为主，后分而治之。热重于湿者，方选白虎加苍术汤加减；湿热并重者，方选甘露消毒丹加减；湿重于热而表湿偏重者，方选藿朴夏苓汤加减；湿渐化热者，方选三仁汤加减。

湿热之邪传于下焦者，多为湿热弥漫三焦之证。热重于湿者，方选三石汤加减；湿重于热者，方选茯苓皮汤加减；湿热并重者，方选茵陈蒿汤加减。

2. 喘憋关

喘憋多为肺炎的次发症状，也是肺炎区别于感冒的重要症状。喘憋关反映的是肺的宣发肃降功能的异常，喘憋程度反映肺气郁闭的程度，喘憋持续时间的长短决定疾病的预后。喘憋关亦可分为三期，早期邪气郁闭，中期痰浊郁闭，后期脏气郁闭。

（1）早期邪气郁闭：病机是风寒、风热、湿热邪气侵犯卫表，闭塞皮毛，肺气卫气相通，进而导致肺气郁闭。病位以卫表为主，兼有邪犯肺气。治法要以驱散表邪为主，辅以开宣肺气之法。邪在表者，宜汗而发之。治疗上，风寒闭表用麻黄汤加减，风热闭表用麻杏石甘汤加减，湿热闭表则用甘露消毒丹加减。

（2）中期痰浊郁闭：病机多是表邪已去，痰热瘀血互结，郁闭肺气，里热炽盛。病位以肺脏为主，兼有卫表。治法上以祛痰为主，同时重视肺气的宣发肃降。兼有卫表之邪，要辅以宣肺之法；偏于里者，要宣肺与降肺之法同用，以降肺为主。李师将"痰"分为三类：初病之痰、已病之痰、久病之痰。祛痰之法分为三法：化痰、涤痰、逐痰。

初病之痰多指新痰，即伤风咳嗽之痰，肺部听诊多以干啰音、痰鸣音为主，易于吸收，出现时间较短，治法上多以化痰为主，方选二陈汤加减。

已病之痰多指陈痰或脏腑之痰，部位较深，肺部听诊可闻及大量水泡音，多以三子养亲汤之紫苏子、白芥子、莱菔子、葶苈子等药物涤痰。咳喘甚者以紫苏子止咳平喘，痰涎盛者以白芥子快膈化痰，食滞胃胀者以莱菔子助消食导滞。

久病之痰多指经络之痰，久病机体正气大亏，脏腑内伤虚损，因虚致痰致瘀，痰瘀交结，深据于里，阻于肺络，听诊肺部啰音固定不消，多属于痰瘀互结之证，用逐痰通络之法，选蜈蚣、全蝎、土鳖虫、僵蚕等药物来搜络逐痰。

（3）后期脏闭：病机多为正虚邪恋，肺气肃降不利，导致肺脏郁闭，兼夹有痰浊闭肺之象。治法上扶正祛痰、肃降肺气，方选竹叶石膏汤、黄芪当归汤加减。肺主气，主治节，朝百脉，外感之邪侵袭肺脏，肺气郁闭，气机停滞，气行则血行，气滞则血凝，肺气闭阻，运行不畅，血停脉中，凝而成瘀，痰由津而生，瘀由血化生，两者又可以相互转化，出现痰浊瘀阻之象，治疗上要重视活血祛瘀，多以三棱、莪术、桃仁等活血化瘀之品加减。

3. 衰竭关

衰竭关的病因多是正虚邪陷，多反映正气的存亡状态，可突发于肺炎的各个阶段，首先是精神的改变，同时伴有高热、烦躁，后逐渐精神淡漠。衰竭关可分为心阳虚衰、肺气耗竭和阴损及阳之阴阳俱衰。心阳虚衰证，症见面色苍白、精神倦怠、浮肿自汗、手足厥冷、肝脏肿大，舌质淡润，脉细疾无力、结代，方选参附汤加减；肺气耗竭证，症见呼吸困难、口唇和甲床发绀，以及意识障碍等精神神经症状，方选生脉饮加减；阴阳俱衰证，阳越于上，症见汗出肢冷，面色浮红，脉虚数或浮大无根，方选参附龙牡汤加减。

纵观现今，儿童常见病之肺炎，临床以西医药治疗为主，然中医药效验日益凸显，颇受关注，亦不当偏废。李师辨病与辨证相结合，将肺炎喘嗽的发病传变总结为发热关、喘憋关、衰竭关三关，每一关理法方药完备，辨证准确，用药精炼，效如桴鼓。

第四节　哮喘案

案一　小青龙汤合三子养亲汤治疗外寒里饮案

谭某某，男，6个月，2007年11月11日。

主诉：咳喘气急3天。

现病史：患儿既往有湿疹病史，2月龄及4月龄时咳喘各1次，治疗后缓解。3天前患儿咳嗽、喘憋，并发热，体温最高38.0℃，于济南市中心医院静脉滴注利巴韦林及头孢类抗生素1天，口服止咳糖浆，未见减轻，遂来诊。刻下症见：咳嗽憋喘，晨起咳声频繁，喉中痰声辘辘，不易咯吐，鼻塞、流清涕，无发热，纳少，眠欠安，二便调。查体：面色淡白，形体肥胖，肌肉松软，口唇色淡，鼻腔通畅，无鼻翕，咽不红，三凹征（+）；听诊双肺呼吸音粗，可闻及哮鸣音。血常规：白细胞

总数 5.2×10^9/L，红细胞总数 4.62×10^{12}/L，淋巴细胞百分比 66.3%。舌脉：舌淡，苔白滑，指纹鲜红，在气关。

中医诊断：哮喘（急性发作期）。辨证：寒哮，外寒内饮。

西医诊断：婴幼儿哮喘。

治法：温肺散寒，化痰定喘。

处方：小青龙汤合三子养亲汤加减。炙麻黄 6g，炒苦杏仁 6g，桂枝 6g，白芍6g，清半夏 6g，干姜 6g，细辛 1g，五味子 6g，炒紫苏子 6g，炒葶苈子 6g，白芥子6g，炙甘草 6g。5 剂，日 1 剂，水煎服。嘱避风寒，调饮食，避免与过敏原接触。

二诊（2007 年 11 月 16 日）：喘咳气促减轻，喉间无哮鸣、痰声，无流涕，纳差，大便软。面色红润，舌淡红，苔白厚，指纹淡红隐隐，显于风关。表邪渐除，喘息发作缓解。上方继服 4 剂。

三诊（2007 年 11 月 21 日）：喘咳气促缓解，无哮鸣及痰声，无流涕，纳差，二便调。面色红润，舌淡红，苔白厚。表邪已除，痰湿仍在，治以温肺化痰，方选姜辛汤加减。

处方：干姜 6g，细辛 1g，五味子 6g，炒紫苏子 6g，炒葶苈子 6g，白芥子 6g，焦山楂 6g，焦麦芽 6g，焦神曲 6g，麸炒枳实 6g，麸炒枳壳 6g，炙甘草 6g。4 剂，日1 剂，水煎服。

尽剂而愈。

按：

小儿肺脾肾三脏不足，导致痰饮留伏，素有痰湿，是哮喘基础；内有壅塞之气，感受外邪，肺宣肃无权，触动内伏痰饮，致壅塞之气贲郁于上，痰随气升，搏击气道，发为哮喘，是条件。本案证属外寒内饮，治当温肺散寒、降气化痰定喘，小青龙汤合三子养亲汤加减正为合宜。

《伤寒论》小青龙汤用于"伤寒表不解，心下有水气，干呕，发热而咳，或渴，或利，或噎，或小便不利，少腹满，或喘者"。麻黄发汗解表，宣肺定喘；桂枝、芍药解肌和营卫；干姜、细辛温肺化饮，辛散风寒；五味子温敛肺气以止咳，并防肺气之耗散；半夏化痰定喘；炙甘草和中。三子养亲汤中紫苏子、白芥子可加强降气化痰之力，使平喘力量更强。二方合用散中兼收，燥中有润，对水寒射肺、气实痰盛者，颇为适宜。葶苈子虽性大寒，与诸温药合用，有去性存用之功。

案二 苓甘五味姜辛汤治疗肺寒停饮案

周某某，男，5 岁，2008 年 8 月 4 日初诊。

主诉：咳喘 20 余天。

现病史：患儿 2007 年曾患喘息性支气管炎，20 天前受凉出现咳嗽、喘息，就诊于山东省立医院，予静脉滴注阿奇霉素及口服氨茶碱等治疗，效欠佳，遂来诊。刻下症见：咳嗽阵作，咯痰清稀，夜间咳重，无鼻塞、流涕，纳眠可，二便调。查体：咽略充血，扁桃体不大；听诊双肺呼吸音粗，可闻及哮鸣音。舌脉：舌淡红，苔白滑，脉弦紧。

中医诊断：哮喘。辨证：肺寒停饮。

西医诊断：喘息性支气管炎。

治法：温肺化饮。

处方：苓甘五味姜辛汤。干姜 9g，细辛 3g，清半夏 9g，五味子 9g，茯苓 15g，炙款冬花 15g，炙紫菀 15g，炙甘草 6g。3 剂，日 1 剂，水煎服。

二诊（2008 年 8 月 7 日）：偶咳不喘，无痰，纳眠可，二便调；听诊双肺呼吸音粗，未闻及干湿性啰音。咳嗽减轻，寒饮渐化。上方继服 4 剂。

三诊（2008 年 8 月 11 日）：患儿一般情况可，纳眠可，二便调；心、肺未及异常。哮喘缓解，应调理脏腑功能，祛除留痰伏饮，方选苓桂术甘汤加减。

处方：茯苓 15g，桂枝 9g，炒白术 12g，陈皮 9g，清半夏 9g，胡黄连 9g，焦山楂 15g，焦神曲 15g，焦麦芽 15g，炙甘草 6g。7 剂，日 1 剂，水煎服。

按：

本病案是以温肺化饮法治疗肺寒停饮之哮喘。天气寒冷、形寒、寒饮是外因；肺脾肾阳虚体质是内因；肺寒痰饮内伏是发病基础；发病机理是外内合邪，两寒相感，内外皆伤，气逆而上行。肺气外达皮毛，内行水道。脾、肺、肾三脏息息相关，《素问·经脉别论》云："饮入于胃，游溢精气，上输于脾，脾气散精，上归于肺，通调水道，下输膀胱，水精四布，五经并行，合于四时五脏阴阳，揆度以为常也。"脾肾阳虚，肺通调水道失常，宣发肃降不及，则水湿痰饮停积于肺。肺为贮痰之器，故标在肺；脾为后天之本，寒饮不化是脾失健运，故本在脾；肾为先天之本，肾阳为一身阳气之根，命门之火不足，则一身阳虚不能化水，故根在肾。

肺气以宣降为顺，为水之上源，肺气开宣，津液才能敷布；肺气肃降，水道才得通调。形寒寒饮伤肺，日久不愈，阳气渐衰，肺功日损，津凝不布，水道失调，肺寒停饮，则见咳嗽、有痰，舌淡、苔白滑等症。

仲景曰："病痰饮者，当以温药和之。"《医学统旨》曰："哮证喘吼如水鸡之声，牵引背胸，气不得息，坐卧不安，或肺胀胸满，或恶寒肢冷，病者夙有此根，又因感寒作劳气恼，一时暴发……治法专以祛痰为先，兼用解散。"肺寒停饮，投以温肺之品，使肺气能够正常宣降，则水饮自消。

苓甘五味姜辛汤出自张仲景《金匮要略·痰饮咳嗽病脉证并治第十二》，由茯苓四两、甘草三两、干姜三两、细辛三两、五味子半升组成，用法是"上五味，以水八升，煮取三升，去滓，温服半升，日三"。功在温阳化饮，主要治疗寒痰水饮停留于肺所引起的咳逆喘满之证。本方特色为化饮而无麻桂之燥，祛邪而无伤正之弊，较小青龙汤缓和得宜，为与小青龙汤媲美的又一治饮名方，是治疗支饮体虚者的基础方。本方原治支饮经治疗后"冲气即低，而反更咳胸满者"，即所谓寒痰者。方中君以干姜，取其辛热之性，既温肺散寒化饮，又温脾之寒以化肺之饮湿，使脾能散精上归于肺，通调水道，下输膀胱，则水液能在体内正常运行，不致停蓄为患。臣以细辛辛温香燥，辛散行水，起肾之阳气，内助脾阳以温化痰水之寒，外助肺气以化饮散寒，助干姜散其凝聚之饮，助表邪外出。茯苓，甘淡平，健脾渗湿利水，使脾阳振而运化复，则痰无由积，化痰聚，杜痰源；反佐以五味子，酸甘敛肺滋肾，酸温敛气，止咳平喘。五味子若单独应用，有碍发散表寒，若与干姜、细辛合用，配干姜，温脾散寒化痰，两药相合温脾去饮止咳，宣而不伤肺气，温而不伤肺阴；配细辛，辛散酸收，温阳亦敛肺；五味子又防姜、辛耗散肺气。三味药相配，即《黄帝内经》所谓"以辛散之，以甘缓之，以酸收之"之意，收中有散，散中有收，收散相伍，相反相成，邪去而正不伤。使以甘草，甘温以扶中缓急，补脾益气，调和诸药。甘草与干姜合用助其温化水饮，与细辛合用助其起肾阳，与五味子合用又可酸甘化阴，防止姜、辛、夏太过于温燥，且能调和肺司开合之职。诸药相配，开阖共济，温散并行，风寒解，水饮去，肺气复舒，宣降有权，诸症自平，诚如高保衡、孙奇、林亿等《金匮要略方论序》所言"尝以对方证对者，施之于人，其效若神"。加半夏燥湿化痰，助干姜温化寒痰；紫菀、款冬花润肺化痰止咳。综合全方，温散并行，开阖相济，寒饮得去，肺气安和，为温化寒饮之良剂。

李师强调，哮喘宿根为痰饮留伏，临证只要未见明显热象，均按寒哮论治。

案三　定喘汤治疗痰热内蕴案

张某，女，8 岁，2007 年 5 月 12 日初诊。

主诉：咳喘 3 天。

现病史：患儿有支气管哮喘病史 4 年，气候突变、感冒或活动后诱发，发作时以夜间为甚，用特布他林、沙丁胺醇等药物可暂时缓解。3 天前患儿受凉，于夜出现咳嗽、喘憋，就诊于社区门诊，予特布他林、沙丁胺醇等药物，症状未明显减轻，遂来诊。刻下症见：气急喘憋，胸闷，夜不能卧，喉间痰声辘辘，痰液黏稠，难咯，汗出湿衣，烦躁不安，易激惹，纳差，大便秘结，小便黄。查体：面色红，形体适中，鼻翼翕动，口唇红，咽红，喉间哮鸣有声，胸高息粗，三凹征（＋）；听诊呼气延长，双肺呼吸音粗，满布哮鸣音；心、腹未及异常。舌脉：舌红，苔黄厚，脉弦滑数。

中医诊断：哮喘。辨证：痰热内蕴，气机郁滞。

西医诊断：支气管哮喘。

治法：化痰定喘，疏肝解郁。

处方：定喘汤加减。炙麻黄 6g，炒苦杏仁 9g，炒白果 6g，黄芩 12g，桑白皮 12g，地骨皮 12g，炒紫苏子 9g，炒葶苈子 9g，桔梗 9g，瓜蒌 15g，当归 9g，白芍 15g，柴胡 12g。4 剂，日 1 剂，水煎服。

二诊（2007 年 9 月 21 日）：胸闷、喘憋基本缓解，偶咳嗽，有痰色黄，质黏稠，纳食尚可，舌红，苔白略厚，脉滑数。呼吸平稳，口唇红，咽红，三凹征（－）；听诊双肺呼吸音粗，未闻及干湿性啰音。患儿气降、喘平，痰热内蕴仍在。遵法继调，上方去炒紫苏子、炒葶苈子，加浙贝母 12g，4 剂，日 1 剂，水煎服。

三诊（2007 年 9 月 28 日）：基本不咳嗽，少痰，纳眠可，舌淡红，苔白略厚，脉滑数。呼吸平稳，口唇红，咽红，三凹征（－）。病情向愈，上方继用 7 剂。

尽剂而愈。

按：

风寒邪气，入里化热，引动伏痰，痰热交阻，上熏于肺，肺气壅盛，肃降失司，故咳嗽、咯痰、喘憋；病久气机失于条达，故平素易激惹，烦躁；大便秘结，小便黄，舌红，苔黄厚，脉弦滑数皆为痰热内蕴之征象，治疗选定喘汤。因患儿有肝气郁结之象，故加用柴胡、白芍补肝体而助肝用，使血充肝柔，气机调和。本案抓主要矛盾，不忘调理次要矛盾，痰气并治，疗效显著。

李师认为，小儿哮喘发作时以外寒内热证为多见。外寒包括风寒（气温低），寒饮（饮食物温度低），形寒（衣被少）。内热包括患儿体内"伏饮伏痰"郁遏阳气，郁而化热；饮食不知自节，过剩的饮食物在胃成积，在肠为滞，积滞内停，气机壅滞不畅，郁而化热；心肝常有余，所欲不遂，气郁化热；感染温热邪气（病原微生物）入里化热。李师观察到外寒内热证以咳嗽，胸闷气喘，有哮鸣声，痰少质稠、色白或黄，或有恶寒发热，舌红，苔白厚、或黄腻、或白黄相兼，脉滑数为辨证要点。定喘汤出自明·张时彻《摄生众妙方·卷六·哮喘》，由炒白果二十一枚、麻黄三钱、苏子二钱、甘草一钱、款冬花三钱、杏仁去皮尖一钱五分、桑白皮蜜炙三钱、黄芩微炒一钱五分、半夏制三钱组成，用法是"水三盅，煎二盅，作二服，每服一盅。不用姜，不拘时，徐徐服"，功在宣肺平喘，清热化痰。本方组方配伍选药上有宣摄和合、宣降合施、寒热共剂、表里兼顾的特点，目的是适应复杂而又顽固的哮喘证。

案四 神秘汤治疗痰热内蕴、气机郁滞案

周某某，女，5岁，2007年7月14日初诊。

主诉：咳喘10天。

现病史：患儿有哮喘病史2年余，10天前受凉后出现咳嗽，喘息，气急，在山东中医药大学第二附属医院静脉滴注头孢类抗生素和氨茶碱4天，仍咳喘，遂来诊。刻下症见：喘息频作，胸闷，气急，夜不能卧，喉间痰声辘辘，痰液黏稠，难咯，汗出湿衣，烦躁不安，易激惹，纳差，睡眠欠安，大便秘结，小便黄。查体：精神烦躁，鼻翕明显，口唇红，咽红；听诊双肺呼吸音粗，可闻及痰鸣音、哮鸣音及中等水泡音；心、腹未及异常。血常规：白细胞总数 $5.6 \times 10^9/L$，红细胞总数 $4.88 \times 10^{12}/L$，淋巴细胞百分比66.3%。舌脉：舌红，苔黄腻，脉滑数。

中医诊断：哮喘。辨证：痰热内蕴，气机郁滞。

西医诊断：支气管哮喘。

治法：清热化痰定喘，疏肝解郁行气。

处方：神秘汤加减。炙麻黄9g，炒苦杏仁9g，炒白果9g，黄芩12g，桑叶12g，

桑白皮 12g，炒紫苏子 9g，炒葶苈子 9g，瓜蒌 15g，柴胡 12g，当归 9g，桃仁 9g。5 剂，日 1 剂，水煎服。嘱饮食清淡，忌食巧克力、冷饮、羊肉及鱼虾等腥膻之品。

二诊（2007 年 7 月 19 日）：胸闷、喘憋基本缓解，偶咳有痰，色黄质黏，纳食尚可，舌苔薄黄，脉滑数；听诊双肺呼吸音粗，可闻及痰鸣音，未闻及哮鸣音及水泡音。气逆渐降，痰热渐化，肝郁稍缓，气逆痰热肝郁仍存。以清热、化痰、疏肝为治法。守法继调，上方去炒紫苏子、炒葶苈子，加浙贝母 12g，5 剂，日 1 剂，水煎服。

三诊（2007 年 7 月 24 日）：单声偶咳，干咳少痰，见风流涕，打喷嚏，无喘憋，纳眠可，二便调，舌红，苔薄白，脉缓；听诊双肺呼吸音粗，未闻及干湿性啰音。哮喘缓解，余热未尽，气虚渐显，治以清热定喘、益气活血，方选黄芪汤加减。

处方：黄芪 12g，太子参 9g，炒山药 12g，清半夏 6g，黄芩 9g，炒白果 9g，乌梅 9g，桑叶 9g，桑白皮 9g，桃仁 6g，红花 6g，炙甘草 6g。14 剂，日 1 剂，水煎服。

尽剂而愈。

按：

哮喘是内外因相合的结果，内因以肺、脾、肾虚，痰气内伏为本，外因责之于感受外邪。六淫客于肌表而诱发肺气上逆，呼吸不利，痰随气升，气因痰阻，相互搏击，壅塞气道，肺气宣降失常，导致痰鸣气促。

神秘汤出自《成方切用》，为定喘汤加疏肝药组成，用于哮喘发作、肝气郁滞者，乃李师治疗哮喘常用效方。李师的经验是，小儿哮喘，尤其热性哮喘，发作一次持续的时间较长，采用清热化痰、止咳定喘、疏肝解郁、行气活血之法，可迅速缓解哮喘，缩短病程。

案五 茵陈蒿汤治疗湿热哮喘案

王某某，男，5 岁，2007 年 9 月 17 日初诊。

主诉：咳喘 4 天。

现病史：患儿有支气管哮喘病史 3 年，自 2 岁起咳喘反复发作，每月 1 次，常因气候变化诱发。患儿 4 天前外出受凉出现咳嗽、喘憋，予肺热咳喘口服液、肺宁颗粒等口服，咳喘未缓解；1 天前于济南市中心医院静脉滴注利巴韦林、头孢类抗生素，口服特布他林，症状无改善，遂来诊。刻下症见：咳嗽频繁，憋闷，夜间较重，痰多色黄，黏稠难咯，喉间哮鸣，不发热，无咽痒、咽痛，纳差，恶心，口渴不欲饮，睡眠欠安，小便黄，大便不爽。查体：形体偏胖，面色黄，口唇红，咽红；听诊双肺呼吸音粗，可闻及哮鸣音。血常规：白细胞总数 5.2×10^9/L，红细胞总数 4.98×10^{12}/L，淋巴细胞百分比 67.9%。舌脉：舌红，苔黄腻，脉弦滑数。

中医诊断：哮喘。辨证：湿热哮喘。

西医诊断：支气管哮喘。

治法：清热利湿，化痰平喘。

处方：茵陈蒿汤加减。茵陈 15g，栀子 12g，石韦 9g，车前草 12g，秦艽 15g，苦参 9g，浙贝母 12g，瓜蒌 9g，炒莱菔子 15g，炙甘草 6g。4 剂，日 1 剂，水煎服。

二诊（2007 年 9 月 21 日）：咳减喘消，咳嗽以夜间及晨起为主，痰多易咯，仍纳差、恶心，小便黄，大便先干后溏，咽红，舌红，苔薄黄腻，脉滑。湿热仍在。守法继调，上方去炒莱菔子，加虎杖 15g，改石韦、车前草、苦参、瓜蒌各 15g，6 剂，日 1 剂，水煎服。

按：

湿热哮喘之儿，平素嗜食膏粱厚味，损伤脾胃，运化失司，脾虚不能为胃行其津液，水湿不化，停聚为痰，留而为饮。日久郁而化热，遂成湿热证候。留饮受外邪诱发，上犯于肺，阻塞气道，肺失宣肃，引发哮喘。夏季水湿较多之时为甚，乃内湿与外湿相交，湿甚之故。

温热哮喘的治疗以清热利湿为主，理气化痰为辅。本案所选茵陈蒿汤，有清热化湿之功。茵陈，《本草从新》谓"泻火，平肝，化痰，止咳止汗，利湿消肿，疗疮火诸毒"，凡肝胆湿热蕴结，均可应用；栀子苦寒，可燥湿清热，自上达下，善清上、中、下三焦湿热；所加石韦药性寒凉，能清肺热，止咳平喘，《本草纲目》云其"清肺气"，《植物名实图考》称其"治痰火"，《本草从新》谓其"清肺金以资化源，通膀胱而利水道"；车前草亦有清肺化痰之功；秦艽，《本草纲目》载"宣通诸府，引导湿热，直走二阴而出"；浙贝母、瓜蒌、莱菔子加强行气化痰之力，对湿热哮喘疗效较好。现代药理研究证明，许多清热祛湿的中药具有解痉和抗炎功效，有的还有抗过敏作用，茵陈、苦参、车前草具有扩张支气管平滑肌促进气道分泌物排出的功效，为清热祛湿法治疗哮喘提供了药理学基础。临床观察，湿热哮喘发作时间多在 3 天以上，用其他治疗方法效果不佳者，用本方灵活加减确有疗效。

案六　黄芪汤治疗肺脾气虚案

王某某，男，8 岁，2008 年 8 月 28 日初诊。

主诉：反复咳嗽、喘憋 1 年余。

现病史：患儿 1 年前无明显诱因咳嗽喘憋，在齐鲁医院诊断为支气管哮喘，之后 1 年内每因气候变化而发作，共发作 4 次，平素多汗、易感冒，为系统调治，遂来诊。刻下症见：无咳嗽、喘憋，无流涕，不发热，纳眠可，二便调。查体：面白少华；听诊双肺呼吸音粗，未闻及干湿性啰音。舌脉：舌淡红，苔薄白，脉弱。

中医诊断：哮喘（缓解期）。辨证：肺脾气虚。

西医诊断：支气管哮喘。

治法：补肺健脾，益气化痰。

处方：黄芪汤加减。黄芪 15g，党参 12g，炒山药 12g，桑叶 15g，桑白皮 15g，地骨皮 15g，莪术 9g，炒白果 9g，清半夏 9g，炙甘草 6g。7 剂，日 1 剂，水煎服。嘱清淡饮食，忌酸奶、海鲜、羊肉、巧克力、冷饮等。

二诊（2008 年 9 月 4 日）：偶鼻塞，纳眠可，二便调。舌淡，脉弱；听诊心、肺未及异常。本虚标实，鼻为肺窍，肺窍不利故鼻塞，肺脾气虚仍在。遵法继调，上方加辛夷（包）9g，7 剂，日 1 剂，水煎服。

三诊（2008 年 9 月 11 日）：一般情况可，纳眠可，二便调。舌淡，脉缓。本虚为主，治以补虚。遵法继调，上方去地骨皮、炒白果、炒山药、辛夷，加炒白术 12g，乌梅、苍耳子各 9g，改桑叶、桑白皮各 12g，7 剂，日 1 剂，水煎服。

按：

本病案是以补肺健脾、益气化痰法治疗肺脾气虚型哮喘。小儿肺脾常不足，加之久病咳喘，反复发作，耗伤肺气，肺气虚，宣降失职，气逆于上，故咳喘日久不止；气虚卫外不固，故平素多汗、易感冒；脾为气血生化之源，脾虚化源不足，面部失荣，故色白少华；舌淡红、苔薄白俱为肺脾气虚之象。

哮喘宿根，痰饮留伏，加之肺脾气虚，正虚痰伏并存，导致虚实夹杂，故应攻补兼施。气虚、痰阻、血瘀是缓解期的病理基础，故以补益、活血、化痰兼施为治则。方中黄芪、党参、炒山药补益肺脾之气，桑叶、桑白皮、地骨皮、白果泻肺平喘，半夏燥湿化痰。痰饮留伏，壅塞气血；肺虚宗气不足，血行不畅，可致血瘀，故加莪术以行壅塞之气血。

李师强调，哮喘缓解期治疗应注意以下几点：

第一，少用或不用僵蚕、蝉蜕、地龙、蜈蚣等虫类药。此类药物中含有异性蛋白质，有诱发和加重哮喘的可能；此外，本类药物有搜血生风之虞，易致虚虚之弊，故不宜多用久用。

第二，注意中药剂型的转换。患儿病情稳定时，可用中药丸剂或汤剂隔日服；病情反复或有加重的趋势时，应坚持中药汤剂治疗。

第三，注意患儿肺功能锻炼，教会患儿做深呼吸。用冷热毛巾交替敷面，进行耐寒锻炼。

第四，提倡冬病夏治，穴位贴敷，适当运动，增强体质。

案七　金水六君煎治疗肺肾虚寒案

肖某某，男，5 岁，2004 年 12 月 20 日初诊。

主诉：反复咳喘 3 月余。

现病史：患儿 3 个月前感冒，开始咳嗽喘息，先后于社区门诊、济南市儿童医院、妇幼保健院等处就诊，每予激素雾化吸入、静脉滴注等治疗，喘息暂时缓解，然周许又复喘，为求中医治疗，遂来诊。刻下症见：活动后咳嗽伴喘，有痰，汗多，不发热，无鼻塞，口咸，纳差，大便可，每夜遗尿，味不甚。查体：面白虚浮；听诊双肺呼吸音粗，可闻及哮鸣音。舌脉：舌略红，苔薄白，脉沉弱。

中医诊断：哮喘。辨证：肺肾虚寒，痰饮内伏。

西医诊断：支气管哮喘。

治法：补益肺肾，化痰平喘。

处方：金水六君煎加减。陈皮 9g，茯苓 12g，清半夏 9g，熟地黄 15g，当归 12g，五味子 9g，党参 15g，麦门冬 15g，炒白术 12g，炙甘草 6g。7 剂，日 1 剂，水煎服。嘱忌食羊肉、巧克力、冷饮。

二诊（2004 年 12 月 27 日）：咳喘减轻，时有痰，遗尿减少。听诊双肺呼吸音粗，未闻及干湿性啰音。守法继调，上方加补骨脂 15g，7 剂，日 1 剂，水煎服。

三诊（2005 年 1 月 4 日）：偶咳有痰，纳食可，口中无咸感，偶遗尿。听诊双肺呼吸音粗，未闻及干湿性啰音。守法继调，上方去补骨脂，加石菖蒲 12g，7 剂，日 1 剂，水煎服。

四诊（2005 年 1 月 11 日）：无咳嗽、喘息，无痰，纳眠可，二便调。予麦味地黄丸，每次 1 丸，每日 2 次，口服 1 个月。

随访半年未复发。

按：

《素问·脏气法时论》曰："肺病者，喘咳逆气，肩背痛，汗出……虚则少气不能报息……肾病者，腹大胫肿，喘咳身重。"本案患儿，咳喘有痰，迁延日久，肺脏虚损彰然。《王旭高医案》云："咳嗽痰白味咸，是肾虚水泛为痰也。"患儿口咸遗尿，面白虚浮，可知其肾脏不足。参合辨证，属肺肾虚寒、痰饮内伏，治选金水六君煎。

《景岳全书》金水六君煎，主治肺肾虚寒、水泛为痰或血气不足、外受风寒而引起的咳嗽呕恶、多痰喘急等症。其中二陈汤为祛痰之通剂，半夏、陈皮、生姜辛散温化、理气祛痰，半夏降逆，陈皮顺气，畅利中焦气机，使气顺则一身津液亦随气而顺矣，又合于《黄帝内经》"肾苦燥，急食辛以润之"之义。"痰之本，水也"，茯苓利水以治其本；"痰之动，湿也"，茯苓渗湿以制其动。甘草调中和药，使中州健运则痰自消，亦助熟地黄疗阴虚之危，共奏滋阴养血、填精纳气之功。"补血者，当求之肝肾"，本方重在滋填精血，补精以化气，滋阴以温阳，使金水相生，肺肾兼顾。重用熟地黄、当归滋填肝肾精血，熟地黄味甘寒润，禀中州沃土之气味，滋肾水、益精血，乃精血形质中第一品纯厚之药；当归辛润养血，补肝血虚，精血同源，使肾精内充。诸药合用，共奏滋养肺肾、燥湿祛痰之功。方中诸药无燥散滋腻之弊，并调肺肾，使金水相生，药性温和，尤宜于年幼、体弱、虚损之人，如谦谦君子，扶正益损，故名金水六君煎。

本案尚宗"肾虚有痰浊者，金水六君煎，气弱而上有浮火者，生脉饮、四君子汤合而参之"之意。方中党参、麦门冬、五味子即"生脉"，党参、茯苓、白术、甘草为"四君"，四君、生脉健脾补肺，气阴兼理，治本以杜生痰之源。

案八　姜辛夏枣五味子汤治疗伏痰留饮案

薛某某，男，8 岁，2005 年 7 月 7 日初诊。

主诉：有痰咳嗽半月余。

现病史：患儿 1 个月前哮喘发作，经布地奈德雾化及中药口服等治疗喘息缓解，但半月来一直有痰即咳，欲调理，遂来诊。刻下症见：平时不咳嗽，有痰时咳嗽，痰出咳止，无喘息、胸闷，无鼻塞、流涕，不发热，纳眠可，二便调。查体：咽不红；听诊双肺呼吸音稍粗。舌脉：舌淡，苔白滑，脉沉。

中医诊断：哮喘（缓解期）。辨证：肺脾不足，痰饮留伏。

西医诊断：支气管哮喘。

治法：温肺化饮，健脾祛痰。

处方：姜辛夏枣五味子汤加减。干姜 9g，细辛 3g，半夏 9g，五味子 9g，茯苓 15g，炒白术 15g，炙甘草 6g。7 剂，日 1 剂，水煎服。嘱药物浸泡时加生姜 3 片、大枣 5 枚。

二诊（2005 年 7 月 14 日）：不咳嗽，无痰，舌淡红，苔白，脉沉。效不更方，上方继服 7 剂。

三诊（2005 年 7 月 21 日）：无咳嗽、咯痰等症状，嘱予姜枣汤冲服参苓白术颗粒 2 个月，以健脾益肺，祛湿化饮，断喘之根。

随访半年未复。

按：

仲景训"病痰饮者，当以温药和之"，李师强调，哮喘病机关键为伏痰留饮，临证无明显热象者均按寒哮论治，当温肺化饮，方用姜辛夏枣五味子汤。张仲景善用姜、辛、夏、味治疗咳喘，在其所创的小青龙汤、小青龙加石膏汤、射干麻黄汤、厚朴麻黄汤等温肺化饮平喘方中，此四味均为核心。干姜、生姜、细辛内能温化水饮，外能辛散风寒。干姜能温脾肺之寒，使脾能散精上归于肺，通调水道，下输膀胱，则水液正常运行，而不停蓄为患；细辛内以温肺化饮，外与干姜同具辛味而散风寒；半夏辛开苦降，既利于肺气宣降，又燥湿祛痰；五味子酸温收敛，止咳平喘，以防姜、辛、夏耗散肺气，若单独应用，有碍发散表寒，与干姜、细辛、半夏合用相配，则收中有散，散中有收，收散相伍，相反相成，邪去而正不伤。

《幼幼集成》曰："凡有声无痰谓之咳，肺气伤也；有痰无声谓之嗽，脾湿动也；有声有痰谓之咳嗽，初伤于肺，继动脾湿也。"患儿有痰则咳嗽，属"嗽"，其主治在脾，故加茯苓、白术健脾祛湿，亦取"四君子"之意，以杜生痰之源。有鉴于此，后期径用参苓白术散合姜枣以培本澄源。

案九　厚朴麻黄汤治疗寒饮伤肺案

于某某，男，3岁11个月，2004年6月4日初诊。

主诉：喘息1天。

现病史：患儿既往有哮喘病史，前日进食冷饮、冰虾，夜间开始喘息，予激素吸入未缓解，遂来诊。刻下症见：喘息，稍鼻塞、有涕，不发热，纳可，眠差，二便调。查体：略烦躁；听诊双肺呼吸音粗，可闻及哮鸣音。舌脉：舌淡，苔薄白，脉紧弦。

中医诊断：哮喘。辨证：寒饮犯蕴，肺失宣降。

西医诊断：支气管哮喘。

治法：散寒化饮，宣肃肺气。

处方：厚朴麻黄汤加减。厚朴6g，炙麻黄6g，清半夏6g，五味子6g，陈皮9g，干姜9g，细辛3g，麸炒枳壳6g，炙款冬花9g，炙甘草6g。4剂，日1剂，水煎服。

尽剂而愈。

按：

《黄帝内经》《难经》皆断"形寒饮冷则伤肺"，本案患儿宿有痰饮，又食冷饮，内伤于肺；又多食鱼虾，酿生痰饮。痰饮壅阻，肺络不畅，气机逆乱，故而喘息发作。

《金匮要略》厚朴麻黄汤，由厚朴、麻黄、杏仁、石膏、半夏、五味子、干姜、细辛、小麦组成，功能宣肺降逆、化饮止咳，主治"咳而脉浮"，见咳嗽喘逆、胸满烦躁、痰声辘辘、苔白滑等症，常用于哮喘发作期寒包热哮证。《沈注金匮要略》评述："此以脉之浮沉而分肺之营卫受病也。咳而脉浮，风邪在卫，即肺胀之类，其病尚浅，当使邪从表出。故以厚朴、杏仁下泄胸中气实，麻黄开腠驱邪、石膏以清风化之热，细辛、半夏、干姜兼驱客寒而涤痰饮，五味子收肺之热，小麦以调脾胃也。"本案无明显热象，故去石膏，加款冬花辛温化饮，止咳化痰，质润又防方药辛燥过度；陈皮、枳壳辛开苦降，理气宽中，祛湿健脾，善治痰饮内停之证。

案十　苏子降气汤治疗上盛下虚案

侯某某，女，50岁，2003年12月15日初诊。

主诉：咳嗽2天。

现病史：患者有哮喘病史30余年，2天前受凉开始咳嗽，阵发性，甚则欲呕，鼻塞流涕，自服通宣理肺丸、桂龙咳喘灵，咳嗽未见减轻，遂来诊。刻下症见：咳嗽，痰黄难咯，咯痰至最后恶心而又不敢吐，恶寒，鼻塞，鼻干，黄涕难出，口唇干燥，纳欠佳，眠欠安，大便稀，小便黄。查体：精神可，咽不红；听诊双肺呼吸音粗，可闻及哮鸣音。舌脉：舌淡红，边有瘀斑，苔薄白，根黄腻，脉弦细。

中医诊断：哮喘。辨证：上盛下虚。

西医诊断：支气管哮喘。

治法：清上温下，止咳化痰，降逆平喘。

处方：苏子降气汤加减。炒紫苏子 12g，前胡 15g，清半夏 12g，厚朴 12g，沉香粉（冲服）2g，肉桂 9g，当归 15g，虎杖 15g，鱼腥草 30g，炙紫菀 15g，炙款冬花 15g，炙甘草 6g。4 剂，日 1 剂，水煎服。

二诊（2003 年 12 月 19 日）：症状减轻，下午咳嗽，痰清稀，夜间偶咳，鼻塞有涕，口干，舌淡红，苔薄黄，脉弦。守法继调，上方去虎杖、鱼腥草、炙紫菀、炙款冬花，加干姜 9g、补骨脂 24g，7 剂，日 1 剂，水煎服。

尽剂而愈。

按：

本案患者，感受外邪，肺失宣发，其气上逆，故鼻塞、咳喘。其恶寒者，一者乃有邪在表；再者，病久年高，卫阳不足。口唇干燥，属虚火上浮；下元不温，火不暖土，则便稀。总属痰壅气逆、上盛下虚，故选苏子降气汤。

《太平惠民和剂局方》苏子降气汤，能降气疏壅，引火归原，祛痰止咳，可治痰涎壅盛、气不升降、上盛下虚等证。紫苏子、半夏降气化痰，止咳平喘；厚朴、前胡、陈皮下气止咳祛痰，助治上实，肉桂温肾纳气平喘，治疗下虚；当归养血活血，质润，可制约大队燥药伤阴；生姜宣肺，而应肺主宣降之性；甘草、大枣调和诸药。沉香辛苦性温，温脾暖肾、杜痰之源、截痰之本；纳气归根，功尚平喘。全方有补有行，有调有燥，治上顾下，标本同治。现代药理研究证实，本方具有化痰平喘止咳的功效，能减少支气管黏膜腺体与唾液的分泌，能使支气管平滑肌舒缓。患者咳嗽较重，加紫菀、款冬花温润镇咳；因其稍夹湿热，故加虎杖、鱼腥草，合半夏去湿热，兼助当归活血之力。

关于活血化瘀药在哮喘中的作用，李师认为，宿疾内伏，壅塞气道，气壅失疏而血瘀，即"有痰必有瘀"；哮喘反复发作，日久肺气必虚；气为血帅，气虚则血瘀。因此，无论在哮喘发作期或缓解期，仅从宣肺、补肾、健脾、化痰、平喘等法着手，往往收效不著，此时如能"痰瘀兼顾"，在主方中配伍沉香、丹参、当归、赤芍、莪术、川芎等活血化瘀药，虽加一二味，常能速效。

案十一　麻黄附子细辛汤治疗阳虚水泛案

潘某，男，60 岁，2004 年 3 月 15 日初诊。

主诉：咳嗽、喘憋 3 天。

现病史：患者有哮喘病史 10 余年，3 天前无明显诱因开始咳嗽，伴有喘憋，自行吸入丙酸氟替卡松吸入气雾剂、硫酸特布他林气雾剂并口服硫酸特布他林片等治疗，仍咳喘，遂来诊。刻下症见：午后喘憋尤甚，痰白，午后打喷嚏，流涕，纳可，眠差，小便量多，色时黄。查体：面色㿠白；听诊双肺呼吸音粗，可闻及哮鸣音。舌脉：舌红，苔白中根黄厚，脉沉滑。

中医诊断：哮喘。辨证：肾阳虚亏，摄纳失职。

西医诊断：支气管哮喘。

治法：温肾扶阳，纳气平喘。

处方：麻黄附子细辛汤加减。炙麻黄 9g，制附子 12g，细辛 3g，补骨脂 30g，金樱子 15g，鹅管石 18g，炒紫苏子 12g，炒苦杏仁 12g，炙甘草 6g。7 剂，日 1 剂，水煎服。

二诊（2004 年 3 月 22 日）：咳嗽、喘憋减轻，午后稍甚，痰白时黄，时打喷嚏，清晨及入暮流涕，手足凉，畏寒，眠差，大便时稀，每晚夜尿 7～8 次。舌红，苔中根黄厚，脉沉。守法继调，上方去鹅管石、炒苦杏仁，加山萸肉、菟丝子、白芥子各 12g，改制附子 9g，补骨脂 15g，金樱子 12g，7 剂，日 1 剂，水煎服。

尽剂而愈。

按：

肺失布散，脾失运化，肾失蒸腾，水液不行则凝聚成痰，痰饮停积伏藏于肺，为喘息"凤根"。患者年老，龄近八八，阳气渐衰，肾气渐枯。痰饮为阴邪，易伤阳气；哮喘 10 余年，阳气累耗。阳气不足，内有痰饮，卫阳不能固密，风寒壅束，肺失宣降，则见咳嗽、喘憋，痰白，流涕；午后阳衰，清晨阳弱，故咳喘加重，打喷嚏、流涕。脾阳不足、脾运不畅则水湿不得运化，上于肺作痰，下于肠便稀；脾肾阳虚，四末不温，手足寒凉。肾阳不足则小便清长；肾不纳气则气无以降，见喘息、气促；心阳虚衰见不寐、倦怠。

　　阳虚温煦气化失职，真元耗损，不能纳摄，以成少阴水饮与阳虚里寒相合而作喘，故选用麻黄细辛附子汤助阳化饮，温化痰湿。唐代王冰提出"益火之源，以消阴翳"。附子，大热而性走不守，温通肾阳，暖命门而振奋衰弱之元阳，《伤寒来苏集》载"惟附子与麻黄并用，内外咸调，则风寒散而阳自归。精得藏而阴不扰"，脾家得附子，则火能生土，而水有所归；肾中得附子，则坎阳鼓动，而水有所摄，使阳无亡散之变，邪无隐匿之地。细辛既可温肺化饮，又可鼓动肾中真阳之气，助附子温里，承仲景之训，"病痰饮者，当以温药和之"，痰饮得以温化。炙麻黄发汗解表、宣肺平喘，《幼幼集成》载"哮喘为顽痰闭塞，非麻黄不足以开其窍"。三药并用，补散兼施，使内饮得化，阳气得复，则痰去而喘自平。复加补骨脂、金樱子、菟丝子等，温补肾阳，养精固精，纳气平喘，兼顾全面。

附一：李燕宁教授辨治哮喘急性发作经验撷述

　　哮喘急性期的辨证，主要把握以下三点。

1. 哮因痰成，法必祛痰

　　祛痰法主要用于哮喘发作期的治疗。顽痰内伏是哮喘形成和发病的基本原因。哮喘的发作，乃"伏痰"遇感引触，致使气机升降失常，痰升气阻，肺气上逆所致，临床表现为喘逆上气，息粗鼻翕，痰多，甚者大汗淋漓，张口抬肩，不能平卧。痰对哮喘的发生、发展及预后均有重要影响，痰聚则喘危，痰消则喘减，痰除则喘平。因此，哮喘发作期治痰最为关键。《丹溪心法》云："治痰必用薄滋味，专主于痰。"

　　治痰则应注意以下三点：①分清痰的色、质、量、味，据此选方用药，不能为治痰而治痰。②应注意理气，《证治准绳》载"善治痰者，不治痰而治气，气顺则一身之津液亦随气而顺矣"。③祛痰药性味多偏温燥，易耗伤津液，故应中病即止。

2. 哮时气壅，务用清肃

　　"清肃"是指在哮喘发作时选药宜以轻清之品为主。哮喘发作是由于伏痰遇感引发，痰气交阻，肺气壅塞，宣降失常，上逆作喘。因此，哮喘发作时，应使壅塞之肺气得以畅利，方能使气顺喘平。且痰喘日久，必致气血瘀滞。痰浊、瘀血相互胶结，故发作期组方常以祛邪涤痰之品为主，配以理气活血之品，开其肺部，畅其肺道。肺为娇脏，不耐寒热，而活血、涤痰、理气之品每易耗伤正气，在临床应用时，应处处考虑肺之特性。药宜选轻清之品，多以花、叶、茎为主，辛温燥烈、大苦大寒及金石重坠之品慎用或忌用。这样，才能顺应肺的特性，既使肺气畅利，又不损伤肺脏，所谓"治上焦如羽，非轻不举"，正是此意。

3. 哮有宿根，理当培元

哮有宿根，且反复发作，正气必虚。哮喘宿根，古今多趋向于"宿痰"内伏，如《证因脉治·哮喘病》载"哮病之因，痰饮内伏。结成窠臼，潜伏于内"，《证治要诀·哮喘》亦认为"素由此根"。痰的产生往往与脾、肺、肾三脏功能失调密切相关，故有"脾为生痰之源，肺为贮痰之器"之说。脾失健运，则湿聚成痰；肺失宣降，则聚液成痰；肾虚不能制水，亦可上浮为痰。张景岳云："五脏之病虽俱能生痰，无不在脾，而痰之本，无不在肾。"因此，治疗时常选配健脾、温肾之品，如茯苓、白术、桂枝，以加强祛痰作用，杜其生痰之源，减少哮喘发作，达到根治的目的。此即为"见痰休治痰""善治者，治其生痰之源"。

附二：李燕宁教授辨治哮喘经验撷述

小儿哮喘病的治疗，除了遵循古人总结出的"哮因痰成，法必祛痰""哮时气壅，务必清肃""哮有宿根，理当培元"的经验之外，李师结合临床尚有以下体会。

1. 哮发突然，勿忘平喘

小儿哮喘的引发以外感为主，临床以风寒、风热居多。风寒型以温肺化痰定喘为主，表寒重而喘者常用小青龙汤，表寒轻而喘者常用射干麻黄汤；风热型以清肺化痰定喘为主，常用定喘汤；表寒里热型，用解表清里之法，常用麻杏石甘汤加味。缓解期以扶正为主，分清肺、脾、肾三脏。偏于肺脾气虚者，宜健脾益气，培土生金，常用人参五味子汤；偏于脾肾阳虚者，宜补肾固本，常用金匮肾气丸，同时配合祛痰、活血、行郁、化湿等法。

小儿哮喘分为发作期和缓解期，但临证时不能截然分开，只是有所侧重而已，平喘的原则应贯穿治疗的整个过程。无论发作期还是缓解期，均应在常用方剂的基础上酌加平喘药，麻黄、杏仁、白果、地龙、乌梅、紫苏子、沉香等品。通过大量的临床病例反馈，发作期加用平喘药能够迅速控制哮喘的发作，缓解期加用平喘药能够延长哮喘两次发作的间隔时间。

2. 哮久多郁，酌情疏肝

小儿哮喘每次发作持续的时间较长时，按常法治疗效果不佳，应考虑有肝气郁滞的因素存在，可适当加用疏肝解郁行气的药物。小儿哮喘的肝郁因素以外感为主。外邪侵袭，由表及里，影响少阳经脉，足厥阴肝经和足少阳胆经互为表里，进而波及厥阴，从而影响肝主疏泄的功能。患者常表现出闷闷不乐、情绪低沉或脾气急躁、易激惹等或多或少的情绪改变。处方中应酌加疏肝药物，如柴胡、白芍、香附、佛手、玫瑰花。常用的方剂有柴胡疏肝散、丹栀逍遥散等。

3. 久哮夹瘀，酌情活血

哮喘反复发作，缠绵难愈时，李师从"心肺同居上焦，通过气血关系相互影响"的观点着手，认为有瘀血存在。患者常表现为喘息反复发作，胸闷、胸痛，面色晦暗，唇甲发绀，舌暗有瘀点，舌下脉络紫黯怒张。在治疗该类顽固性哮喘时多从活血化瘀法，酌加活血化瘀药。活血化瘀药有活血、破血、逐瘀等之分，发挥作用也有强弱之别。小儿为稚阴稚阳之体，处于不断生长发育时期，选药时，初期宜用桃仁、红花、丹参、赤芍等药性比较平和之品，既活血化瘀，又不伤正气。后期瘀结较甚时可选破血逐瘀之品，如三棱、莪术、全蝎、蜈蚣。常用的方剂有血府逐瘀汤、艾沉四物汤等。

4. 哮为顽疾，尤重防护

哮有宿根，难以速除，治哮如抽丝，效缓而时长。临床应向患儿家长强调以下几点：①提供清淡而富有营养的饮食，忌食冷饮、巧克力、鱼虾等生痰之品，忌食过甜、过咸、过酸、过热之品，亦忌暴饮暴食。②要求患儿家长做简明的哮喘日记，对患儿的衣、食、住、行等方面进行严密观察，以便及时查清过敏原。③患儿感冒或咳嗽时，应尽早进行彻底的治疗。④患儿无临床症状时，仍应坚持中医药治疗，以三年内哮喘不发作为目的。

附三：李燕宁教授对哮喘寒热辨识的经验撷述

哮喘急性发作，中医辨证首分寒热。李师总结多年经验，概括为以下几个方面。

第一，年龄。年龄幼小者，多为寒哮；年长之儿，多为热哮。尤其小婴儿，哮喘急性发作，可直接投予小青龙汤、射干麻黄汤之类方剂。

第二，病程。病程短者，多为寒哮；病程久者，多为热哮。

第三，喘憋程度。中重度哮喘，多为寒哮；轻度哮喘，多为热哮。

第四，发热。不发热者，多为寒哮；伴有发热者，多为热哮。

第五，面色。面色苍白，多为寒哮；面色红赤，多为热哮。

第六，卡他症状。鼻塞、打喷嚏、流涕等卡他症状明显者，多为寒哮；不明显者，多为热哮。

第七，舌脉。舌淡、苔白、脉紧者，为寒哮；舌红、苔黄、脉数者，为热哮。

第五节　咯血案

血府逐瘀汤治疗湿瘀阻络案

王某，女，12 岁，2008 年 8 月 25 日初诊。

主诉：反复咯血 7 年。

现病史：患儿 5 岁时因患感冒于当地门诊予头孢类抗生素治疗，之后每感冒即发热、咳嗽、咯痰，痰中带血，于泰安市儿童医院诊断为特发性肺含铁血黄素沉着症，予口服泼尼松、静脉滴注抗生素治疗，均能缓解。为求中医治疗，遂来诊。刻下症见：乏力懒动，不发热，无咳嗽、咯血，纳差，眠可，二便调。查体：面色暗黄，形体消瘦；听诊心、肺未及异常；肝肋下 2cm，脾肋下 3cm。胸部正位片：肺野呈粗网状改变，弥漫性结节影像或粗条索状影像，心影呈普大型。舌脉：舌暗红，苔白略厚，脉沉细。

中医诊断：咯血。辨证：湿瘀阻络。

西医诊断：特发性肺含铁血黄素沉着症。

治法：清热祛湿，活血化瘀。

处方：血府逐瘀汤合茵陈蒿汤加减。柴胡 12g，赤芍 12g，白芍 12g，麸炒枳壳 9g，桃仁 12g，红花 12g，川芎 9g，当归 12g，生地黄 12g，茵陈 30g，栀子 9g，熟大黄 9g，郁金 12g，炙甘草 6g。14 剂，日 1 剂，水煎服。

补中益气颗粒，每次 3g，每日 3 次，冲服。

二诊（2008 年 9 月 8 日）：一般状况可，无咳嗽、咯血，纳欠佳，眠可，二便调。查体：面色晦滞；心、肺未及异常。舌脉：舌暗，苔薄黄染苔，脉涩。湿浊已化，瘀阻肺络。治以活血化瘀，方用血府逐瘀汤加减。

处方：柴胡 12g，赤芍 12g，白芍 12g，麸炒枳壳 9g，麸炒枳实 9g，当归 12g，桃仁 9g，红花 9g，川芎 9g，生地黄 12g，熟地黄 12g，郁金 9g，桔梗 9g，桑叶 12g，桑白皮 12g，炙甘草 6g。14 剂，日 1 剂，水煎服。

尽剂而愈。随诊未复。

按：

特发性肺含铁血黄素沉着症是由于肺气虚弱，邪毒入肺伤络，引起肺内出血，出现低热、咳嗽、咯血、气促等症，可反复发作，终致肺衰而亡的一种疾病，属中医学"咳血""喘症""虚劳"等范畴。

小儿肺常不足，病初外邪袭肺，邪郁化热，灼伤血络，血不循脉，溢于肺中，上逆气道，故咯吐痰血；正邪相争故发热；病情反复，离经之血，日久成瘀，阻滞气机，肺失治节，脾失健运，肝失疏泄，聚湿成痰，郁结成痞。

清代唐宗海曾提出"瘀血咳嗽"之证。李师认为外感内伤日久，瘀血内停于肺，肺气失常是本病基本病机。瘀血之成，或由寒邪侵犯，血被寒凝，泣而不行；或由热熬伤津，津不载血，血液凝结；或由痰浊水饮，阻遏血脉正常运行；或由情志不畅，肝郁气滞，不能行血等。前人又谓"久病入络""久病必瘀"。

患儿病程已久，以湿、瘀为主。"瘀血不去，新血不生"，治以活血化瘀祛湿，方选血府逐瘀汤合茵陈蒿汤加减。血府逐瘀汤出自《医林改错》，桃红四物汤活血祛瘀而养血，四逆散行气和血而疏肝，桔梗、枳壳升降气机，郁金疏肝解郁、凉血活血。茵陈蒿汤载于《伤寒论》，仲景制定本方明确指出其病机乃"瘀热在里"，药用茵陈、栀子、大黄清热祛湿。诸药合用共奏清热祛湿、活血化瘀之功。

第六节　发热案

案一　柴胡桂枝汤治疗太少两感案

李某某，女，4 岁，2008 年 9 月 8 日初诊。

主诉：发热 4 天。

现病史：患儿 4 天前受凉后发热，最高体温 38.6℃，自服小儿感冒清热颗粒、布洛芬颗粒等，热势退而复升，体温波动在 37.0℃～38.4℃，遂来诊。刻下症见：发热，每午后始升，形如疟，微汗出，头晕，鼻塞、流涕，偶咳嗽，少痰，纳眠可，二便调。查体：体温 37.9℃，神志清，精神可，咽淡红，扁桃体无肿大；心、肺、腹未及异常。血常规未见明显异常。舌脉：舌淡红，苔薄白，脉弦。

中医诊断：发热。辨证：太阳少阳两感于寒。

西医诊断：急性上呼吸道感染。

治法：调和营卫，畅达枢机。

处方：柴胡桂枝汤加减。柴胡 24g，黄芩 15g，党参 15g，清半夏 9g，桂枝 9g，白芍 9g，葛根 24g，僵蚕 9g，蝉蜕 9g，炒牛蒡子 9g，炙甘草 6g。4 剂，日 1 剂，水煎服。

尽剂而愈。

按：

太阳受邪，则见汗出，鼻塞、流涕，咳嗽；少阳被扰，则见头晕、脉弦。头痛、发热为二者共有之症。太阳受寒，发热与恶寒同时存在；少阳不和，始恶寒，后发热，寒热往来如疟状。太阳头痛，多发于枕部及颈项；少阳头痛，多发于两侧颞部。

《伤寒论》柴胡桂枝汤，主伤寒外感发热，桂枝汤调和营卫，发散太阳风寒之邪，解肌表之热；小柴胡汤和解少阳，疏利少阳之枢机，清胆腑郁热。

案二　大柴胡汤治疗少阳郁热案

龚某某，男，5 岁，2008 年 9 月 15 日初诊。

主诉：发热 3 天。

现病史：患儿 3 天前无明显诱因发热，体温最高 38.7℃，静脉滴注阿奇霉素 2 天，口服退热药，热势反复，遂来诊。刻下症见：发热，喷嚏时作，流涕，时有咳嗽，呕吐 2 次，呕吐物为胃内容物，腹部不适，纳欠佳，睡眠可，大便两日未行，小便可。查体：体温 37.2℃，咽红；听诊双肺呼吸音清，腹部叩诊鼓音。血常规未见异常。舌脉：舌红，苔黄厚，脉浮数。

中医诊断：发热。辨证：少阳郁热。

西医诊断：急性上呼吸道感染。

治法：外解少阳，内泻结热。

处方：大柴胡汤加减。柴胡 12g，黄芩 12g，清半夏 9g，麸炒枳实 9g，白芍 18g，熟大黄 9g，苍耳子 9g，川贝母 9g，瓜蒌 12g，炙甘草 6g。4 剂，日 1 剂，水煎服。

二诊（2008 年 9 月 18 日）：2 剂热退，咳嗽，咯痰色黄，无涕，无恶心呕吐，无腹痛，纳眠可，二便调。咽红，舌淡红，苔白略厚，脉浮。里热得下，少阳得疏，故热退，但肺失宣肃，痰浊阻肺。治以宣肃肺气，化痰止咳，方选麻杏石甘汤合二陈汤加减。

处方：炙麻黄 6g，炒苦杏仁 9g，生石膏 15g，陈皮 9g，清半夏 9g，茯苓 12g，瓜蒌 15g，川贝母 12g，炙甘草 6g。7 剂，日 1 剂，水煎服。

尽剂而愈。

按：

本案是以外解少阳、内泻结热法治疗邪郁少阳之发热。

患儿感受风寒邪气，郁于卫表，肺卫失宣，故见发热、打喷嚏、流涕、咳嗽。太阳病不解，易传少阳，兼入阳明；邪气循经，留于少阳半表半里之间，气郁化热，正邪相争则反复发热；积滞于内，阳明郁热，少阳枢机不利，阳郁不伸，亦发热。"阳明之为病，胃家实是也"，热入阳明，故呕逆、便秘。治当表里双解，方选大柴胡汤。

大柴胡汤源自《伤寒论》，是为表里同病而设，有外解少阳、内泻结热之功。临床辨证须抓主纲，即少阳、阳明同病。症见往来寒热，胸胁苦满，心烦呕恶，心下痞满疼痛，大便不解或协热下利，苔黄脉弦有力等。方中柴胡、枳实舒畅气机；大黄、黄芩泻热行血、清上通下；甘草、白芍甘缓；诸药辛开苦降，疏通气机，和解少阳。再加半夏降逆止呕，瓜蒌、川贝母化痰止咳，苍耳子宣通鼻窍，可兼顾周全。

案三　白虎汤治疗阳明热盛案

王某，女，4 岁，2007 年 5 月 19 日初诊。

主诉：发热 3 天。

现病史：患儿 3 岁前有高热惊厥史 1 次。近来天气乍寒乍热，3 天前调摄不慎，受凉后鼻塞、流涕，次日开始发热、恶寒，就诊于当地医院，经抗感染及降温等对症处理后，热稍退而复炽，遂来诊。刻下症见：发热，口渴喜饮，微汗出，偶咳，纳少，眠可，小便短赤，大便 3 日未行。查体：体温 38.8℃，形体壮实，面色红赤，口唇红，咽红，肤热灼手，四肢无抽动。血常规：白细胞总数 $5.8×10^9$/L，中性粒细胞百分比 48.4%，淋巴细胞百分比 41.2%。舌脉：舌红，苔白厚，脉洪数。

中医诊断：发热。辨证：阳明气分热盛。

西医诊断：发热（原因待查）。

治法：辛寒清热，益气生津。

处方：白虎汤加减。知母 9g，生石膏 30g，太子参 18g，青蒿 12g，秦艽 12g，滑石 18g，羚羊角粉（冲）2g，钩藤（后下）9g，炙甘草 6g。5 剂，日 1 剂，水煎服。嘱饮食清淡，忌食油腻、生冷之品。

二诊（2007 年 5 月 24 日）：患儿服药后大便每日 2 次，先硬后溏，热势大减，体温 37.2℃，仍口渴，小便调，舌红，苔白略厚，脉细数。热病后期，津气两伤，治当益气生津，以竹叶石膏汤加减。

处方：竹叶 12g，生石膏 15g，太子参 15g，麦门冬 9g，清半夏 6g，焦山楂 12g，焦神曲 12g，焦麦芽 12g，炒莱菔子 12g，炙甘草 6g。4 剂，日 1 剂，水煎服。

尽剂而愈。

按：

患儿前已诊治，用过发汗药物，症见大热、大渴、脉洪，虽仅微汗，亦符合气分热盛之证，故先用白虎汤治之。微汗是气津匮乏，故加太子参益气生津。津伤明显，阴血不足，故用青蒿芳香透散，退虚热，可使伏热外透而出，并且青蒿长于清肝胆和血分之热，伍秦艽"烦渴之病须之，取其去阳明湿热也"，《本草纲目》指秦艽"治胃热，虚劳发热"，以加强退热作用。滑石利水通淋，清热解暑，《本草通玄》云其"利窍除热，清三焦，凉六府，化暑气"，更确保清热之效立见。因患儿有高热惊厥史，加羚羊角粉、钩藤镇肝息风，羚羊角粉亦能清热解毒。患儿初起大便不通，且用药清热力强，致气津两伤，故热退中病即止，改竹叶石膏汤益气生津。治疗过程急则治其标，收到较好效果。

高热乃儿科临床上常见的急症之一，外感、内伤皆能致之，临床上以外感热病多见，发热之病因纷繁，证候亦杂，机制各异。李师认为，推其所以，多责之于外感六淫，疫疬时邪病毒；或因胎禀因素，或饮食不节、惊吓及脏腑病变等。盖小儿肌肤疏薄，卫外不固，况寒温不知自调，饮食不知自节；外邪侵袭，首先犯卫，营卫不和，阴阳失调，邪正交争，遂发高热。小儿纯阳之体，感受六淫之邪，多从火化，故临床以风热、气分实热证为多见。

案四　大柴胡汤治疗少阳阳明并病案

王某某，女，3岁，2004年5月初诊。

主诉：反复发热5天。

现病史：患儿5天前无明显诱因开始发热，体温最高38.9℃，先后予对乙酰氨基酚滴剂、布洛芬颗粒、清开灵颗粒、羚羊角粉、双黄连口服液等药物口服，汗出不多，热退而反复，进食减少，并恶心、腹痛，遂来诊。刻下症见：发热，汗出不畅，无恶寒，咳嗽有痰，恶心，纳差，腹痛，大便干，小便调。查体：体温38.4℃，烦躁，面色红，口唇干，咽红；听诊双肺呼吸音粗，未闻及干湿性啰音。血常规未见异常。舌脉：舌红，苔黄，脉弦数。

中医诊断：发热。辨证：少阳阳明并病。

西医诊断：急性上呼吸道感染。

治法：和解少阳，内清阳明。

处方：大柴胡汤加减。柴胡24g，黄芩12g，清半夏9g，麸炒枳实9g，白芍12g，熟大黄9g，青蒿15g，炒紫苏子9g，炒葶苈子9g，炙甘草6g。3剂，日1剂，水煎服。

尽剂而愈。

按：

《伤寒论》曰："伤寒发热，汗出不解，心中痞硬，呕吐而下利者，大柴胡汤主之。"大柴胡汤为表里双解剂，和解少阳、内泻热结，主治少阳阳明合病，往来寒热，胸胁苦满，呕不止，郁郁微烦，心下痞硬，或心下满痛，大便不解，或协热下利，舌苔黄，脉弦数有力，临床常用于治疗急性胰腺炎、急性胆囊炎、胆石症、胃溃疡、十二指肠溃疡等属少阳阳明合病者。

李师分析，本案发热为"伤寒发热"。服退热药而汗出，即伤寒发汗后；热退而反复，乃"往来寒热""汗出不解"；虽有汗而不畅，是为表里不和；口唇干，即少阳证之"咽干"；烦躁、恶心、纳差，即少阳证之"心烦喜呕""默默不欲饮食"；"阳明之为病，胃家实是也"，腹痛、恶心、大便干，乃阳明腑证"大便不解"；表证不明显，提示邪气入里，不在太阳之表。综合辨证，病未离少阳，渐入阳明，属少阳阳明并病。《医宗金鉴·删补名医方论》说："柴胡证在，又复有里，故立少阳两解法。以小柴胡汤加枳实、芍药者，仍解其外以和其内也。去参、草者，以里不虚。少加大黄，以泻结热。倍生姜者，因呕不止也。斯方也，柴胡得生姜之倍，解半表之功捷；枳、芍得大黄之少，攻半里之效徐，虽云下之，亦下中之和剂也。"

李师强调，对于中医经典，尤其《伤寒杂病论》的论述，要熟读背诵，更要灵活理解，才能有效运用于临床，否则只能是"纸上谈兵"。

案五　柴葛解肌汤治疗三阳热盛案

李某某，女，2岁4个月，2004年2月23日初诊。

主诉：发热2天。

现病史：患儿2天前无明显诱因开始发热，自予清开灵颗粒、三九感冒灵颗粒口服，热势不退，今晨体温最高39.5℃，遂来诊。刻下症见：发热，头痛，鼻塞，打喷嚏，流清涕，偶咳嗽，有痰，纳差，眠欠安，二便调。查体：精神略烦躁，下唇有1处溃疡，咽充血；心、肺、腹未及异常。血常规未见异常。舌脉：舌红，苔黄腻，指纹紫。

中医诊断：发热。辨证：三阳热盛。

西医诊断：溃疡性口腔炎。

治法：解表清里，泻三阳火。

处方：柴葛解肌汤加减。柴胡15g，葛根24g，生石膏18g，黄芩12g，羌活12g，独活12g，赤芍12g，白芷15g，牡丹皮15g，焦山楂15g，鸡内金9g，炒莱菔子15g，生甘草6g。3剂，日1剂，水煎服。嘱清淡饮食，勿食辛辣等刺激食品。

尽剂而愈。

按：

外感发热，多因感受六淫之邪或温热疫毒之气。外感六淫，从口鼻或皮毛而入，侵袭人体，卫阳被遏，不得宣发，郁而化热，寒热错杂，三阳同病，病位在肺，兼扰心脾和胃肠。

《伤寒六书》柴葛解肌汤，由柴胡、葛根、羌活、黄芩、芍药、白芷、桔梗、石膏、生姜、大枣、甘草组成，陶氏制此方用以治疗"阳明经证"，后世则多治疗太阳、阳明、少阳三阳合病。张秉成《成方便读》云："治三阳合病，风邪外客，表不解而里有热者。故以柴胡解少阳之表，葛根、白芷解阳明之表，羌活解太阳之表，如是则表邪无容足之地矣。然表邪盛者，内必郁而为热，热则必伤阴，故以石膏、黄芩清其热，芍药、甘草护其阴，桔梗能升能降，可导可宣，使内外不留余蕴耳。用姜、枣者，亦不过藉其和营卫，生津液，通表里，而邪去正安也。"

小儿容易出现寒从热化，表里俱热的表现。柴葛解肌汤辛凉解肌，兼清里热，是治疗小儿外感热病经典方剂之一。方中柴胡、葛根解肌清热共为君药，柴胡又能疏畅气机，以助里热外泻；辅以白芷、羌活增强解表散邪之功，黄芩、石膏清肺胃里热，《医宗金鉴·删补名医方论》载"葛根、白芷解阳明正病之邪，羌活解太阳不尽之邪，柴胡解少阳初入之邪。佐膏、芩治诸经热，而专意在清阳明"，上四药共为臣药；白芍可敛阴和营，以防疏散太过而伤津耗阴，桔梗宣利肺气并能载诸药上行于三阳，姜、枣调和营卫，甘草调和诸药，为使药。

本案芍药为赤芍，功能清热凉血，与牡丹皮共用增效。小儿感冒与成人不同之处，其一便是由于夹滞，外感高热伴口疱者，多内有积滞，故加山楂、莱菔子、鸡内金消积化滞。

案六　银翘白虎汤治疗气营两燔案

王某某，男，3岁2个月，2004年11月24日初诊。

主诉：发热1天。

现病史：患儿3天前开始咳嗽，有痰，晨起及夜间稍重，口服药物，咳嗽减轻；就诊前夜患儿发热，体温最高39.6℃，予对乙酰氨基酚口服及物理降温，汗出体温暂降，热势反复，遂来诊。刻下症见：发热，夜间体温高，偶咳嗽，无鼻塞、流涕，纳差，喜饮水，眠欠安，大便偏干，小便调。查体：体温38.3℃，咽充血；心、肺、腹未及异常。血常规未见明显异常。舌脉：舌红，苔少剥脱，脉细数。

中医诊断：发热。辨证：气营两燔。

西医诊断：急性上呼吸道感染。

治法：清气，凉营，透表。

处方：银翘白虎汤加减。金银花24g，连翘15g，生石膏30g，知母15g，牡丹皮15g，玄参15g，青蒿15g，秦艽15g，生甘草6g。4剂，日1剂，水煎服。

尽剂而愈。

按：

发热，按卫气营血辨证，邪在卫分，恶寒发热；邪入气分，高热汗出；邪入营分，身热夜甚；邪入血分，身热不扬。本案患儿，既有气分的高热、汗出、喜饮，也有营分的身热夜甚、舌红苔少、脉细而数，故属气营两燔证。银翘白虎汤由银翘散、白虎汤化裁而来，方中石膏、知母清泻肺胃而除烦热；粳米、甘草合知母既益胃生津以滋燥热，又缓解全方之寒凉；金银花、连翘疏风解表、清热解毒，牡丹皮、玄参清营凉血，青蒿、秦艽清解透热。诸药合用，清气泻热、解毒养阴，既辛凉透卫表，又甘寒凉营血，正合叶天士在《外感温热篇》所言："在卫汗之可也，到气才可清气，入营犹可透热转气……入血就恐耗血动血，直须凉血散血。"

案七　连朴饮治疗湿温案一

卢某某，女，4 岁，2008 年 8 月 30 日初诊。

主诉：发热伴腹胀 1 天。

现病史：昨日午后患儿无明显诱因始发热，最高体温 38.5℃，伴恶心、腹胀、头痛，家长予对乙酰氨基酚混悬液口服，热暂退而复起，遂来诊。刻下症见：发热，无寒战，汗出不畅，头晕、头痛，无咳嗽、鼻塞、流涕，纳食欠佳，饮水可，恶心，腹胀，眠可，二便可。查体：体温 38.5℃，心率 86 次 / 分，呼吸 22 次 / 分，神志清，精神欠佳，咽略红，扁桃体无肿大；心、肺、腹未及异常。舌脉：舌红，苔黄腻，脉滑数。

中医诊断：发热。辨证：中焦湿热、胃气不和。

西医诊断：发热原因待查。

治法：苦辛通降，燥湿清热。

处方：连朴饮加减。黄连 9g，川厚朴 12g，淡豆豉 12g，栀子 9g，石菖蒲 15g，清半夏 9g，芦根 15g，全瓜蒌 15g，生甘草 6g。5 剂，日 1 剂，水煎服。

尽剂而愈。

按：

外感湿热，正邪交争则发热，湿邪郁蒸则身热不扬，汗出不畅；湿热蕴于中焦，胃降失和，故见厌食、恶心、腹胀；湿浊之气上束于首，而见头晕、头痛。

连朴饮，出自王孟英《霍乱论》，原方主湿热蕴伏而成霍乱。近代程门雪云：

"如湿温壮热无汗，或汗出不彻，胸中烦闷，脘腹痞满，口渴喜热饮，小溲黄赤，舌苔黄腻，则为湿热兼重，郁阻脾胃，须透邪化湿清热并重，以王氏连朴饮最为的对。"今用连朴引治湿温发热，胃降失和。以淡豆豉配栀子，轻清透邪，清宣郁热；黄连配半夏，苦辛通降，化湿清热；厚朴配芦根，苦温燥湿，甘寒清热并用；石菖蒲芳香化浊，全瓜蒌甘寒化痰。全方苦辛通降，燥湿清热，兼以透邪。本方诚为湿温邪在气分、湿热并重、表里兼治之方。

案八　连朴饮治疗湿温案二

罗某某，男，1岁，2008年8月18日初诊。

主诉：反复发热18天。

现病史：患儿18天前开始发热，体温最高38.7℃，就诊于多家西医院，静脉滴注青霉素、头孢类抗生素、地塞米松等药物，并口服退热药，体温暂降而复升，波动于37.0℃~37.8℃，遂来诊。刻下症见：体温偏高，微汗出，无咳嗽、流涕，时有呕吐，呕吐物为胃内容物，口渴，纳食欠佳，睡眠欠安，大便偏稀，每日3次，小便调。查体：体温37.3℃，精神倦怠，咽充血；听诊双肺呼吸音粗，未闻及干湿性啰音；腹膨隆，叩诊鼓音。血常规：白细胞总数 6.0×10^9/L，中性粒细胞百分比38.4%，淋巴细胞百分比58.2%。舌脉：舌红，苔黄腻，指纹紫滞。

中医诊断：发热。辨证：湿热并重。

西医诊断：上呼吸道感染。

治法：清热化湿，运脾和胃。

处方：连朴饮加减。黄连6g，厚朴6g，石菖蒲12g，半夏6g，栀子6g，葛根12g，青蒿12g，白薇12g，炙甘草6g。4剂，日1剂，水煎服。

二诊（2008年8月21日）：患儿服药3剂热退，现偶咳嗽，腹胀，纳眠欠佳，大便偏稀，每日4次。舌淡红，苔白厚。表邪已祛，湿热食积内阻于肠胃。治以消导化积，清热祛湿，方选枳实导滞散加减。

处方：麸炒枳实6g，厚朴6g，槟榔9g，黄芩6g，连翘9g，熟大黄6g，炒莱菔子12g，焦山楂12g，焦神曲12g，焦麦芽12g，炙甘草6g。4剂，日1剂，水煎服。

三诊（2008年8月28日）：偶咳，有痰不能咯吐，舌红，苔白腻。痰热内蕴病机仍在。治以理气化痰，清胆和胃，方选黄连温胆汤加减。

处方：黄连6g，竹茹6g，麸炒枳实6g，麸炒枳壳6g，陈皮9g，清半夏6g，焦山楂12g，焦神曲12g，焦麦芽12g，炒莱菔子12g，川贝母6g，瓜蒌9g，炙甘草6g。4剂，日1剂，水煎服。

尽剂而愈。

按：

患儿外感湿热之邪，邪犯肺卫，湿热郁遏，肺卫失宣，故见发热；湿性黏滞，不易速去，故热不为汗解；湿阻中焦，气机壅滞，故见脘腹胀满；湿阻脾胃，升降失职，胃失和降，则恶心、呕吐，不思进食；脾失健运，不升运清气，则水谷下趋而为泄泻臭秽；湿热伤津，吐泻伤液，故见口渴；舌红、苔黄腻为湿热俱盛之象。

本案是以清热化湿、运脾和胃法治疗湿热并重之湿温病。湿温病由于其病邪性质的特异性，病机传变较一般温热病缠绵难愈，章虚谷言"湿土之气同类相召，故湿热之邪始虽外受，终归脾胃"。叶天士言"或透风于热外，或渗湿于热下"，薛生白亦道"湿热两分，其病轻而缓"，治疗上，应芳香化湿、苦寒清热、淡渗利湿三法合用，并根据病在表在里，佐以宣透利肺、消导运脾、行气通达之法，分消走泄，宣畅三焦。

方选连朴饮加减，方中黄连清热燥湿，厚朴行气化湿，使气行则湿化，湿化则热去；栀子助黄连之用，使湿热从小便而出；石菖蒲芳香化湿而醒脾；半夏燥湿降逆而和胃止吐；葛根辛凉解表，清热升津；青蒿、白薇清透里热而不伤津液，合方共奏芳香化湿、透热解表之功。黄连、栀子等属苦寒，厚朴、半夏等属辛温，合用"辛开苦降""苦辛通降"，意在清热燥湿、宣通气机，以达调和脾胃、清升浊降而止吐泻之功。

案九　蒿芩清胆汤治疗湿温案

张某某，女，5岁，2007年8月2日初诊。

主诉：发热2周。

现病史：患儿2周前开始发热，当地医院诊为上呼吸道感染、发热原因待查，先后予利巴韦林、头孢类抗生素静脉滴注治疗2周，仍持续发热，汗出热不解，不欲饮食，干呕，吐黄黏涎，遂来诊。刻下症见：发热，午后热甚，午夜以后减轻，汗出热不减，口干不欲饮，时有恶心，吐黄黏涎，不思饮食，小便黄少，大便黏滞不爽。查体：体温 37.8℃，精神不振，面色黄，口唇干燥，咽红；心、肺未及异常，腹胀，未及压痛及反跳痛。血常规：白细胞 4.9×10^9/L，中性粒细胞 43.4%，淋巴细胞 51.2%。舌脉：舌红，苔黄腻，脉细濡。

中医诊断：发热。辨证：三焦湿热。

西医诊断：发热原因待查。

治法：清热除湿，上下分消。

处方：蒿芩清胆汤加减。青蒿 15g，黄芩 12g，竹茹 9g，麸炒枳实 9g，麸炒枳壳 9g，清半夏 9g，茯苓 12g，陈皮 9g，秦艽 12g，滑石 18g，黄连 9g，炙甘草 6g。5 剂，日 1 剂，水煎服。嘱饮食清淡，忌食油腻、生冷及辛辣等食物。

二诊（2007 年 8 月 7 日）：病轻症减，体温正常，惟饮食不佳，二便调，舌淡，苔白略厚腻，脉濡数。湿热弥漫三焦，偏于中上两焦，湿重于热。治以清利三焦，方选三仁汤加减。

处方：薏苡仁 15g，炒苦杏仁 6g，白豆蔻 9g，滑石 18g，法半夏 9g，厚朴 9g，通草 6g，竹叶 12g。4 剂，日 1 剂，水煎服。

尽剂而愈。

按：

本案属中医湿温证，为湿热困阻三焦，致气机不畅。患儿感受湿热邪气，湿遏热郁，阻于少阳胆与三焦。午后阳气盛隆，正邪交争而发热，午夜阳气潜藏，正不与邪争，则发热暂退。三焦气机不畅，胆中相火乃炽，以致少阳枢机不利。胆经郁热偏重，故寒轻热重、口苦。湿阻中焦，则不思饮食，乏力；胆热犯胃，液郁为痰，胃气上逆，故呕黄涎而黏。湿阻三焦，侵犯下焦，水道不畅，致小便短少，其色黄赤，大便黏滞不爽。舌红，苔稍黄腻，脉细濡为湿热之征象。治宜分利三焦，宣化表里之湿热，清胆利湿，和胃化痰。

蒿芩清胆汤是俞根初为湿热郁阻少阳所立方。何秀山曰："手足少阳，合为一经，其气化，一寄于胆中以化水谷，一发于三焦以行腠理，若受湿遏热郁，则三焦之气机不畅，胆中相火乃炽……胆火炽，必犯胃而液郁为痰。"胆中热盛，必犯胃，犯胃导致胃的降浊功能异常，液郁为痰，即木郁土壅，脾胃不能正常运化，形成痰、湿、热，痰、湿、热阻滞气机，导致手足少阳气机不利，即土壅木郁。李师临床体会，湿热不论外感、内生，都会影响少阳气机之升降出入，使湿、热、痰郁阻少阳，治疗必须清透少阳、分消痰湿。蒿芩清胆汤方中青蒿苦寒芳香，轻扬宣透，黄芩苦寒清热燥湿，两药为伍，清透少阳湿热。半夏、陈皮、枳壳、竹茹，辛温苦寒，辛开苦降，分消走泄。正如张仲景所说："病痰饮者，当以温药和之。"茯苓、碧玉散使湿、热从小便而去，使痰湿有出路。湿去痰消，热无以留，胆中正之官安和，上症悉除。加秦艽，祛风清热利湿，既清湿热，亦退虚热，使邪去正安。

案十　三仁汤治疗湿温案

李某某，男，2岁，2003年12月26日初诊。

主诉：发热5天。

现病史：患儿5天前无明显诱因开始发热，夜间体温升高，最高37.9℃，家长予清开灵颗粒、利巴韦林颗粒等口服2天，未见缓解；3天前就诊于山东省千佛山医院，予头孢类抗生素静脉滴注3天，仍反复发热，遂来诊。刻下症见：发热，下午体温稍高，不咳嗽，无流涕，纳差，大便先干后稀，小便调。查体：体温37.4℃，面稍黄，咽稍红；心、肺、腹未及异常。血常规未及异常。舌脉：舌稍红，苔黄腻，指纹紫滞。

中医诊断：发热。辨证：湿重于热。

西医诊断：急性上呼吸道感染。

治法：清热利湿。

处方：三仁汤加减。炒苦杏仁6g，白豆蔻9g，薏苡仁15g，清半夏6g，厚朴6g，通草9g，竹叶12g，滑石18g，青蒿15g，炙甘草6g。3剂，日1剂，水煎服。

尽剂而愈。

按：

本案是湿温初起，邪在气分，湿重于热的案例。究其病因，一为外感湿热之邪，一为湿饮内停，再感外邪，内外合邪，酿成湿温，诚如薛生白《温热经纬》中所言"太阴内伤，湿饮停聚，客邪再至，内外相引，故病湿热"。卫阳为湿邪遏阻，虽发热而不扬；湿为阴邪，旺于申酉，邪正交争，故午后热甚；湿性缠绵，故热势难退；湿热蕴于脾胃，运化失司，气机不畅，则见不饥、便稀。其症颇多疑似，每易误治，故《温病条辨》明示：不可见其头痛恶寒，以为伤寒而汗之，汗伤心阳，则神昏耳聋，甚则目暝不欲言；不可见其中满不饥，以为停滞而下之，下伤脾胃，湿邪乘势下注，则为洞泄；不可见其午后身热，以为阴虚而用柔药润之，湿为胶滞阴邪，再加柔润阴药，两阴相合，则有锢结不解之势。治宜宣畅气机、清热利湿。

三仁汤出自《温病条辨》，书中载"惟以三仁汤轻开上焦肺气，盖肺主一身之气，气化则湿亦化也"，原为邪在气分、湿重于热之湿温初起而设。方中杏仁宣利上焦肺气，气行气化，有助湿化；白豆蔻仁芳香化湿，行气化浊宽中，畅中焦之气；《温热论》主张对湿热之治应"渗湿于热下，不与热相搏，势必孤矣"，认为"通阳不在温，而在利小便"，薏苡仁甘淡性寒，渗湿利水而益脾，使湿热从下焦而去。三仁合用，三焦分消，汤名"三仁"。滑石、通草、竹叶甘寒淡渗，加强君药利湿清热之功，半夏、厚朴行气化湿，散结消痞除满。诸药合用，共成宣上、畅中、渗下之剂，而有清热利湿、宣畅湿浊之功，使湿邪从三焦分消，湿解热清，则湿热诸症自解。

案十一　补中益气汤治疗气虚发热案

刘某某，男，7个月，2008年9月1日初诊。

主诉：发热10余天。

现病史：患儿平素即体弱易感，自汗，纳少，便溏。10天前受凉后出现发热、咳嗽等，经门诊以肺炎收入本院儿科，经中西医结合治疗后，肺内感染得到控制，啰音消失，咳嗽渐止，体温渐退，但仍波动在37.1℃～37.6℃。刻下症见：发热，自汗，汗清稀，懒动，纳欠佳，眠可，大便略溏，日2～3次，小便可。查体：体温37.3℃，面白无华，咽淡红；心、肺、腹未及异常。血常规未见明显异常。舌脉：舌淡红，苔薄白，指纹淡红。

中医诊断：发热。辨证：气虚发热。

西医诊断：肺炎愈后。

治法：补中益气，清透除热。

处方：补中益气汤加减。黄芪15g，党参12g，炒白术9g，当归9g，陈皮9g，柴胡9g，升麻9g，青蒿12g，白薇9g，炙甘草6g。4剂，日1剂，水煎服。另服参苓白术颗粒1包，每日2次。嘱忌寒凉。

二诊（2008年9月8日）：低热渐止，汗出渐少，纳仍欠佳，大便渐成形。中气渐复，虚热渐退。遵法继调，上方加焦山楂、焦神曲、焦麦芽各12g，14剂，日1

剂，水煎服。

三诊（2008年9月22日）：患儿热止，大便基本成形，纳渐可，自汗渐收。中气渐充，虚热已退。

按：

患儿平素体弱易感，正气亏虚，无力驱邪，正邪交争，而见发热。脾肺气虚，无力运化固摄，而见纳少、便溏、自汗。四诊合参，判属气虚发热，法用补中益气、甘温除热，方用补中益气汤加青蒿、白薇。

补中益气汤主气虚发热，《内外伤辨惑论》云："故脾胃之证，始得之则气高而喘，身热而烦，其脉洪大而头痛，或渴不止，皮肤不任风寒而生寒热……惟当以甘温之剂，补其中，升其阳，甘寒以泻其火则愈。《内经》曰：'劳者温之''损者温之'。盖温能除大热，大忌苦寒之药泻胃土耳。"人参、黄芪、炙甘草补元气，而主自汗；陈皮、炒白术甘温实其脾胃，以主纳少、便溏；当归甘温生血，以主面白无华，加柴胡、升麻升在下之清气，引药上行，以实卫表，而充肌腠；加青蒿、白薇，以除不实之邪热。

案十二　加减玉女煎治疗气营两燔案

袁某某，女，3岁，2016年6月20日初诊。

主诉：发热6天。

现病史：患儿6天前开始发热，体温最高38.8℃，先后口服氨酚黄那敏颗粒、布洛芬混悬液、小儿解感颗粒等药物，热势反复，遂来诊。刻下症见：发热，不咳嗽，无流涕，时有鼻塞，易困，腹胀，矢气多，纳欠佳，眠可，大便头干，小便可。查体：体温38.3℃，咽红；心、肺、腹未及异常。血常规、胸部正位片未见明显异常。舌脉：舌红，苔黄少津，脉细数。

中医诊断：发热。辨证：气营两燔。

西医诊断：上呼吸道感染。

治法：清气凉营，养阴生津。

处方：加减玉女煎加减。生石膏24g，知母15g，生地黄15g，玄参15g，麦门冬15g，青蒿15g，石斛15g。3剂，日1剂，水煎服。

尽剂热退。

按：

小儿生理，别于成人。吴瑭长温病，亦精于小儿，提出"稚阴稚阳"之说，稚阳体，邪易干；稚阴体，阴易竭。夏暑之季，感受邪热，伏于气营，耗伤阴津。《温病条辨》曰："太阴温病，气血两燔者，玉女煎去牛膝加元参主之。"加减玉女煎是吴瑭在张景岳玉女煎基础上化裁创立，改熟地黄为生地黄，去牛膝而加玄参。生石膏、知母，取白虎汤之意，清气分热，且生津液。生地黄合玄参、麦门冬即增液汤，清营分热，滋养营阴。合方而用，辛凉甘寒，清气凉营、养阴生津。

案十三　葛根芩连汤治疗食积内热案

宋某，女，6 岁，2012 年 5 月 7 日初诊。

主诉：发热 2 天。

现病史：患儿 1 天前午饭进食较多，午睡后突然发热，体温最高 39℃，手足心热甚，予对乙酰氨基酚混悬液口服，热暂退，随即复升，遂来诊。刻下症见：发热，乏力，纳差，不欲食，时欲干呕，腹胀，大便日 1 次，质稀色黄，味臭，小便短少。查体：体温未测，精神烦躁，咽红，手足心热；腹胀，叩诊呈鼓音；心、肺未及异常。血常规未见异常。舌脉：舌红，苔厚微黄，脉滑数。

中医诊断：发热。辨证：食积内热。

西医诊断：消化不良。

治法：清热导滞，消食化积。

处方：葛根芩连汤加减。葛根 24g，黄芩 12g，黄连 9g，青蒿 15g，熟大黄 6g，麸炒枳实 6g，厚朴 6g，炒莱菔子 12g，焦山楂 15g，焦麦芽 15g，焦神曲 15g。3 剂，日 1 剂，水煎服。

二诊（2012 年 5 月 11 日）：患儿就诊当日进 1 剂，夜间大便 1 次，量多，质稀，色黄，味臭秽，随即热退，继服 2 剂，诸症消退。嘱予少量服用山白消食合剂，每次 10mL，每日 3 次，以缓消久留之积滞。

按：

本案患儿伤食积滞，发热而大便稀，根据患儿症状，简便辨证，方选葛根芩连汤，清热祛湿，升清降浊。虽然便稀，然内有积滞，当"通因通用"，故加枳实、熟大黄、厚朴，乃"承气"之意，行气、导滞、泻热；炒莱菔子、焦三仙消食化积、和胃理气；青蒿芳香，清透郁热。

附：李燕宁教授辨治小儿高热经验撷述

李师强调，治疗小儿高热，务须掌握辨证要点，切忌不询病因，标本不分，见热治热，滥用寒凉。

第一，六淫外袭，以疏为要。小儿脏腑娇嫩，形气未充，抗病力差，易感六淫，而六淫外袭所致的高热，则以风寒、风热居多，均应以解表疏达治之。

第二，纯阳多火，清解惟宜。小儿体禀稚阳，肝常有余。外邪侵袭，易于入里化热，清热法是小儿高热最基本的，也是最主要的治疗大法。

第三，多夹食积，佐加消导。小儿脾胃发育未臻完善，饮食不知自节，最易内伤停滞，复为外邪所侵，往往内外合邪，表里同病，易于形成食积发热。

第七节　鼻鼽案

案一　小青龙汤治疗外寒里饮案

翟某某，女，17 岁，2008 年 9 月 4 日初诊。

主诉：鼻塞、流涕 10 余日。

现病史：患者过敏性鼻炎病史 12 年，自幼体弱，平素遇冷风后即容易流涕、打喷嚏。10 余日前患者受凉后出现打喷嚏、流清涕、鼻塞，自服氯苯那敏片、氯雷他定片、鼻炎康等药物，效果不佳，遂来诊。刻下症见：鼻塞，流清涕，量多，鼻痒，时欲嚏，咽痒，无发热、咳嗽，无头痛，纳眠可，二便调，月经正常。查体：面白少华，山根络青，口唇淡，咽无充血，扁桃体无肿大，鼻腔欠通畅，可见大量浆性分泌物；心、肺未及异常。舌脉：舌淡红，苔薄白滑，脉弦紧。

中医诊断：鼻鼽。辨证：外寒里饮。

西医诊断：过敏性鼻炎。

治法：解表散寒通窍，温阳化气行水。

处方：小青龙汤加减。生麻黄 6g，桂枝 9g，白芍 9g，细辛 3g，川芎 9g，干姜 9g，五味子 9g，苍耳子 9g，辛夷（包）9g，炙甘草 6g。7 剂，日 1 剂，水煎服。嘱忌食辛辣之物。

尽剂而愈。

按：

鼻鼽，又称鼽嚏，以突然和反复发作的鼻痒、打喷嚏、流清涕、鼻塞等为特征，相当于西医的过敏性鼻炎，多由肺气虚，卫表不固，风寒乘虚侵入而引起。鼻鼽一证，多是由于风寒引动，即病因之中皆有几分风寒。然人禀不同，或可从阳而热化，故须先分清寒热之多少，有偏于寒者，有偏于热者，有寒热错杂者。偏于寒而内有痰饮者可用苓桂术甘汤、小青龙汤等方；偏于寒而痰饮之象不明显者可用桂枝汤等方；偏于热者及寒热错杂者，可用辛夷花散加减。然皆当予以疏解，以其窍闭不利也。

本案乃是由于痰饮内伏，外寒引动，水气郁阻于鼻络，不利而为涕嚏。大凡痰饮之体，平素即水湿内停，痰饮不化，一遇外寒引动，即血不利而化为水，射肺作咳，凌心为悸，冲于头目而眩晕，郁于鼻咽则涕嚏。本案患者"受凉后出现鼻塞，流清涕，量多，鼻咽痒，时欲嚏"，由是知其感寒；又"面白少华，山根络青，口唇淡，舌淡红，苔薄白滑"，由是知其内有痰饮。故用麻黄、桂枝散其表寒，而开郁闭；干姜、细辛、五味子化其痰饮，"温药和之"也；川芎、白芍活血，以去郁陈；苍耳子、辛夷通窍，以佐开宣。法方的对，疗效颇佳。

案二 温肺止流丹治疗肺虚寒饮案

姜某某，男，1岁，2004年11月4日初诊。

主诉：鼻流清涕20余日。

现病史：患儿3周前受凉感冒，出现鼻塞，流清涕，偶咳嗽，有痰，先后予氨酚黄那敏颗粒、利巴韦林颗粒、止咳化痰颗粒等口服，咳嗽缓解，时有鼻塞，清涕量多，遂来诊。刻下症见：流清涕，略鼻塞，基本不咳嗽，有痰，不会咯，不发热，纳可，二便调。查体：面白唇淡，下睑色青，鼻腔欠通畅，清涕较多；心、肺未及异常。舌脉：舌淡，苔白滑，指纹淡红。

中医诊断：鼻鼽。辨证：肺气虚寒，痰饮阻窍。

西医诊断：鼻炎。

治法：温补肺气，温化痰饮。

处方：温肺止流丹加减。黄芪 15g，党参 15g，干姜 9g，细辛 3g，川芎 9g，五味子 9g，炙甘草 6g。3 剂，日 1 剂，水煎服。

二诊（2004 年 11 月 6 日）：患儿服药后病情减轻，时有清涕，无鼻塞，无咳嗽，纳眠可，二便调。效不更方，继服 4 剂。

尽剂而愈。嘱予辛芩颗粒，每次 1/3 包，每日 3 次，口服 1 周，巩固疗效。

按：

鼻鼽最早见于《素问·脉解篇》，原文说："所谓客孙脉则头痛、鼻鼽、腹肿者，阳明并于上，上者则其孙络太阴也，故头痛、鼻鼽、腹肿也。"对鼻鼽的症状，金代《素问玄机原病式》载："鼽者，鼻出清涕也。"对鼻鼽的病因，明代《证治要诀》说："清涕者，脑冷肺寒所致。"肺气虚弱，卫表不固，风寒乘虚而入，犯及鼻窍，邪正相搏，肺气不得通调，津液停聚，鼻窍壅塞，遂致打喷嚏、流清涕。此外，脾虚则脾气不能输布于肺，肺气也虚，而肺气之根在肾，肾虚则摄纳无权，气不归元，风邪得以内侵。故鼻鼽的病位在肺，但与脾、肾密切相关。

温肺止流丹出自《疡医大全》，主治肺气亏虚所致鼻渊诸证。小儿五脏六腑，成而未全，全而未壮，肺脾常不足，黄芪、党参主在益气，补肺健脾；干姜、细辛、五味子为仲景治疗痰饮方剂之核心配伍，辛散又收涩，化饮不伤津，合入肺、脾、肾，理三焦水道；党参、干姜、甘草又含"理中"之意，培土制津。方入川芎，《名医别录》谓其"除脑中冷动，面上游风去来，目泪出，多涕唾，忽忽如醉，诸寒冷气，心腹坚痛，中恶，卒急肿痛，胁风痛，温中内寒"，川芎温香燥，善达巅顶，散头面风，行气活血，助力增效。

案三 辛夷花散治疗寒热阻窍案

王某某，女，4 岁，2003 年 11 月 3 日初诊。

主诉：鼻流清稠涕 1 周。

现病史：患儿 1 周前受凉开始鼻塞、流清涕，自服小儿感冒清热颗粒、双黄连颗粒，仍时鼻塞，流清稠涕，遂来诊。刻下症见：时鼻塞，流清稠涕，不发热，无咳嗽，纳可，睡眠欠安，大便干，小便调。查体：精神可，咽充血；心、肺、腹未及异常。舌脉：舌红少苔，脉浮。

中医诊断：鼻鼽。辨证：外寒内热，壅阻肺窍，津失输布。

西医诊断：鼻炎。

治法：散寒清热，通窍治津。

处方：辛夷花散加减。辛夷（包）9g，苍耳子9g，白芷9g，藿香12g，厚朴12g，黄芩12g，乌梅9g，红花9g，生甘草6g。3剂，日1剂，水煎服。

二诊（2003年11月6日）：症状明显减轻。守法继调，上方加旱莲草12g，4剂，日1剂，水煎服。

尽剂而愈。

按：

患儿鼻鼽，感受风寒，病位主要在肺，选辛夷花散疏风散寒、宣肺通窍，无须赘述。然其病位又不限于肺，《素问·六元正纪大论》载"阳明所至为鼽、嚏"，且按面部五脏配属，鼻居中央，五行属土，故用藿香、厚朴，芳香，醒脾燥湿，从源治津。鼻鼽之因，寒热皆有，如《本草纲目》载"鼻鼽……是脑受风寒，包热在内"，患儿素有体热，故用黄芩清肺胃之热。涕多津伤，少苔亦示，用乌梅生津，且有抗过敏之效。"诸花皆升"，择红花，上头面、行气血、通窍络，乃李师善用之品。

第八节　鼻窒案

案一　辛夷花散治疗风热阻窍案

于某某，女，5岁，2008年8月3日初诊。

主诉：鼻塞1月余，加重5天。

现病史：患儿1个多月前受凉后出现鼻塞，流清涕，轻咳，自服感冒清热颗粒等药物，咳止，鼻塞、流涕略减未除。5天前受凉后上症加重，咳嗽复作，遂来诊。刻下症见：鼻塞，流涕，时清时浊，夜眠及晨起受凉后加重，轻咳无痰，无发热，纳可，眠欠安，可因鼻塞而憋醒，二便调。查体：鼻腔欠通畅，可见少许分泌物，咽无充血；听诊双肺呼吸音清，心、腹未及异常。舌脉：舌略红，苔薄黄，脉浮。

中医诊断：鼻窒。辨证：风热阻窍。

西医诊断：鼻炎。

治法：清疏风热，活血通窍。

处方：辛夷花散加减。辛夷（包）9g，苍耳子9g，白芷15g，藿香12g，川芎9g，旱莲草15g，黄芩9g，炙甘草6g。5剂，日1剂，水煎服。嘱忌食辛辣之物。

二诊（2008年8月9日）：鼻塞、流涕等症状明显减轻，舌苔如前。表邪渐解，鼻窍渐通，鼻络渐和。守法继调，上方继进4剂。

三诊（2008年8月13日）：基本无鼻塞、流涕，诸症皆平。表邪已解，鼻窍已通，鼻络已和，痊愈。

按：

鼻窒一证，起因多由风寒，因个人体质不同，或可从阳而化热，故须先分清寒热之多少，有偏于寒者，有偏于热者，有寒热错杂者。然皆当予以疏解，以其窍闭不利也。偏于寒者，当以温药和之；已从热化者，当清凉疏散，因其窍闭不利，可佐辛温发散之品，如辛夷、白芷、藿香、石菖蒲之类，不可喧宾夺主；因其血络不利而化为涕，亦可佐以活血开郁之品，如牡丹皮、赤芍、当归、川芎等。

本案患儿风寒外袭，郁于鼻络，故而鼻塞；涕时清时浊，舌略红，苔薄黄，属明显热象，考其病史，知其风寒从阳化热。方用辛夷花散加减，以辛夷、白芷、藿香辛温发散，以开窍闭；为制其温，以苍耳子、黄芩苦寒清热；为去血络之郁陈，以川芎活血开窍，旱莲草凉血活血，甘草和之。温凉并用，去性取用。

案二　川芎茶调散治疗风湿阻窍案

光某某，女，47岁，2012年5月24日初诊。

主诉：鼻塞半年余。

现病史：患者半年前开始鼻塞，常流清涕，打喷嚏，先后服用鼻渊通窍颗粒、辛芩颗粒、氯雷他定片等药物，并行局部注射治疗，病情时轻时重，遂来诊。刻下症见：鼻塞，流清涕，晨起及活动后打喷嚏，伴前额痛，无头晕，不咳嗽，无咽痒、咽痛，纳眠可，二便调。查体：精神可，口唇偏干，鼻腔欠通畅，可见少许分泌物，咽无充血；心、肺未及异常。舌脉：舌略红，苔白厚，脉平。

中医诊断：鼻窒。辨证：风湿阻窍。

西医诊断：鼻炎。

治法：祛风除湿，通窍。

处方：川芎茶调散加减。川芎9g，荆芥12g，防风12g，细辛3g，白芷15g，羌

活 12g，豨莶草 15g，石菖蒲 12g，青风藤 12g，路路通 9g，炙甘草 6g。7 剂，日 1
剂，水煎服。

二诊（2012 年 5 月 23 日）：鼻塞、流涕、头痛等症状明显减轻，晨起打喷嚏，
咽干，纳眠可，二便调。舌红，苔白略厚，脉平。守法继调，上方去石菖蒲、路路
通，加鹅不食草 9g，7 剂，日 1 剂，水煎服。

三诊（2012 年 5 月 30 日）：症状明显减轻，无头痛、打喷嚏，偶鼻塞，流清涕，
纳眠可，二便调。舌淡红，苔薄白，脉平。遵法继调，上方去加鹅不食草，加海风
藤 12g、路路通 9g，7 剂，日 1 剂，水煎服。

尽剂而愈。

按：

头面为清阳之会、清空之府，五脏六腑之精气皆上注于此，易为外邪所袭。头
在上，为人体阳位，易为风邪所伤，故《素问·太阴阳明论》载"伤于风者，上先
受之"，林佩瑶云："头为天象，诸阳经会焉，若六气外侵，精华内痹，郁于空窍"，
《医醇賸义·卷二》载"脑漏者，鼻如渊泉，涓涓流涕，致病有三，曰风也，火也，
寒也"。患者风邪阻遏气机，导致津气在鼻窍腠理的升降出入运行受阻，津气停滞，
不得宣通，产生水湿痰浊，蒙蔽清窍而致鼻塞。

吴鞠通言"治上焦如羽，非轻不举"，头面居上，病在上焦，法宜辛散，药取
清轻，多以花叶类药物，达邪外出。喻嘉言亦在《尚论篇》中言"上焦如雾，升而逐
之"，李东垣言"凡头痛皆以风药治之者，总其大体而言之也。高巅之上，惟风可到，
故味之薄者，阴中之阳，乃自地升天者也"，汪昂言"以巅顶之上，惟风药可到也"，
故当以祛风药、除湿药、通窍药组方。《太平惠民和剂局方》川芎茶调散，功能疏风止
痛，原书载"治丈夫、妇人诸风上攻，头目昏重，偏正头痛，鼻塞声重"。方中川芎辛
温香窜，走而不守，上行头目，善于祛风活血而止痛，李东垣言"头痛须用川芎"，久
风入络可致鼻络瘀滞，鼻甲肿胀，川芎尚可调畅气机、活血通络而治之。荆芥、防
风辛散上行，助川芎疏风。羌活长于祛风胜湿，治太阳经头痛；白芷长于治阳明经
头痛，宣通鼻窍；细辛祛风止痛，宣通鼻窍。炙甘草益气和中，调和诸药。

《本草便读》载"凡藤蔓之属，皆可通络"，青风藤、海风藤，皆属藤类，祛风
湿、通经络；豨莶草功能祛风除湿，路路通长于通孔窍、活血络，石菖蒲功能化湿、
通窍，鹅不食草祛风通窍，临证可甄别选用。

第九节　鼻衄案

泻白散合辛夷花散治疗肺经热盛案

魏某，男，3 岁，2008 年 8 月 4 日初诊。

主诉：反复鼻衄 1 年余。

现病史：患儿 1 年前无明显诱因出现鼻出血，先后口服阿奇霉素、利巴韦林、氯雷他定等药物，外用薄荷油滴鼻，效果不佳。入夏后患儿症状加重，一侧鼻腔流血，血色鲜红，遂来诊。刻下症见：时常鼻衄，伴鼻干，无打喷嚏、鼻塞，无流涕，偶有干咳，少痰，无头晕、乏力，纳眠可，二便调。查体：咽不红；听诊双肺呼吸音清，心、腹未及异常。血常规未见明显异常。舌脉：舌红，苔白厚，脉数。

中医诊断：鼻衄。辨证：肺经热盛。

西医诊断：鼻炎。

治法：清泻肺火，凉血止血。

处方：泻白散合辛夷花散加减。桑白皮 12g，地骨皮 15g，黄芩 15g，牡丹皮 15g，川牛膝 18g，藕节 15g，侧柏叶 15g，苍耳子 9g，辛夷（包）9g，生甘草 6g。7 剂，日 1 剂，水煎服。

二诊（2008 年 8 月 11 日）：鼻干减轻，未再鼻衄，不咳，无痰，舌红，苔薄白。肺中仍有余热。遵法继调，上方去川牛膝、藕节，7 剂，日 1 剂，水煎服。

尽剂而愈。

按：

鼻衄病名首见于《诸病源候论》，指主要症状为血自鼻腔外溢的病证，非外伤、倒经所致，多由火热迫血妄行所致，历代医家多从火热论治。《太平圣惠方·治鼻衄不止诸方》载"脏腑有热，热乘血气，血性得热，即流散妄行，月压虚血盛，故衄不止矣"。《类证治裁·衄血》载"血从清道出于鼻为衄，症多火迫血逆"，并指出了"火亢则治宜清降""暴衄则治凉泻"的治疗原则。唐容川言"鼻总系肺经之窍，血总系肝经所属……总以调治肝肺为主"，"肝主血，肺主气，治血者必调气，舍肝肺而何从事哉"。临证需辨证求因，审因施治，分清虚实阴阳，主要从肝、肺及火、气、血辨治，方能效如桴鼓。

本案外感燥热之邪，上壅鼻窍，热伤脉络，血热妄行，溢于脉外，形成鼻衄，当以清泻肺火、凉血止血之法治疗肺经热盛。钱氏泻白散由桑白皮、地骨皮、炙甘草、粳米组成，具有清泻肺热、平喘止咳之功效，主治肺中伏火所致之证，可见肺热咳嗽，甚则气急，皮肤蒸热，发热日晡尤甚，舌红，苔黄，脉细数等。桑白皮味辛甘寒、质润，功专润燥，泻肺火、降肺气，偏入气分，兼能止血清肝；地骨皮质轻性寒，善泻肺热，除肺中伏火，主入血分，凉血止血，合用则泻肺清肝，气血两治，清润兼顾；黄芩善清上焦肺火、牡丹皮兼能清心泻肝，均能清热凉血止血；辛夷、苍耳子皆辛温入肺、宣通鼻窍，性能上达，兼可升达胃中清阳之气；侧柏叶、藕节力专止血，侧柏叶又清肺泻热、祛痰止咳；川牛膝长于引热下行、活血降血。全方清肺为主，兼入胃与心、肝；清凉止血为主，稍佐温通活血，以无留瘀之虑；血随气而升降，故气血兼顾；药质轻达，用量轻小，且其病位在上，乃合"治上焦如羽，非轻不举"。

第十节　鼻渊案

芎芷石膏汤治疗素热外感案

杨某，女，9岁，2004年2月8日初诊。

主诉：鼻塞、流黄涕、咽痒1年余。

现病史：患儿1年前开始出现鼻塞、流涕，以黄涕为主，伴有咽痒，曾先后于社区门诊、个体诊所等处就诊，服用鼻渊通窍颗粒、鼻窦清合剂、藿胆丸及中药汤剂等，效果不显，遂来诊。刻下症见：鼻塞，流黄浊涕，咽痒，清嗓，不发热，无头痛，纳眠可，二便调。查体：咽喉充血，扁桃体Ⅰ度肿大，上颌窦、额窦区压痛；心、肺、腹未及异常。舌脉：舌淡，苔白厚，脉滑。

中医诊断：鼻渊。辨证：肺素蕴热，外感风邪。

西医诊断：鼻窦炎，咽炎。

治法：疏风清热，通窍利咽。

处方：芎芷石膏汤加减。川芎12g，白芷15g，生石膏15g，金银花24g，红花9g，辛夷（包）9g，僵蚕9g，蝉蜕9g，苍耳子9g，炙甘草6g。7剂，日1剂，水煎服。

二诊（2004年2月15日）：症状减轻，仍流黄涕，咽痒，舌红，苔白略厚。守法继用，上方去金银花、红花，加牡丹皮15g，黄芩15g，7剂，日1剂，水煎服。

尽剂而愈。

按：

鼻渊是指以鼻流浊涕、如泉下渗、量多不止为主要特征的鼻病，常伴头痛，鼻塞，嗅觉减退，鼻窦区疼痛，久则虚眩不已，亦有"脑漏""脑崩""脑渊"之称。本病多由外感风热邪毒，或风寒侵袭，久而化热，邪热循经上蒸，犯及鼻窍；或胆经炎热，随经上犯，蒸灼鼻窍；或脾胃湿热，循胃经上扰等引起。

鼻为肺窍，咽喉为肺胃之门户，患儿肺热受风，令鼻咽不适，故选《医宗金鉴》芎芷石膏汤加减，既能清泻肺胃之热，又能通窍活血。方中尚有辛夷花散，疏风通窍。病久必瘀，川芎、红花，通络活血。另取两个药对，其一是僵蚕、蝉蜕，轻清走上，善除头面风热，升清降浊，利咽喉，通肺窍；其二是金银花、红花，也是李师常用药对之一，二者皆属花类，质地清轻，升散上达，疏风活血。

第十一节　乳蛾案

案一　柴葛解肌汤治疗邪热壅滞案

宋某某，男，5岁，2007年6月20日初诊。

主诉：发热2天。

现病史：患儿就诊前一天晚上蹬被受凉，于凌晨1时开始发热，体温最高38.8℃，予对乙酰氨基酚口服及物理降温，热稍退；今晨体温复升，遂来诊。刻下症见：发热，无汗，咽痛剧烈，口干欲饮，流浊涕，纳少眠差，无呕吐，大便秘结，小便短黄。查体：体温38.8℃，精神差，烦躁不安，面色红赤，口唇红，咽红，双侧扁桃体Ⅰ度肿大；心、肺未及异常。血常规：白细胞总数 15.8×10^9/L，中性粒细胞百分比78.4%，淋巴细胞百分比21.2%。舌脉：舌红，苔薄黄，脉浮而微洪。

中医诊断：乳蛾。辨证：邪热壅滞。

西医诊断：急性扁桃体炎。

治法：解肌透热，清热利咽。

处方：柴葛解肌汤加减。柴胡 24g，葛根 24g，生石膏 30g，黄芩 9g，羌活 9g，独活 9g，白芷 9g，赤芍 12g，白芍 12g，板蓝根 12g，炒牛蒡子 12g，炒莱菔子 12g，生甘草 6g。3 剂，日 1 剂，水煎服。嘱饮食清淡，忌食油腻、生冷等食物。

二诊（2007 年 6 月 23 日）：患儿服药后微汗出，发热渐退，大便调，现体温 37.1℃，咽无充血，双侧扁桃体 I 度肿大。复查血常规：白细胞总数 9.2×10^9/L，中性粒细胞百分比 58.4%，淋巴细胞百分比 44.2%。证属热病后期，津气两伤，余热未尽，治当清泻余热、益气养阴，改竹叶石膏汤加减。

处方：淡竹叶 12g，生石膏 15g，太子参 15g，麦门冬 9g，清半夏 6g，焦山楂 12g，焦神曲 12g，焦麦芽 12g，炒莱菔子 12g，炙甘草 6g。4 剂，日 1 剂，水煎服。

尽剂而愈。

按：

患儿感受风寒邪气，郁遏卫表，太阳经气不利，则见流涕；循经入里，正邪交争而发热；里热炽盛，津液被灼，则见口渴；邪热壅滞咽喉而致咽痛，热扰心神，则见心烦不眠；脉浮而微洪是外有表邪、里有热邪之佐证。治以清热利咽，解肌透热，方选柴葛解肌汤加减。《成方便读》云："治三阳合病，风邪外客，表不解而里有热者。故以柴胡解少阳之表，葛根、白芷解阳明之表，羌活解太阳之表，如是则表邪无容足之地矣。然表邪盛者，内必郁而为热，热则必伤阴，故以石膏、黄芩清其热，芍药、甘草护其阴，桔梗能升能降，可导可宣，使内外不留余蕴耳。用姜、枣者，亦不过藉其和营卫，致津液，通表里，而邪去正安也。"方中柴胡、葛根辛凉解肌透热，生石膏清气分热，板蓝根、牛蒡子、赤芍、白芍、黄芩清热解毒，活血利咽；羌活、独活辛温畅卫透邪，疏表散热。诸药合用，使阳邪外透，里热得清，清热而不留邪，透邪而不伤阴。药证相符，故疗效显著。

案二　利咽汤治疗肺胃热盛案

高某，女，4 岁，2007 年 4 月 11 日初诊。

主诉：咽痛 3 天。

现病史：患儿 3 天前进食油炸食品，次日发热、咽痛，当地医院诊断为急性扁桃体炎，静脉滴注头孢唑啉钠并口服抗病毒口服液 2 天，热退，仍咽痛，遂来诊。刻下症见：咽痛，影响进食，流涕，无发热，干咳无痰，纳差，口渴，大便干，小便调。查体：形体略瘦，口唇红，咽红，扁桃体 II 度肿大，左侧可见多个脓点；听诊双肺呼吸音清，心、腹未及异常。血常规：白细胞总数 15.5×10^9/L，淋巴细胞百分比 22.8%，中性粒细胞百分比 76%。舌脉：舌红，苔薄黄腻，脉浮滑数。

中医诊断：烂乳蛾。辨证：肺胃热盛。

西医诊断：急性化脓性扁桃体炎。

治法：清热解毒，利咽消肿。

处方：利咽汤加减。金银花 15g，连翘 12g，板蓝根 15g，炒牛蒡子 12g，玄参 9g，麦门冬 9g，急性子 9g，锦灯笼 9g，生地黄 9g，生甘草 9g。4 剂，日 1 剂，水煎服。嘱饮食清淡，忌食油腻、生冷及不易消化的食物。

二诊（2007 年 4 月 15 日）：无咽痛，咽痒，咳嗽，无发热，纳略少，二便调，舌红，苔薄白。病机同上，守法继服，上方去急性子、锦灯笼，加僵蚕、蝉蜕各 9g，3 剂，日 1 剂，水煎服。

尽剂而愈。

按：

乳蛾是儿科常见病、多发病，又名蛾子、喉蛾。发病急骤者，主要由风热外袭、肺经有热或邪热入侵、肺胃热盛搏结于喉而致。临床上常分风热乳蛾和虚火乳蛾。风热乳蛾又分为肺经风热和肺胃热盛，前者治宜疏风清热、解毒利咽，以银翘散为代表方；后者治宜泻热解毒、利咽消肿，以利咽汤为代表方。虚火乳蛾又分为肺阴虚和肾阴虚，前者治宜养阴清肺、滋润咽喉，以甘露饮为代表方；后者治宜滋阴清火、清利咽喉，以知柏地黄丸为代表方。

本案由肺胃热壅、火毒熏蒸于咽喉所致，治宜疏风清热、消肿解毒，临床辨证酌加利咽药，起到意想不到的效果。

附：李燕宁教授治疗乳蛾用利咽法的经验

咽喉为肺之门户，少阴经脉所过。"十人九咽炎"，头面部炎症多责之风、火，风可挟痰，痰可挟瘀。李师在临床辨证的基础上，酌情加利咽药，并将利咽法分为以下几类。

（1）疏风利咽：外感初期，咽痒为主者，治当疏风，可选荆芥穗、防风、射干、桔梗、桑叶、菊花、蝉蜕、僵蚕等。

（2）宣肺利咽：肺气失宣、咽喉不利者，当以宣肺，可选射干、麻黄、桔梗、僵蚕、蝉蜕等。

（3）清热利咽：咽痛为主者，须清热解毒，可选轻清走上之品，叶、花之类药物，如金银花、连翘、薄荷、大青叶、黄芩、桔梗等。

（4）解毒利咽：局部红肿者，以解毒为主，可选金银花、连翘、牛蒡子、板蓝根、芦根、白茅根、山豆根等。咽痛剧烈者，可选山豆根、锦灯笼，清热解毒、利咽消痰。

（5）散结利咽：局部肿大者，当以散结，可选僵蚕、蒲公英、紫花地丁、夏枯草等。早期多用桔梗、夏枯草，日久常用海藻、昆布，更久则用虫类药，如全蝎、蜈蚣。

（6）活血利咽：病程日久，症状顽固，咽痒致咳嗽、喉中有异物感者，当活血利咽，可选赤芍、牡丹皮、急性子、贯众、马勃、土牛膝、白茅根、威灵仙及虫类药等。

（7）化痰利咽：因痰致咽喉不利或伴有其他症状者，当化痰利咽，可选半夏、僵蚕、白芥子、全蝎等。温肺化痰，可选陈皮、橘红、半夏、干姜等；清肺化痰，可选夏枯草、半夏、皂角刺、海藻、昆布等。

（8）养阴利咽：咽干、咽痒者，当养阴润肺、生津利咽，可选麦门冬、天门冬、玄参、青果、木蝴蝶、胖大海、桑叶等。

第十二节　急喉喑案

案一　麻杏僵蝉汤治疗伤风肺热案

康某某，男，3岁半，2003年12月1日初诊。

主诉：咳嗽2天。

现病史：患儿2天前因受凉开始咳嗽，昼夜咳嗽，甚则呕吐，呕吐物为胃内容物，家长予镇咳宁滴丸、川贝枇杷膏等药物口服，仍频繁剧咳，遂来诊。刻下症见：咳嗽、喉鸣，频繁剧烈，呈犬吠样，咳甚呕吐，纳差，睡眠不安，大便未解，小便正常。查体：听诊双肺呼吸音粗，闻及喉传导音，心、腹未及异常。舌脉：舌红，苔白，脉弦数。

中医诊断：急喉喑。辨证：肺热伤风，痹阻咽喉。

西医诊断：急性喉炎。

治法：解表清热，祛风解痉，利咽止咳。

处方：麻杏僵蝉汤加减。炙麻黄 9g，炒苦杏仁 9g，生石膏 45g，僵蚕 9g，蝉蜕 9g，射干 12g，炙百部 15g，款冬花 15g，玄参 15g，细辛 3g，川芎 12g，炙甘草 6g。4 剂，日 1 剂，水煎服。嘱加大米少量，与药同煎。

尽剂而愈。

按：

李师在外感病证中喜用药对僵蚕、蝉蜕。僵蚕为蚕蛾科昆虫家蚕蛾的幼虫因感染白僵菌而致死的干燥全虫，味咸辛甘，入肝、肺经，其功擅熄风止痉、祛风止痛、化痰散结。蝉蜕为蝉科昆虫黑蚱蝉羽化后所脱的皮壳，性寒味甘，归肺、肝经，具有散风热、透疹止痒、明目退翳、解痉之功效。对于风邪上受而病位在咽喉部的痉挛性咳嗽或者慢性咽炎的咳嗽，临床上运用僵蚕、蝉蜕药对每获奇效。僵蚕、蝉蜕不仅入肝经，而且入肺经，因此可以解除肺系所属气管、支气管之痉挛，达到镇咳的目的，僵蚕、蝉蜕不仅能疏散外感之邪，还可解痉止咳，加上其体轻浮，具开发之性，善于开宣肺气，其性熄风平肝制木，杜绝木火刑金之嫌。

咳嗽时间短，伴咽痒、鼻塞、流涕、打喷嚏等表证时，李师常选麻杏僵蝉汤加减。方中麻黄解表宣肺，杏仁止咳平喘，本案患儿外感风邪，但内热壅盛，故麻黄与石膏比例设为 1:5。僵蚕、蝉蜕疏风祛邪，配伍柴胡、前胡、百部等药共奏疏风解表、宣肺止咳之功。若咳嗽时间长，病位在咽部，且咽部时有异物感，舌红少苔，用养阴清肺汤加减以养阴润肺、止咳利咽，重用生地黄、麦冬、玄参、知母以养肺阴，赤芍、牡丹皮凉血，贝母清热化痰、开郁散结，加用僵蚕、蝉蜕以解痉化痰散结。

案二　半夏厚朴汤治疗痰阻风热案

唐某某，男，8 岁，2004 年 5 月 10 日初诊。

主诉：咳嗽 2 天。

现病史：患儿 2 天前无明显诱因开始咳嗽，家长予镇咳宁滴丸、清咽滴丸口服，仍剧烈咳嗽，甚则恶心，影响进食及睡眠，遂来诊。刻下症见：咳嗽，呈犬吠样，咽痒，自觉喉中有异物，声音略哑，纳差，睡眠不安，不发热，大便未解，小便正常。查体：咽红；听诊双肺呼吸音粗，闻及喉传导音，心、腹未及异常。舌脉：舌淡红，苔黄厚，脉弦。

中医诊断：急喉喑。辨证：痰阻气逆，外感风热。

西医诊断：急性喉炎。

治法：化痰散结，清肺利咽。

处方：半夏厚朴汤加减。清半夏 9g，厚朴 12g，紫苏梗 12g，茯苓 15g，干姜 9g，僵蚕 9g，蝉蜕 9g，木蝴蝶 15g，锦灯笼 9g，炙甘草 6g。4 剂，日 1 剂，水煎服。嘱加大米少量，与药同煎。

尽剂而愈。

按：

半夏厚朴汤出自《金匮要略》，原文说："妇人咽中如有炙脔，半夏厚朴汤主之。"本方具有行气散结、降逆化痰之功，主治梅核气。《医宗金鉴·订正仲景全书金匮要略注》云："咽中如有炙脔，谓咽中有痰涎，如同炙肉，咯之不出，咽之不下者，即今之梅核气病也。此病得于七情郁气，凝涎而生。故用半夏、厚朴、生姜，辛以散结，苦以降逆；茯苓佐半夏，以利饮行涎；紫苏芳香，以宣通郁气，俾气舒涎去，病自愈矣。此证男子亦有，不独妇人也。"本案急性喉炎，外有风热之邪，内有痰阻气逆，故方选半夏厚朴汤，合僵蚕、蝉蜕，祛风清热、宣肺利咽、解痉散结；加木蝴蝶、锦灯笼，清肺化痰、利咽润喉。

第十三节　喉瘖案

案一　菖蒲郁金汤治疗金实不鸣案

林某某，男，8 岁，2004 年 8 月 23 日初诊。

主诉：声音嘶哑 2～3 个月，咳嗽 1 天。

现病史：患儿 2～3 个月前曾受凉而出现发热、咳嗽，于山东省千佛山医院静脉滴注头孢类抗生素 5 天，期间曾剧烈哭闹，后热退咳止，但声音嘶哑，先后口服清火利咽饮、金嗓子喉宝等药物，未见明显效果，遂来诊。刻下症见：声音嘶哑，喜清嗓，干咳，有涕，不发热，纳眠可，二便调。查体：咽红；听诊双肺呼吸音清，心、腹未及异常。舌脉：舌红，苔白，脉浮。

中医诊断：喉痹。辨证：金实不鸣。

西医诊断：咽炎。

治法：宣肺祛痰，利咽开音。

处方：菖蒲郁金汤加减。石菖蒲 15g，郁金 9g，僵蚕 9g，蝉蜕 9g，前胡 12g，青果 9g，木蝴蝶 15g，炙款冬花 15g，炙百部 15g，炙甘草 6g。4 剂，日 1 剂，水煎服。

尽剂而愈。

按：

患儿初感风寒、入里化热，郁肺不散，金实不鸣，当清肺开音，《温病全书》菖蒲郁金汤，功能清营透热祛痰，原方主治伏邪风温，辛凉发汗后，表邪虽解，暂时热退身凉，而胸腹之热不除，继则灼热自汗，烦躁不寐，神志时昏时清，夜多谵语，脉数舌绛，四肢厥而脉陷，症状较轻者。石菖蒲长于治痰，又能理气，《圣济总录》载用菖蒲根捣汁，烧铁秤锤淬酒一杯饮之，治喉痹肿痛；名老中医朱良春也用石菖蒲合于半夏厚朴汤中治疗咽喉不适之梅核气。郁金，《本草从新》言其"能开肺金之郁"。蝉入夜鸣，阴生之时而动，功擅利咽失音；僵蚕得桑之性，清轻善升，又疏通肺络；木蝴蝶、青果，皆清宣肺气、清热润喉。选方用药精当，故疗效迅捷。

案二　养阴清肺汤治疗阴虚肺燥案

尚某某，女，17 岁，2003 年 12 月 15 日初诊。

主诉：咳嗽 1 个月，加重 3 天。

现病史：患儿 1 个月前开始咳嗽，干咳少痰，先后口服肺宁颗粒、返魂草颗粒、草珊瑚含片等药物，未见明显减轻，近 3 天来咳嗽加重，伴有音哑，遂来诊。刻下症见：干咳，痰少难咯，咽痒略痛，声音嘶哑，不发热，纳眠可，二便调。查体：口唇干，咽红；听诊双肺呼吸音清，心、腹未及异常。舌脉：舌红少津，苔少，脉细。

中医诊断：慢性喉痹。辨证：阴虚肺燥。

西医诊断：慢性咽炎。

治法：养阴润燥，宣肺利咽。

处方：养阴清肺汤加减。生地黄 18g，玄参 15g，麦门冬 24g，赤芍 15g，白芍 15g，牡丹皮 15g，川贝母 12g，北沙参 24g，胖大海 9g，锦灯笼 12g，木蝴蝶 15g，炙甘草 6g。7 剂，日 1 剂，水煎服。

二诊（2003 年 12 月 22 日）：偶干咳，基本无痰，无咽痛、音哑，咽略红，舌红，苔少，脉细。遵法继调，嘱予养阴清肺丸，每次 1 丸，每日 2 次，口服半个月，巩固疗效。

尽剂而愈。

按：

本案患儿，咳嗽日久，耗伤肺阴，虚火内灼，故干咳、音哑、咽喉不适，病属干祖望教授提出的"咽喉源性咳嗽"，其病因病机如干老所说"凡一切慢性咽炎，主症就是咽部干燥，其所以干燥，由于液不养咽，津不濡喉"。治当生津润燥、养阴利咽，方选养阴清肺汤。

养阴清肺汤首载于《重楼玉钥》，为治燥名方，具有养阴清肺、解毒利咽之功，原治阴虚燥热之白喉，临床常用于急慢性扁桃体炎、咽喉炎、鼻咽癌等证属阴虚燥热者，对喉源性咳嗽疗效甚佳。方中寓增液汤，润肺滋肾，金水相生，泉源不竭；又含芍药甘草汤，既能滋养脾阴，裨脾气散精上归于肺，洒陈于咽，又能缓急解痉而减轻呛咳；赤芍、白芍对药合用，活血养血，补体柔肝，防木火刑金；牡丹皮、赤芍凉营清热，川贝母、北沙参养阴润燥化痰。患儿咳嗽近日加重，为复感外邪，加胖大海、锦灯笼、木蝴蝶，甘苦凉润，清热解毒，利咽开音，清肺化痰。

第十四节　瘾疹案

消风散治疗风湿热毒郁于皮肤案

欧阳某某，男，1 岁，2003 年 10 月 9 日初诊。

主诉：皮疹 4 天。

现病史：患儿 4 天前注射乙肝疫苗后，腰胁、臀部、双下肢及足底出现皮疹，口服氯雷他定颗粒，并外用炉甘石洗剂等，效果不明显，遂来诊。刻下症见：腰部、臀部、双下肢疱疹，对称分布，足底疱疹，右足为甚，瘙痒不适，不发热，稍流涕，不咳嗽，纳可，眠欠安，二便调。查体：心、肺、腹未及异常。舌脉：舌红，苔白，脉浮数。

中医诊断：瘾疹。辨证：风湿热毒，郁于皮肤。

西医诊断：丘疹性荨麻疹。

治法：祛风除湿，解毒凉血。

处方：消风散加减。荆芥 15g，防风 15g，蝉蜕 9g，苦参 6g，浮萍 12g，生地黄 12g，当归 12g，苍耳子 9g，地肤子 12g，紫草 15g，炒牛蒡子 9g，炙甘草 6g。4 剂，日 1 剂，水煎服。嘱忌食鱼虾。

尽剂而愈。

按：

患儿皮疹瘙痒，风邪外侵；疱疹为主，且多分布在身半以下，性属湿热。治宜疏风为主，佐以清热除湿之法。《外科正宗》消风散，具有疏风除湿、清热养血之功，主治风湿或风热之邪侵袭人体，浸淫血脉，内不得疏泄，外不得透达，郁于肌肤腠理之间所致之风疹、湿疹、急性荨麻疹、过敏性皮炎、药物性皮炎、神经性皮炎等，症见皮肤瘙痒，疹出色红，或遍身云片斑点，抓破后渗出津水流溢，苔白或黄，脉浮数等。

痒自风而来，止痒必先疏风，故以荆芥、防风、牛蒡子、蝉蜕、地肤子等辛散透达，疏风散邪，使风去则痒止。配伍苍耳子祛风燥湿，苦参清热燥湿，地肤子清热利湿，是为湿邪而设；生地黄清热泻火，是为热邪而用。然风热内郁，易耗伤阴血；湿热浸淫，易瘀阻血脉，故以当归、生地黄、紫草养血凉血活血，并寓"治风先治血，血行风自灭"之意。《本经逢原》云："浮萍发汗胜于麻黄，下水捷于通草。恶疾疬风遍身者，浓煎浴半日多效。其性轻浮，入肺经达皮肤，故能发扬邪汗。"甘草清热解毒，和中调药。全方以祛风为主，配伍祛湿、清热、养血之品，祛邪之中，兼顾扶正，使风邪得散、湿热得清、血脉调和，则痒止疹消。

第二章　脾系病证医案

第一节　呕吐案

案一　苏叶黄连汤治疗表里失和案

韩某某，女，1岁9个月，2004年4月11日初诊。

主诉：呕吐、纳差4天。

现病史：患儿4天前无明显诱因开始呕吐，呕吐物为胃内容物，予藿香正气口服液、吗丁啉混悬液口服，外敷丁桂儿脐贴，仍呕吐，进食差，饮水少，遂来诊。刻下症见：餐后呕吐，恶心，纳差，无食欲，鼻塞，流清涕，不发热，无咳嗽，睡眠欠安，大便干，日1次，小便正常。查体：精神略烦躁，咽无充血，心、肺未及异常，腹部叩诊呈鼓音，脐周压痛，未及反跳痛。舌脉：舌红，苔白厚，指纹滞。

中医诊断：呕吐。辨证：外邪犯表，胃失和降。

西医诊断：胃肠型感冒。

治法：解表化湿，和胃降逆。

处方：苏叶黄连汤加减。紫苏叶12g，紫苏梗12g，黄连9g，竹茹9g，藿香12g，焦山楂12g，焦神曲12g，焦麦芽12g，佛手9g，麸炒枳实6g，白豆蔻12g，炙甘草6g。4剂，日1剂，水煎服。嘱清淡饮食，勿食奶制品。

尽剂而愈。

按：

呕吐病机总属胃失和降、胃气上逆，故和胃降逆止吐为治标之法，但呕吐病因不同，审因论治才为治本之法。

外邪犯胃呕吐中，风寒呕吐者，宜疏风散寒，和中降逆；暑湿呕吐者，宜清暑化湿，和中降逆。饮食伤胃型呕吐者，宜消食导滞，和胃降逆；兼胃中蕴热者，宜清热和胃；兼胃寒者，散寒和胃。脾胃虚寒型呕吐者，宜温胃散寒，和胃降逆。胃阴不足型呕吐者，宜滋阴养胃，和胃降逆。肝气犯胃型呕吐者，宜疏肝理气，和胃降逆。总之，各证型的呕吐均应针对病因治疗，兼以和胃降逆。

苏叶黄连汤源自《湿热病篇》，由黄连、紫苏叶组成，功能清热化湿、和胃止呕，主治湿热证，呕恶不止，亦治妊娠恶阻。《温热经纬》云："肺胃不和，最易致呕，盖胃热移肺，肺不受邪，还归于胃，必用川连以清湿热，苏叶以通肺胃。投之立愈者，以肺胃之气非苏叶不能通也。分数轻者，以轻剂恰治上焦病耳。"对因感受外邪而致的既有鼻塞、流涕等表证，又见胃脘不适、恶心、呕吐者，李师常紫苏叶、紫苏梗同用，可疏风解表、理气和胃，为临证常用药对。

案二　藿朴夏苓汤治疗湿滞中焦案

孔某某，男，6岁，2007年3月7日初诊。

主诉：呕吐2次。

现病史：患儿就诊前夜凌晨出现呕吐，呕吐物为胃内容物，非喷射性，予藿香正气水1支，服药后患儿入睡。今晨再次呕吐，呕吐物为胃内容物，且精神差，遂来诊。刻下症见：恶心，胃脘不适，伴头晕，倦怠乏力，纳欠佳，眠可，二便调。查体：体温37.5℃，神志清，精神欠佳，咽无充血，扁桃体不大；心、肺未及异常，腹部略膨隆，叩诊呈鼓音。血常规未见异常。舌脉：舌红，苔白腻，脉濡缓。

中医诊断：呕吐。辨证：湿滞中焦。

西医诊断：消化功能紊乱症。

治法：燥湿芳化，降逆止呕。

处方：藿朴夏苓汤加减。藿香15g，厚朴12g，清半夏9g，茯苓12g，黄连9g，紫苏梗12g，焦山楂15g，焦神曲15g，焦麦芽15g，炒莱菔子15g，炙甘草6g。5剂，日1剂，水煎服。嘱饮食清淡，忌食油腻、生冷等食物。

二诊（2007年3月11日）：呕吐已止，头晕减轻，胃纳稍增，二便调，舌红，苔薄白腻，脉濡。脾胃气机复升，湿浊渐化，上方继服3剂。

尽剂而愈。

按：

小儿脾胃虚弱，湿邪阻滞中焦脾胃，受纳运化失职，升降失常，故见恶心、呕吐；阳明主肌肉，湿滞阳明之表，阳气内郁，故身热；脾主四肢，湿困脾阳，清阳不升，故头晕、四肢倦怠；脾为湿困，运化失职则食欲不振。苔白腻，脉濡缓均为湿邪阻滞之象。

脾为湿土，喜燥恶湿，若脾阳虚弱，湿则立现。叶天士说："太阴湿土，得阳始运。"脾易湿胜，湿又易困脾，无论内湿还是外湿，都易困脾。小儿脾常不足，脾不能正常运化水湿、输布津液，以致湿浊阻滞中焦，此证非芳香化浊和燥湿醒脾之品不能振奋已困脾阳，祛除黏腻湿浊。

藿朴夏苓汤出自《医原》，主治湿温，湿胜热微，症见身热不扬、肢体倦怠、胸闷口腻、舌苔白滑、脉濡者。方中藿香辛温宣透，芳香化湿以疏表湿，使阳不内郁，则身热自解；厚朴、半夏燥湿运脾，使脾能运化水湿，不为湿邪所困，则肢倦、苔腻等症即愈；黄连苦寒燥湿，茯苓淡渗利湿于下，使水道通畅，则湿有去路，共奏开源节流之功；紫苏梗辛甘微温，行气宽胸利膈；焦三仙、炒莱菔子健脾益气，醒胃消导，全方照顾了上、中、下三焦，以燥湿芳化为主，淡渗利湿为辅，共奏开上、畅中、渗下之功。

案三　黄连温胆汤治疗胃热气逆案

刘某某，男，8岁，2007年5月11日初诊。

主诉：呕吐7天。

现病史：患儿7天前开始呕吐，每日呕吐10余次，呕吐剧烈，呕吐物为胃内容物，时而呕吐胆汁，在当地卫生院应用抗生素、甲氧氯普胺及补液等治疗5天，呕吐次数减少，但未痊愈，遂来诊。刻下症见：昨日起呕吐7次，食入即吐，吐出酸苦水及食物，口渴，喜冷饮，头晕，恶心，脘腹不舒，胃纳不佳，倦怠乏力。查体：精神欠佳，面色萎黄，形体消瘦；心、肺未及异常，腹平软，无膨隆。血常规：白细胞总数 5.7×10^9/L，淋巴细胞百分比47.8%，中性粒细胞百分比43%。舌脉：舌红，苔黄腻，脉滑数。

中医诊断：呕吐。辨证：胃热气逆。

西医诊断：胃肠功能紊乱。

治法：清热和胃，降逆止呕。

处方：黄连温胆汤加减。黄连9g，麸炒枳实12g，麸炒枳壳12g，竹茹9g，陈皮9g，姜半夏9g，茯苓12g，僵蚕9g，蝉蜕12g，紫苏梗12g，瓜蒌仁15g，炙甘草6g。5剂，日1剂，水煎服。嘱饮食清淡，忌食油腻、生冷等食物。

二诊（2007年5月16日）：呕吐已止，头晕减轻，胃纳稍增，大便偏干，舌红，苔薄黄腻。基本病机同上，上方继服3剂。

尽剂而愈。

按：

本案患儿呕吐频繁，口渴喜冷饮，大便干燥，均为胃热之征。由于热积于胃，而致胃气上逆而发生呕吐；脘腹不舒，胃纳不振，倦怠乏力，为脾气虚弱，运化失司，痰湿内阻所致；舌质红，苔黄腻，脉滑数，均为痰湿化热之征象，方选黄连温胆汤加减。温胆汤，《成方便读》曰："胆为清净之腑，无出无入，寄附于肝，又与肝相为表里，肝藏魂，夜卧则魂归于肝，胆有邪，岂有不波及于肝哉？且胆为甲木，其象应春，今胆虚即不能遂其生长发陈之令，于是土得木而达者，因木郁而不达矣。土不达则痰涎易生，痰为百病之母，所虚之处，即受邪之处，故有惊悸之状。此方纯以二陈、竹茹、枳实、生姜，和胃豁痰、破气开郁之品，内中并无温胆之药，而以温胆名方者，亦以胆为甲木，常欲其得春气温和之义耳。"方中黄连清热泻火，专清中焦之火，现代药理研究证实黄连抗菌、抗病毒，并有健胃助消化之功，临床常用于急性胃肠炎属胃热者；陈皮、枳实、枳壳理气导滞，半夏、竹茹、紫苏梗降逆止呕，僵蚕、蝉蜕调畅气机，瓜蒌仁取其润肠通便之功。

案四　生姜泻心汤治疗脾胃虚弱寒热互结案

王某某，女，3 岁，2005 年 6 月 6 日初诊。

主诉：呕吐 3 天。

现病史：患儿 5 天前开始咳嗽，有痰，家长予肺热咳喘口服液，服药 2 天后，咳嗽减轻，但咳即呕吐，反复不止，遂来诊。刻下症见：偶咳嗽，时呕吐，呕吐物为黏液、水样物，恶心，纳差，睡眠可，二便调。查体：精神倦怠，面色黄，咽不红；听诊双肺呼吸音稍粗，心、腹未及异常。舌脉：舌红，苔薄白，脉滑数。

中医诊断：呕吐。辨证：脾胃虚弱，湿热停饮，寒热互结。

西医诊断：胃肠型感冒。

治法：补益脾胃，寒热平调，化饮止呕。

处方：生姜泻心汤加减。清半夏 9g，黄芩 9g，黄连 9g，干姜 9g，党参 12g，代赭石 12g，茯苓 12g，炒谷芽 12g，炒麦芽 12g，炙甘草 6g。4 剂，日 1 剂，水煎服。嘱药物浸泡时加生姜 3 片、大枣 3 枚，宜食清淡、温和的食物。

尽剂而愈。

按：

《伤寒论》云："伤寒汗出，解之后，胃中不和，心下痞硬，干噫食臭，胁下有水气，腹中雷鸣，下利者。生姜泻心汤主之。"生姜泻心汤治疗伤寒发热误下后邪热内陷，胃阳虚弱，水饮内停，心下痞硬，肠鸣下利及妊娠恶阻、噤口痢等。本案虽未经误下，药后咳嗽减轻，但余邪未尽，湿热水饮，复内陷心下，停于胃肠，胃气不和，饮食不化，积滞挟水湿致痞，故兼见干呕食臭、反复呕吐、倦怠面黄等症。

本案选方为治太阳少阳并病之生姜泻心汤。《医宗金鉴》评："名生姜泻心汤者，其意重在散水气之痞也。生姜、半夏散胁下之水气，人参、大枣补中州之土虚，干姜、甘草以温里寒，黄芩、黄连以泻痞热。备乎虚、水、寒、热之治，胃中不和下利之痞，未有不愈者也。"生姜宣表和胃散水，反辅以半夏泻心汤开结除坚，寓解肌于散痞之中；半夏得生姜，温中散寒湿，和胃降呕逆，消痞散结则水消；黄芩、黄连苦寒泻热，得干姜而痞散，与病情更为妥帖；妙用干姜辛温，温振中阳，苦寒药与辛热药同用，无损阳助热之弊，此乃去其性而取其用之理；党参、茯苓、大枣、甘草甘温益气和中，补脾之虚，复阴阳升降之枢；"急则治其标"，李师于生姜泻心汤中加代赭石，味苦性寒，长于镇逆止呕，正如《长沙药解》所载"驱浊下冲，降摄肺胃之逆气，除哕噫而泄郁烦，止反胃呕吐"，与茯苓相和，可加强降逆化痰之功，助力增效；辅以炒谷芽、炒麦芽健脾和胃，和中消食；生姜配大枣调和营卫，使外邪无束；炙甘草补脾胃，调诸药。全方配伍，清补并施，辛开苦降，寒热平调，共奏降逆化饮、益气和胃之功，从而恢复中焦升降，消除湿热停饮，临床多用于病后胃气不和、饮食停滞诸证。

第二节　泄泻案

案一　胃苓汤治疗寒湿困脾案

刘某某，男，1岁，2008年1月14日初诊。

主诉：腹泻半月余，加重2天。

现病史：患儿半月前开始腹泻，大便色黄，为水样便，日 7～8 次，伴发热，体温波动于 37℃～38℃，家长予小檗碱、蒙脱石散、双歧杆菌乳杆菌三联活菌片，症状减轻，但仍腹泻，日 3～4 次；2 天前患儿外出受凉，腹泻加重，日 10 余次，遂来诊。刻下症见：腹泻，蛋花汤样便，无黏液，纳差，无呕吐，睡眠安，小便可。查体：精神欠佳，营养一般，口唇淡红，咽淡红，扁桃体无肿大，呼吸略促；心、肺、腹未及异常。大便常规、小便常规均未见异常。舌脉：舌淡，苔白，指纹淡红。

中医诊断：泄泻。辨证：寒湿困脾。

西医诊断：婴幼儿腹泻。

治法：燥湿健脾，化气行水。

处方：胃苓汤加减。苍术 6g，厚朴 3g，陈皮 6g，茯苓 9g，泽泻 9g，猪苓 9g，肉桂 3g，诃子 1g，炙甘草 3g。3 剂，日 1 剂，水煎服。嘱莲子肉、薏米、红枣少许煮粥喂服。

复诊（2006 年 1 月 16 日）：症状明显减轻，大便日 3～4 次，呈糊状，无腹胀、腹痛，无呕吐，无发热，纳少，眠可，小便可，舌淡，苔薄白，指纹色淡。寒湿困脾渐化，湿困脾胃犹存。守法继调，上方去诃子，加砂仁、藿香各 9g，以增醒脾化湿之力，5 剂，日 1 剂，水煎服。

尽剂而愈。

按：

婴幼儿腹泻为儿科常见病之一，与成人腹泻每有不同，主要表现为以下四点：①发病率高，年龄越小，发病率越高；②季节性强，以夏秋暑湿季节发病最多；③饮食不节者居多，小儿脾常不足，若饮食不慎，喂养不当，以致损伤脾胃运化功能，乳食不化而成腹泻；④发病容易，若治疗不当或不及时，容易引起其他变证。

小儿泄泻的病位在脾胃。胃主受纳腐熟，脾主运化水湿和水谷精微，若脾胃受病，则水谷不化，精微不布，清浊不分，合污而下，以致泄泻。如《幼幼集成·泄泻证治》云："夫泄泻，无不由于脾胃，盖胃为水谷之海，而脾主运化，使脾健胃和，则水谷腐化而为气血以行荣卫。若饮食失节，寒温不调，以致脾胃受伤，则水反为湿，谷反为滞，精华之气不能化，乃至合污下降，而泄泻作矣。"

胃苓汤出自《丹溪心法》，为平胃散与五苓散的合方，适用于病位在脾肾，病性属寒，基本病机为寒湿困脾、肾失气化、水液失调者。本方常用于以下四类见证：①水泻，大便清稀如水，一日数次；②水泛为肿，下肢尤甚；③湿阻中焦，脘痞腹胀，食少便溏；④湿滞体表，肢体重痛。上述病证以舌淡、苔白、脉缓为辨证要点。

本案患儿腹泻每日数次，为水样便，臭味不著，为水泻，审其舌脉，均为胃苓汤适应证，方中茯苓、泽泻、猪苓淡渗利湿，利小便而实大便；陈皮、厚朴既可醒脾化湿，又可疏畅气机；苍术燥湿健脾；肉桂既可助肾化气，又可温通经脉；稍佐诃子涩肠止泻，以缓泻下急迫之势。

关于收涩药在小儿腹泻病中的应用，李师在临床上把握以下3个指征：苔净，腹软，溲清。以上指征提示邪去或邪少，此时运用收涩药不会有闭门留寇之虞，但也不绝对，患儿一日内腹泻次数多，泻下急迫时，即使没有以上3个指征，亦可稍佐收涩药，以缓泻下急迫之势，保护气阴，以防变证。

案二　麻黄加术汤治疗外感寒湿泻案

马某某，男，8月，2007年12月5日初诊。

主诉：腹泻3天。

现病史：患儿3天前受凉后出现腹泻，为黄色、蛋花样、水样便，无腥臭味，日5~6次，伴鼻塞、流涕、偶咳嗽，在社区门诊予蒙脱石散、双歧杆菌乳杆菌三联活菌片口服，腹泻加重，日约7~9次，遂来诊。刻下症见：腹泻，蛋花样便，无黏液，鼻塞、流涕、偶咳嗽，纳差，无呕吐，不发热，睡眠安，小便可。查体：精神欠佳，营养一般，查体欠合作。口唇淡红，咽淡红，扁桃体无肿大，呼吸略促；听诊双肺呼吸音稍粗，心、腹未及异常。血常规：白细胞总数 5.8×10^9/L，淋巴细胞百分比68%，中性粒细胞百分比35%；大便常规：脂肪球（+++）。舌脉：舌淡红，苔薄白，指纹浮红。

中医诊断：泄泻。辨证：外感寒湿。

西医诊断：秋季腹泻。

治法：发汗解表，散寒除湿。

处方：麻黄加术汤加减。生麻黄3g，炒苦杏仁6g，桂枝6g，炒白术12g，炒苍术9g，蝉蜕6g，炙甘草6g。3剂，日1剂，水煎服。

二诊（2007年12月8日）：大便呈糊状，日1～2次，无腹胀、腹痛，咳嗽明显，干咳少痰，无呕吐，无发热，纳少，眠可，小便可，舌淡，苔薄白，指纹色淡。听诊双肺呼吸音粗，未闻及干湿啰音，心、腹未及异常。寒湿困脾渐化，风寒袭肺未除。守法继调，上方去炒白术、炒苍术，加柴胡、前胡各9g，5剂，日1剂，水煎服。加柴胡、前胡，取二胡散疏风解表、宣肺止咳之效。

尽剂而愈。

按：

秋季腹泻，多为轮状病毒感染所致，好发于6个月至2岁婴幼儿。本病李师常从肺论治，原因是：①病发深秋，燥金主气，内应于肺；②病初，多可见发热、鼻塞、咳嗽等肺卫表证；③肺与大肠相表里，肺失宣肃，则大肠传导失司；④秋泻多水样便，"诸病水液澄澈清冷，皆属于寒"，凉燥小寒，故秋泻多因寒湿；⑤宣肺散寒之品，多能祛风除湿。

麻黄加术汤，《金匮要略》云："湿家身烦疼，可与麻黄加术汤发其汗为宜，慎不可以火攻之。"本方主要用于外感寒湿证。方中麻黄汤发汗散寒，白术除湿健脾。本方妙在麻黄与白术的配伍，麻黄汤本为发汗之峻剂，而得白术相配，则发汗而不致太过，白术善驱里湿，与麻黄为伍，则能并祛表里之湿。本案中另加苍术，以加强燥湿、健运中州之力；又增蝉蜕一味，轻清升散，祛风化湿，取"风能胜湿""升发清阳"之意，兼能宣肺止咳。

案三　葛根黄芩黄连汤治疗湿热泻案

王某某，女，1岁，2007年7月21日初诊。

主诉：发热、腹泻3天。

现病史：患儿3天前受凉后开始发热，体温最高39.2℃，伴流涕，偶咳嗽，就诊于山东大学齐鲁医院，诊断为急性上呼吸道感染，予对乙酰氨基酚混悬滴剂、头孢克洛胶囊口服，患儿发热暂退，当晚出现腹泻，3～4次，呈水样便，色黄，家长予蒙脱石散、双歧杆菌乳杆菌三联活菌片口服。服药2天未明显减轻，遂来诊。刻下症见：发热，腹泻，日5～6次，色黄，水样便，泻下急迫，臭秽夹少许黏液，无恶心、呕吐，纳差，眠欠安，小便短赤，量可。查体：体温38.4℃，烦躁，形体虚胖，肌肉松弛，咽红，肛门灼热红肿；心、肺、腹未及异常。血常规：白细胞总数

$6.5 \times 10^9/L$，红细胞 $4.65 \times 10^{12}/L$，淋巴细胞百分比 72.3%；大便常规：白细胞（+）。舌脉：舌红，苔黄厚，指纹紫滞。

中医诊断：泄泻。辨证：湿热泻。

西医诊断：急性小儿肠炎。

治法：清肠解热，化湿止泻。

处方：葛根黄芩黄连汤加味。葛根 18g，黄连 6g，黄芩 9g，泽泻 6g，马齿苋 9g，炮姜 9g，石榴皮 6g，炙甘草 6g。4 剂，日 1 剂，水煎服。嘱饮食清淡，适当控制饮食，忌食油腻、生冷及不易消化的食物。

二诊（2007 年 7 月 26 日）：腹泻减轻，热退，现大便呈糊状，日 2～3 次，色黄，秽臭，夹少许黏液，纳少，无溢乳，小便调。舌红，苔白厚腻。湿热渐消，余邪未尽，下迫大肠。效不更方，上方继服 3 剂。

三诊（2007 年 7 月 29 日）：腹泻减轻，日 1～2 次，色黄，秽臭不著，纳略少，小便量可。舌红，苔白略厚。湿热退，以脾虚失运为主，治以醒脾化湿为主，方用七味白术散加减。

处方：葛根 12g，木香 3g，藿香 6g，砂仁 6g，党参 9g，炒白术 9g，茯苓 9g，羌活 6g，炙甘草 6g。7 剂，日 1 剂，水煎服。

尽剂而愈。

按：

泄泻是儿科的常见病、多发病，一年四季均可发病，但以夏秋季节发病率为高，湿热泻在夏秋季节更多见。夏秋之际，湿热之邪内侵，蕴结脾胃，下注大肠，传化失司，故泻下稀薄如水样；湿性黏腻，热性急迫，湿热交蒸，壅阻胃肠气机，故泻下急迫；湿困脾胃，故纳差；舌红、苔黄厚均为湿热之征。用《伤寒论》葛根芩连汤治疗小儿湿热泻，总能截断病势，缩短病程，增强疗效。

《伤寒论》云："太阳病，桂枝证，医反下之。利遂不止，脉促者。表未解也；喘而汗出，葛根黄芩黄连汤主之。"本证是由于太阳病误下，表邪未解，邪热内传，热邪逼迫，大肠传导失职，而致下利。治宜解表清里，表里双解。葛根芩连汤为治疗身热下利的代表方，虽能解表，但以清里热为主，不论有无表证皆可用之。湿热之邪侵袭大肠，湿性黏腻，热性急迫，湿热交蒸，壅阻胃肠气机，泻下急迫。小儿肺脾肾三脏功能不足，较成人更易伤津耗气，故在大队的清热燥湿药中稍佐石榴皮涩肠止痢，缓和泻下急迫之势，防止津液在短时间内迅速丢失，正如《温病条辨》云："存得一分津液，留得一分生机。"炮姜既可防止清热药寒凉太过重伤脾阳，又可振奋脾阳，顺应脾性，使脾阳固守。泄泻乃体内湿盛，脾运失职，清阳不升，合污而下，故在葛根芩连汤中可加入羌活等疏风之品，取"风能胜湿""升发清阳"之意。

案四 陈平汤治疗脾虚泻案

王某某，女，5 个月，2008 年 8 月 14 日初诊。

主诉：腹泻 10 余天。

现病史：患儿 10 余天前无明显诱因开始出现腹泻，日 4 次，家长予蒙脱石散、小檗碱等药物口服，效果不佳，近两日症状加重，遂来诊。刻下症见：大便稀溏，色淡不臭，日 7 ~ 8 次，无泡沫、脓血，多于母乳后作泻，便前后无哭闹，无发热，纳眠可，小便调。查体：精神欠佳，面色萎黄，咽无充血；心、肺、腹未及异常。大便常规未见异常。舌脉：舌淡红，苔薄白，指纹淡。

中医诊断：泄泻。辨证：脾虚泻。

西医诊断：婴幼儿腹泻。

治法：理气健脾，燥湿止泻。

处方：陈平汤加减。陈皮 6g，清半夏 3g，茯苓 12g，厚朴 6g，炒苍术 9g，薏苡仁 9g，炮姜 3g，炒米壳 6g，炙甘草 3g。3 剂，日 1 剂，水煎服。

二诊（2008 年 8 月 17 日）：大便黄色稀便，日 3 ~ 4 次，舌淡红，苔薄白。余无异常。湿邪渐化，脾气渐复，遵法继调，上方去炒米壳，4 剂，日 1 剂，水煎服。

尽剂而愈。

按：

脾主运化水谷，脾运则水湿自去，故有"无湿不成泄""湿多成五泄"之说。《景岳全书·泄泻》载"泄泻之本，无不由脾胃"，脾气主升，《素问·阴阳应象大论》载"清气在下，则生飧泄"。脾胃虚弱，胃弱则腐熟无能，脾虚则运化失职，因而水反为湿，谷反为滞，清浊不分，合污而下，故出现大便稀溏；脾为气血生化之源，脾虚化源不足，面部失荣，故面色萎黄；舌淡红，苔薄白，指纹淡俱为脾虚之象。

本病病位在脾胃，病性属湿，病机为脾胃虚弱，不能运化水湿，治以理气健脾、燥湿止泻。陈平汤，即二陈汤与平胃散之合方，为理气健脾、燥湿化痰之效方，适用于脾胃不和、痰湿内阻者。苍术燥湿健脾；厚朴下气燥湿；半夏、陈皮燥湿化痰，和中降逆；茯苓、薏苡仁健脾燥湿，利水化痰；炮姜温中散寒，振奋脾阳；炒米壳涩肠止泻；甘草补脾和中，调和诸药。

案五　六君子汤治疗脾胃气虚案

张某某，男，7个月，2008年8月25日初诊。

主诉：腹泻4天。

现病史：患儿平素纳食欠佳，偶作便溏，6天前受凉后发热，体温最高39.5℃，于社区门诊静脉滴注美洛西林钠、维生素C、清开灵等药物；2天后热退，逐渐出现纳欠佳，大便稀溏，色淡黄，不臭，日5～6次，有奶瓣，遂来诊。刻下症见：大便稀溏，色淡黄，不臭，日3～4次，有奶瓣，偶有泡沫，无发热，偶作轻咳，喉中偶痰鸣，纳欠佳，睡眠可，小便可。查体：神志清，精神欠佳，营养一般，无脱水貌，面色淡白，口唇色淡，咽淡红，扁桃体无肿大；听诊双肺呼吸音稍粗，心、腹未及异常，肛门松弛，色淡红。大便常规、小便常规均未见异常。舌脉：舌淡红，苔薄白，指纹淡红。

中医诊断：泄泻。辨证：脾胃气虚。

西医诊断：婴幼儿腹泻。

治法：健脾益气，燥湿祛风。

处方：六君子汤加减。党参12g，炒白术9g，陈皮9g，茯苓9g，清半夏9g，防风9g，炙款冬花12g，炙甘草6g。4剂，日1剂，生姜5片，大枣5枚，水煎服。嘱勿食寒凉之物。

二诊（2008年8月28日）：患儿咳止，大便可，偶有稀溏，日1～2次，色味如前，纳眠可，小便可，舌淡，苔薄白，肛门松弛，色淡红，指纹色淡。脾气渐充，痰湿渐化，风邪已去，仍需健脾化湿。予参苓白术颗粒，每次1包，每日2次，口服1周。

尽剂而愈。

按：

脾主升清阳而化水谷，胃主降浊阴而纳腐熟。小儿脏腑柔弱，脾胃尚未坚实，易为寒凉诸药所伤，而损中焦之气，中气既伤，则清阳不升，水谷之气下流，而作泄泻。该患儿脾胃本弱，复受苦寒之品伤其中焦之气，遂发泄泻。

脾虚作泄，本是多由暴泻失治迁延而成，病程当久长。该患儿虽病程较短，但其平素偶有便溏，纳欠佳，脾胃之气本虚，又受寒凉之药戕害，而致中气更伤，遂发泄泻。故用"四君"益其脾气，以安胃肠，而止泄泻。患儿又咳嗽、痰鸣，故加二陈以化痰湿，款冬花主咳嗽，亦寓"上咳下泻，调其中焦"之意；加防风，去肠胃间风邪且胜湿气；姜、枣升清阳，补脾胃；甘草和诸药。方虽精小，量亦不大，却有拨转之力。

案六　参苓白术散治疗脾虚湿盛案

何某，男，4个月，2004年4月12日初诊。

主诉：腹泻半月余。

现病史：患儿半个月前开始腹泻，社区门诊先后予蒙脱石散、双歧杆菌、双歧三联活菌、醒脾养儿颗粒等药物，仍腹泻，遂来诊。刻下症见：便稀如水，夹有泡沫，小便少，不发热，无咳嗽，无鼻塞、流涕，纳尚可，睡眠安。查体：精神可，面色黄；心、肺、腹及前后二阴未及异常。大便常规未见异常。舌脉：舌淡，苔白略厚，指纹淡红。

中医诊断：泄泻。辨证：脾虚湿盛。

西医诊断：消化不良。

治法：健脾祛湿，收涩止泻。

处方：参苓白术散加减。党参9g，茯苓12g，炒白术9g，白扁豆6g，炒山药12g，砂仁（后入）3g，炮姜6g，石榴皮15g，炙甘草3g。3剂，日1剂，水煎服。

二诊（2004年4月15日）：症状减轻，大便糊状，无泡沫。遵法继调，上方加诃子3g、莲子肉6g、车前草9g，4剂，日1剂，水煎服。

尽剂而愈。

按：

小儿慢性、迁延性腹泻，多由寒湿不调、饮食不当而引起的脾虚湿盛所致。本案患儿腹泻半月余，迁延日久，加之小儿脾胃薄弱，胃肠娇嫩，久泻不愈，脾胃气虚，无以运化湿滞，故反复难愈。方选参苓白术散，健脾益气，祛湿止泻。

参苓白术散源自《太平惠民和剂局方》,《冯氏锦囊·杂症》云:"脾胃属土,土为万物之母。东垣曰:'脾胃虚则百病生,调理中州,其首务也。'脾悦甘,故用人参、甘草、薏苡仁;土喜燥,故用白术、茯苓;脾喜香,故用砂仁;心生脾,故用莲肉益心;土恶水,故用山药治肾;桔梗入肺,能升能降。所以通天气于地道,而无否塞之忧也。"

本案一诊,李师选用"四君子"、白扁豆、山药以平补脾胃之气为主;湿为阴邪,得阳始化,又脾为阴土,得阳始运,入砂仁、炮姜温运中州,暖脾祛湿,尤其炮姜温中止泻,既可健脾渗湿,又可温中收敛。石榴皮酸涩,《本草汇言》云:"石榴皮,涩肠止痢之药也。能治久痢虚滑不禁,并妇人血崩、带下诸疾,又安蛔虫。盖取酸涩收敛下脱之意,与诃子肉、罂粟壳同义。"整方以健脾止泻为主。药后症状减轻,大便呈糊状,二诊更加诃子、莲子肉涩肠止泻,《本草纲目》言莲子肉可"交心肾,厚肠胃,固精气,强筋骨,补虚损……止脾虚久泻痢";车前草利湿止泻,取"利小便已实大便"之意,加强利水渗湿之功。同时,李师强调,患儿便稀如水时,不应利水太过,以防发生脱水、电解质紊乱。

案七 健脾止泻散治疗脾虚久泻案

张某某,女,5 个月,2004 年 2 月 12 日初诊。

主诉:腹泻 4 个月。

现病史:患儿生后 1 个月开始腹泻,曾服蒙脱石散、枯草杆菌二联活菌颗粒、醒脾养儿颗粒、小儿泻速停颗粒等药物,外用丁桂儿脐贴,并用推拿治疗,迁延不愈,遂来诊。刻下症见:大便呈粥状,日 7 ~ 8 次,小便较前减少,不发热,无鼻塞、流涕,不咳嗽,纳差,眠尚安。查体:精神可,无脱水征;心、肺、腹未及异常。大便常规未见异常。舌脉:舌淡,苔白,指纹淡。

中医诊断:泄泻。辨证:脾虚泻。

西医诊断:婴儿腹泻病。

治法:健脾益气,收涩止泻。

处方:健脾止泻散加减。苍术 9g,车前子(包)9g,煨诃子 3g,炒山药 12g,炒麦芽 9g,炒谷芽 9g,炙甘草 6g。3 剂,日 1 剂,水煎服。

二诊(2004 年 2 月 15 日):症状减轻,纳可,大便偏稀,泡沫较前减少,日

5~6次，纳增，小便正常。守法继调，上方去炒麦芽、炒谷芽，加薏苡仁15g、炮姜6g，4剂，日1剂，水煎服。

三诊（2004年2月19日）：症状明显减轻，大便略不成形，无泡沫，日1~2次，纳可，小便调。舌淡红，苔薄白。予参苓白术颗粒，每次半包，每日3次，口服半个月，以补益脾气、培土治本。

尽剂而愈。

按：

小儿脾常不足，本案患儿久泻不愈，病程较长，大便稀溏，可诊为慢性腹泻，结合舌苔、指纹可诊断为脾虚泄泻，治疗以健脾止泻为主，治需补益，但不能峻补，李师自拟方剂健脾止泻散治之。

脾喜燥恶湿，健脾贵运，运脾贵温，脾乃太阴湿土，喜燥恶湿，运化必有赖于阳气，中焦气机得温则运，健脾即能祛湿，温阳药能启动脾阳，使中焦脾土阳气生发，脾气散精，则水谷精微得升，水湿得化，泄泻自止。

健脾止泻散，由苍术、山药、车前子、诃子、甘草构成基本方，皆师斟选酌炼。泄泻病位在脾，治须健脾，"脾健贵在运"，故君药首选苍术，苦温燥湿，为运脾第一品药，《本草备要》载"苍术燥胃强脾，发汗除湿，能升发胃中阳气"，《本经逢原》亦载"苍术可升可降，能径如诸经，疏泄阳明之湿而安太阴"。久泻脾弱，不宜峻补，宜平补，山药与甘草，味甘性平，补脾之气，又补脾阴，兼顾肺肾；"治泄不利湿，非其治也"，车前子利水渗湿，给邪出路；诃子苦酸涩平，归大肠经，涩肠止泻，且暖中州，如《本草通玄》谓"生用则能清金行气，煨用则能暖胃固肠"，《药品化义》载"若久泻久痢，则实邪去而元气脱，用此同健脾之药，固涩大肠，泻痢自止"。五药配伍，辛甘酸苦涩，五味俱全；温寒平性备，而甘平稍温；运脾祛湿，利而不泄，气阴兼顾，补而不滋腻，涩而不留寇，适用于久泻脾虚证。临证活用，辨证配伍，疗效卓著。一诊以炒谷芽、炒麦芽健脾开胃，和中消食。药后纳可，大便仍稀，二诊遂予炮姜温中散寒止泻，升发中焦脾土阳气，其性味辛热，加强苍术止泻之功。

案八　连梅汤治疗湿热伤阴案

韩某某，女，1岁，2004年10月29日初诊。

主诉：腹泻4天。

现病史：患儿 4 天前开始腹泻，伴阵发性咳嗽，家长予橘红痰咳颗粒、蒙脱石散、枯草杆菌二联活菌颗粒等药物口服，咳嗽减轻，仍腹泻，遂来诊。刻下症见：大便呈水样，日 10 余次，色黄绿，小便少，偶咳嗽，有痰不会咯，不发热，无呕吐，纳差、饮可，睡眠尚安。查体：精神略烦躁，口唇干红；听诊双肺呼吸音粗，未闻及干湿性啰音，腹软，未及压痛、反跳痛，肛周潮红。大便常规未见异常。舌脉：舌红，苔少，指纹紫。

中医诊断：泄泻。辨证：湿热伤阴。

西医诊断：秋季腹泻，轻度脱水。

治法：清热化湿，养阴涩肠。

处方：连梅汤加减。黄连 6g，乌梅 9g，天花粉 15g，玉竹 15g，葛根 15g，炒山药 15g，石榴皮 9g，炮姜 6g，炙甘草 6g。3 剂，日 1 剂，水煎频服。嘱口服补液盐 Ⅱ，每日 1 袋，加水 500mL 频服。

二诊（2004 年 11 月 1 日）：泻止，偶咳嗽，有痰，稍流涕，余无不适，守法继调上方去天花粉、玉竹、葛根、炮姜，加马齿苋 12g，焦三仙各 9g，炙百部 15g，枇杷叶 15g，改石榴皮 9g，3 剂，日 1 剂，水煎服。

尽剂而愈。

按：

患儿黄绿水样便，口唇干红，证属湿热内侵、脾失运化、阴津耗损，治宜清热化湿、益气敛阴、涩肠止泻。方选连梅汤，出自《温病条辨》，原用于主治暑热久羁，心肾阴伤，而症见心热烦躁、消渴、舌绛、苔黄燥等。本案用山药、甘草甘平清补，培土益气；玉竹、天花粉、葛根、乌梅酸甘相合，敛津养阴，清补不腻，伍黄连用，酸苦相配又能清泻湿热。虽有湿热，用养阴生津药也不会导致湿热难去，正如王孟英所指出"利不因寒，润药不所不忌"。乌梅、石榴皮酸甘化阴、敛津止泻；脾以升为健，胃以降为和，葛根既能升提脾气，兼能生津；脾为阴土、得阳始运，又喜燥恶湿，因此即便湿热泄泻，也不能一派苦寒清利，用炮姜辛热反佐，温中化湿止泻。

案九　四神丸治疗脾肾阳虚案

逯某某，男，57 岁，2003 年 12 月 29 日初诊。

主诉：腹泻 10 余日。

现病史：患者 10 余日前开始腹泻，自服小檗碱、吡哌酸等药物，仍腹泻不止，遂来诊。刻下症见：大便稀，呈水样，日 6～7 次，肠鸣，自觉腹部寒凉，喜暖，无腹痛，不发热，纳可，睡眠安，小便调。查体：面色土黄；心、肺、腹未及异常。舌脉：舌红，苔黄腻，脉沉缓。

中医诊断：泄泻。辨证：脾肾阳虚，寒湿内盛。

西医诊断：消化功能紊乱症。

治法：温肾暖脾，祛湿散寒。

处方：四神丸加减。补骨脂 30g，肉豆蔻 12g，炒山药 30g，吴茱萸 12g，羌活 12g，炒米壳 6g，莲子肉 12g，薏苡仁 30g，炮姜 9g，炙甘草 6g。5 剂，日 1 剂，水煎服。嘱煎药时加生姜 3 片、大枣 5 枚。

尽剂而愈。

按：

四神丸出自《证治准绳》，由《本事方》二神丸合五味子散而成，药味少、配伍精、效力专，功能温肾散寒、涩肠止泻，临证用于脾肾虚寒、肝木侮土所致的泄泻，症见肠鸣腹胀、五更溏泻、食少不化、久泻不止、面黄肢冷。

本案患者舌苔黄腻为假象，肤色土黄为真色显露，主病脾肾不足；"诸病水液澄澈清冷，皆属于寒"，患者腹泻，便泄水样，且肚腹喜暖，属脾肾阳虚之证，方选四神丸加减。二神丸之补骨脂、肉豆蔻温补脾肾、涩肠止泻；吴茱萸温中祛寒，又温肝散寒、调达肝气；生姜温中散寒、除湿化饮，大枣滋补脾胃，二者合用被称为"小桂枝汤"，内服可调和脏腑气血。全方温阳散寒，以脾为主。加炒山药、莲子肉、茯苓、薏苡仁、羌活、炮姜、甘草，因患者以脾阳不足为主，宜温脾健脾、顾护中州。山药平补脾肾之气阴；茯苓、薏苡仁甘淡平而健脾祛湿；脾气宜升，羌活轻清走上、升发脾阳；炒米壳涩肠止泻，以防伤阴脱水。全方温性为主，又合甘淡、甘平实脾，温升脾阳，顾护脾阴，温热而不伤阴。

泄泻之病机，古人曾概括为"湿多成五泄""无湿不成泄"。泄泻的治疗，先人曾言"治泄不利湿，非其治也""利小便以实大便"。李师强调临床实践切不可盲从，老人、小儿、胖人不能轻易利小便以实大便，否则容易导致脱水、电解质紊乱。本患者年高体弱，便虽水样，亦不可"利小便以实大便"。

附一：李燕宁教授辨治小儿秋季腹泻的经验

秋季腹泻的临床特点为：①秋冬季节常见，起病急，常有上呼吸道感染病史；②大便常为蛋花汤样或黄色水样便，有少量黏液，一般无臭味，常并发等渗性脱水和酸中毒等；③镜检白细胞偶见或无，轮状病毒抗体阳性；④病程约3~8天，大多预后良好。

对于小儿秋季腹泻的中医治疗，李师在临床上常用三焦辨证法，具体如下：

上焦证候：常伴肺系症状，如咳嗽、鼻塞、流涕、咽痒。病性偏寒者，选麻黄加术汤；病性偏热者，用麻黄连轺赤小豆汤。

中焦证候：常伴脾胃症状，如腹痛、腹胀、恶心、呕吐。病性偏寒者，选藿朴夏苓汤；病性偏热者，用黄连温胆汤。

下焦证候：常伴肾系症状，如小便不利、四肢欠温。病性偏寒者，选五苓散；病性偏热者，用茯苓皮汤。

附二：李燕宁教授辨治小儿泄泻、咳嗽并见的经验

咳嗽、泄泻为儿科临床常见证，其合并存在的情况亦非少见。儿童感冒易于影响脾胃运化而夹滞，出现食欲不振、呕吐、腹胀、腹泻等症状；肺炎喘嗽应用抗生素后干扰肠道菌群，多易合并腹泻；痰湿内阻，影响肺脾，可见咳嗽、咯痰及泄泻。咳嗽治疗宜宣肺降逆，然宣肺则利于通腑，易加重泄泻；泄泻治疗宜升清止泻，然不利于降肺之逆气。对于这种上有肺气上逆、下有清气下陷，存在治疗矛盾的情况，李师主张并践行"上咳下泄调其中"，疗效卓著，在此略做阐介。

1. "上咳下泄调其中"之理

（1）中焦脾胃为气机升降之枢：咳嗽是因外感六淫、脏腑内伤，影响于肺所致的有声有痰之证，其病机为肺失宣肃、肺气上逆，《素问·藏气法时论》载"肺病者，喘咳逆气"，《医学求是·血证求源论》载"升降之权，又在中气，中气在脾之上、胃之下，左木、右金之际"。可见肺气的升降异常，主要与中焦脾胃之气相关。

泄泻是指因感受外邪，或饮食所伤，或情志失调，或脾胃虚弱，或脾肾阳虚等原因引起的以排便次数增多、粪便稀溏、甚如水样为主的病证。泄泻病位在脾，《素问·藏气法时论》载"脾病者，飧泄食不化"，《景岳全书·泄泻》载"泄泻之本无不由于脾胃"，皆言此意。泄泻乃脾失运化，脾不升清，水反为湿，谷反为滞，合污而

下，作为泄泻，《素问·阴阳应象大论》载"清气在下，则生飧泄"。

咳嗽为肺气上逆，泄泻为清气下陷，无论气上还是气下，其病机均与气机升降密切相关；脾胃同居中焦，脾气升清，胃气降浊，连通上下，是人体气机升降出入之枢纽。

（2）中焦脾胃为津液代谢之主：咳嗽多有痰，痰多由脾不运水湿，聚湿而成，故明代医家李中梓有"脾为生痰之源，肺为贮痰之器"之说。痰的产生，与津液代谢异常相关，《景岳全书·痰饮》载"痰即人之津液，无水谷之化"，《血证论·痰饮》载"痰饮者，水之所聚也，人身饮食之水，由口入，由膀胱出，肺布散之，脾气渗利之，肾气蒸化之，是以泻而不流也"。健脾培土，以绝痰源，是治疗咳嗽的重要途径之一。

《万氏育婴秘诀》云："泄有五者，谓风、寒、暑、湿、食积也，皆属湿论。故风湿、寒湿、热湿、中湿，此皆湿之生于外者也。食积则湿之生于内者也。"泄泻发生多与湿密切相关，如《素问·阴阳应象大论》载"湿胜则濡泄"，《难经》亦载"湿多成五泻"，《医宗必读·泄泻》又载"统而论之，脾土强者，自能胜湿，无湿则不泄，故曰湿多成五泄。若土虚不能制湿，则风寒与热皆得干之而为病"，均强调湿邪是导致泄泻的主要致病因素。湿与脾密切相关，章虚谷说"湿土之气，同类相召"，湿乃脾运失职，津液输布失常，停聚而生。

咳嗽多有痰，泄泻关乎湿，痰与湿，二者同源而异流，都与津液代谢、脾之转运休戚相关，故《素问·经脉别论》载"饮入于胃，游溢精气，上输于脾，脾气散精，上归于肺，通调水道，下输膀胱，水精四布，五经并行"，脾胃为"后天之本"，共主运化与受纳，转输水谷精微。

2."上咳下泄调其中"之法

咳嗽当宣肺降逆、止咳化痰。如若力降肺气，气机下行，必然腑气下行，不利于泄泻之愈。泄泻当祛湿运脾、升清止泻。脾宜升则健，然若只升脾气，升提气机，气机上行，必然不利于肺气之肃降，影响咳嗽的恢复。因此，当调气机升降之枢，即中焦脾胃。

治痰需从脾，因"脾为生痰之源"，脾胃健旺，则无生痰之源；治湿必先理脾，脾土健运，始能祛湿。因此，祛除痰湿，需调脾。此外，痰与湿均为阴邪，得阳始化，故当温运中土。

中焦脾胃与咳嗽、泄泻均密切相关，且小儿"脾常不足"，容易生痰、聚湿，从而导致咳嗽、泄泻，因此，当上有咳嗽、下有泄泻，存在治疗矛盾之时，当调其中焦，健运脾胃。咳嗽与泄泻并见时，要分清二者孰轻孰重，抑或并重，治疗有所偏倾。咳嗽为重者，主因肺为邪伤，重在宣肺降逆，同时运脾化痰；泄泻为重者，主因脾失健运、不能升清，重在祛湿止泻；咳嗽与泄泻并重者，主因痰湿内盛，重在调中理气，燥湿化痰。

3. "上咳下泄调其中"之方

咳嗽与泄泻并见时，二者轻重有偏，治法当随之而倾，所选方剂亦应之而不同。

（1）咳重泄轻：咳嗽相对重，泄泻相对轻者，治上为主，可选麻黄加术汤、越婢加术汤、麻杏苡甘汤或葛根汤等加味；若喘重泄轻，可选小青龙汤加减。

上述方剂均为治疗咳喘常用效方，方中麻黄等风药，具有味薄气轻、轻扬发散之性，能宣肺，又胜湿，如《医宗金鉴》载"湿为土病，风为木气，木可胜土，风亦胜湿"；同时有苍术、薏苡仁或干姜、半夏等，可祛湿健脾，功兼止泻。尤其外感风邪，表证与泄泻兼见，用解表之药，可使表卫之邪随汗解，还可逆流挽舟而泻止，《伤寒论》载"太阳与阳明合病者，必自下利，葛根汤主之"，即论述了外感风邪，肺卫闭郁，津气不能正常输布，清阳下陷、浊阴下流所致的下利。

（2）咳轻泄重：咳嗽相对轻，泄泻相对重者，治下为主。治疗时需分清虚实。实证者可选胃苓汤，为五苓散和平胃散合方，能健脾燥湿，行气和中，兼治咳喘。虚证者可选《太平惠民和剂局方》参苓白术散，由人参、茯苓、白术、山药、莲子肉、薏苡仁、白扁豆、砂仁、桔梗、甘草等药组成，具有益气健脾、渗湿止泻的功效，兼能祛湿化痰、宣肺止咳。

（3）咳泄并重：咳嗽与泄泻并重之时，可选陈平汤加减。陈平汤由苍术、厚朴、陈皮、半夏、茯苓、乌梅、甘草、生姜、大枣组成，为二陈汤与平胃散的合方，二陈汤止咳燥湿化痰，平胃散燥湿运脾和胃，二者一是治痰祖方、一是治湿祖方，合用则痰、湿兼顾，具有理气健脾、化痰止咳、祛湿止泻之功。

第三节 便秘案

黄龙承气汤治疗气血两亏并热结案

余某某，女，10个月，2004年9月16日初诊。

主诉：便秘5个月。

现病史：患儿出生后5个月开始便秘，每次用开塞露方可解下，曾就诊于儿童医院、个体诊所，先后服用王氏保赤丸、七珍丹、乳果糖口服液等药物，效果欠佳，遂来诊。刻下症见：便秘，一般5日1次，干结难解，纳差，睡眠易醒，余无不适。

查体：精神可，腹胀；心、肺未及异常。舌脉：舌红，苔厚而剥脱，指纹淡滞。

中医诊断：便秘。辨证：气血两亏，热结肠燥。

西医诊断：功能性便秘。

治法：益气养血，行气通便。

处方：黄龙承气汤加减。黄芪15g，当归15g，党参15g，川牛膝12g，熟大黄6g，麸炒枳实6g，厚朴6g，炒谷芽9g，炒麦芽9g，炙甘草6g。3剂，日1剂，水煎频服。

二诊（2004年11月1日）：腹胀减轻，矢气频频，大便5日未解，纳差，眠欠安，舌红，苔剥脱略厚。辨证无误，守法继调，上方去党参、炒谷芽、炒麦芽，加生白术、炒莱菔子、瓜蒌各15g，肉苁蓉9g，柏子仁12g，4剂，日1剂，水煎频服。

三诊（2004年11月5日）：症状减轻，大便偏干硬，2日1次，纳可，眠尚可，舌红，苔白剥脱。守法继调，上方去炒莱菔子，加麻子仁15g，7剂，日1剂，水煎频服。

尽剂而愈。

按：

大肠者，传导之官，以通为顺。小儿常因乳食积滞，燥热内结，气机郁滞，或气虚阳衰，津血亏虚，肠道失润，导致大肠传导失司而致便秘。便秘病位主要在大肠，与肺、肝、脾、肾密切相关。小儿纯阳之体，肺、脾、肾常不足，肝常有余。

肺不足则易宣降失司，肺津不布，津液不能下润大肠，且肺与大肠相表里，肺不足则大肠传送无力；脾不足则运化无力，饮食积滞，留滞肠胃，腑气不通；肾不足则津血易亏，肠道失润；肝有余则易气机郁滞或气郁化火，伤津耗液。

本案患儿，乳食积滞，腑气不通，肠胃积热，耗伤津液，辨证为脾虚肠燥、气血亏虚之便秘，治宜攻补兼施，补其不足、泻其有余，以攻下通便、益气养血为主，选用黄龙承气汤加减。黄龙承气汤原方为大黄、芒硝、厚朴、人参、当归、甘草、枳实，主治邪热燥屎内结、腑气不通，症见大便秘结，脘腹胀满；或素体不足，气血耗伤，症见神疲少气等。方中大黄、芒硝、枳实、厚朴即大承气汤，攻下热结，荡涤肠热；当归、人参益气补血，扶正祛邪；桔梗开宣肺气，以助大黄通腑；姜、枣、草补益脾胃。全方攻补兼施，攻下热结，又补益气血，使祛邪不伤正，扶正不留邪，运中有降、降中有通、通中有润。《张氏医通》云："汤取黄龙命名，专攻中央燥土，土既燥竭，虽三承气萃集一方，不得参、归鼓舞胃气，焉能兴云致雨，或者以为因虚用参，殊不知参在群行剂中，则迅扫之威愈猛。"

本案黄龙承气汤也可视为小承气汤与新加黄龙汤之合方。新加黄龙汤出自《温病条辨》，由人参、当归、麦门冬、玄参、生地黄、大黄、芒硝、甘草等组成，功能益气养阴、泻热通便，用治阳明温病，气液两亏，症见大便秘结、腹中胀满而硬、神疲少气、口干咽燥、唇裂舌焦等。小承气汤出自《伤寒论》，能轻下热结，除满消痞，主治伤寒阳明腑实证，症见谵语潮热、大便秘结、胸腹痞满者，或痢疾初起、腹中疼痛者，或脘腹胀满、里急后重者。

便秘有实有虚，实者多因肠胃积热、气机郁滞、阴寒积滞等，虚者责之于气、血、阴、阳的不足。本案患儿气血不足，肠道失润，推动无力，故而便干难解；血不养神，睡而易醒；前医治疗，惟用消导通下，更克伐中气、耗伤阴血；苔厚而剥脱，证明其既有气血不足，又有热结积滞，属虚实夹杂，故用新加黄龙汤与小承气汤合方化裁，成黄龙承气汤，既能益气养阴血，又能行气通大便。患儿热不甚，兼气虚明显，故去芒硝，减清热泻下之力。黄芪、党参、当归、甘草益气健脾，养血润肠，尤其黄芪益气通便；白术大量生用，可运脾补气通便。芽孢小儿，久病体弱，不宜峻下热结，故合小承气汤轻下热结，行气通便。肺与大肠相表里，大肠的传导有赖于肺气的肃降，清肃肺胃则相得益彰，瓜蒌甘寒，润燥滑肠，瓜蒌、莱菔子降肺气，则便秘自通。二诊加肉苁蓉，味甘咸，补精血，润肠道，加强温阳通便之功，

《本草正义》云："苁蓉为极润之品……咸味能下降，滑能通肠，以主大便不爽，颇得捷效，且性本温润，益阴通阳，故通脐而不伤津液，尤其独步耳。"牛膝温补肝肾，通血脉，善下行，亦能润燥通肠，《本草正》言："主手足血热瘈痹，血燥拘挛，通膀胱涩秘，大肠干结，补髓填精，益阴活血。"

第四节 腹痛案

案一 枳实导滞丸治疗食积腹痛案

王某某，女，9岁，2007年11月16日初诊。

主诉：脐周疼痛3天。

现病史：患儿3天前进食饺子过多出现脐周疼痛，胀满拒按，服消积口服液效欠佳，遂来诊。刻下症见：脘腹胀满，疼痛拒按，嗳腐吞酸，不思饮食，无发热，无呕吐，纳差，眠欠安，大便干，味臭秽，小便调。查体：面色少华，口唇淡白，咽淡红；心、肺未及异常；腹部膨隆，叩诊呈鼓音。舌脉：舌红，苔黄厚，脉沉滑。

中医诊断：腹痛。辨证：食积腹痛。

西医诊断：消化不良。

治法：消食导滞，行气止痛。

处方：枳实导滞丸加减。麸炒枳实12g，黄芩12g，黄连9g，鸡内金12g，茯苓12g，泽泻15g，炒白术6g，炙甘草6g。5剂，日1剂，水煎服。嘱饮食清淡，适当控制饮食，忌食油腻、生冷及不易消化的食物。

二诊（2007年11月21日）：无腹痛，偶腹胀，无呕吐，无嗳腐吞酸，纳可，眠安，二便调。食积停滞，郁积胃肠，仍气机壅塞，故消食导滞为第一要义。守法继调，上方加槟榔15g，5剂，日1剂，水煎服。

尽剂而愈。

按：

本病案是以消食导滞法治疗食积腹痛。胃司纳谷，脾主运化，共同完成水谷的受纳、传导、消化、吸收等。饮食不节，伤胃滞脾，影响脾胃纳运，致饮食不能下行，停滞于胃，妨碍中焦升降、气机流通、水液运行。食积停滞，实而不虚，根据

"客者除之"的原则，治当消食化积，去其积以复脾胃纳运之常。

枳实导滞汤载于《内外伤辨惑论》，由大黄、黄芩、黄连、枳实、白术、茯苓、泽泻、神曲等组成，是治疗胃肠湿热积滞的主方。方中枳实攻下破气，排除积滞，积滞消除则腹胀痛得减，所谓"通则不痛"。黄连、黄芩燥湿清热；泽泻、茯苓利湿下行，四药清利湿热，在枳实配合下使肠中垢腻得以外泄，泻痢得之可止，便秘得之可通。鸡内金消食运脾，白术补脾固胃，以免黄芩、黄连、大黄之苦寒伤胃。诸药配合，不但能清除湿热积滞，并可恢复脾胃的运化功能。

案二　半夏泻心汤治疗寒热互结案

迟某某，男，4 岁，2008 年 9 月 4 日初诊。

主诉：反复脐周疼痛 1 个月。

现病史：患儿近 1 个月时有进餐时脐周疼痛，口服 L– 谷氨酰胺呱仑酸钠颗粒、中药汤剂等效果不佳，遂来诊。刻下症见：进餐时脐周胀痛，得温则舒，持续 5 分钟左右，可自行缓解，伴恶心、呕吐，纳欠佳，眠可，大便偏稀，2 ~ 3 日 1 次，小便可。查体：精神可，咽充血，扁桃体不大；心、肺、腹未及异常。舌脉：舌红，苔黄，脉滑。

中医诊断：腹痛。辨证：寒热互结。

西医诊断：功能性腹痛。

治法：辛开苦降，散结除痞。

处方：半夏泻心汤加减。清半夏 9g，黄芩 9g，黄连 9g，干姜 9g，党参 15g，乌药 15g，百合 15g，花椒 9g，蝉蜕 9g，蒲公英 15g，炙甘草 6g。7 剂，日 1 剂，水煎服。

予复方丁香开胃贴，1 贴外敷脐部，日 1 次。

二诊（2008 年 9 月 11 日）：服药症减，咽痛、咽干，纳差，眠可，二便调。寒证渐化，热象明显。遵法继调，上方去乌药、百合、花椒、蒲公英，加砂仁、炒牛蒡子、僵蚕各 9g，7 剂，日 1 剂，水煎服。

三诊（2008 年 9 月 18 日）：餐后仍有轻微腹痛，无恶心、呕吐，无咽痛、咽干，纳差，眠可，二便调。舌淡，苔白厚。小儿脾常不足，饮食不知自节，致食积内停，故调其脾胃。守法继调，上方加麸炒枳实、厚朴、鸡内金各 12g，炒莱菔子、焦三仙各 15g，7 剂，日 1 剂，水煎服。

尽剂而愈。

按：

脾升胃降，气机升降相因，才能纳运相得，升降失常则诸证变生。脾胃虚弱，正气抗邪无力，则热由外陷而寒自内生，寒热错杂于中焦，脾胃升降失和，从而出现气机逆乱、阴阳不和之见证。如上下阴阳不能交通，则见上热下寒证，寒热互结心下，更见心下痞满、恶心呕吐等症。

《素问·至真要大论》载"辛苦发散为阳，酸苦涌泻为阴""湿淫所胜，平以苦热，佐以甘辛，以苦燥之，以淡渗之"。后世据此组方用药，形成了独特的治疗法则——辛开苦降法。"辛开苦降"，顾名思义，用辛苦的药味组方，一辛一苦，一开一降，相反相成，用于寒热错杂、虚实相兼、湿热蕴结中焦之证。仲景遵《黄帝内经》"谨守病机、各司其属"之旨，以辛热祛寒药与苦寒清热药相互配伍组方，取"辛以散之""苦以泄之""治寒以热""治热以寒"之意，辛苦相合以顺其升降，温清并施以解其寒热，共成辛开苦降之法。

本案小儿脏腑柔弱，冷暖不知自调，加之恣食生冷损伤脾阳，寒邪凝滞中焦，寒主收引而气血不畅，经络不通则腹痛；脾的运化功能障碍，致湿滞胃脘，故恶心；升降失调而呈吐泻；气郁化热而呈舌红、苔黄。脾运障碍、升降失调、气郁化热、津凝为湿是本案的病机，治以辛开苦降、散结除痞。辛开苦降法之代表方剂半夏泻心汤，出自《伤寒论》，其所主之证为小柴胡汤证误下，脾胃气伤，脾气不升，胃气不降，气机不利，升降失常，阴阳不调，寒热互结，中焦痞塞不通之痞证。方中以辛温之半夏为主药，燥湿化痰，开结降逆，和胃消痞；干姜、乌药、花椒气味辛散，温中散寒行气以止痛；芩、连气味苦降，合则辛开苦降，宣达结气，以泻心消痞。在重剂祛邪时，兼以扶正补虚，固护胃气，《神农本草经》载百合"补中益气"，党参、甘草补益脾胃，复其升降之职；蒲公英清热解毒，消痈散结，用于咽喉肿痛；蝉蜕辛凉透邪，轻浮解郁。全方辛苦寒热并进，补虚泻实同施，共奏宣通气机、和胃消痞之功。

案三　大黄牡丹汤治疗湿热瘀滞案

张某某，男，6岁，2004年8月9日初诊。

主诉：腹痛半月余。

现病史：患儿半月前无明显诱因开始腹痛，伴有低热，多在夜间 8 时发热，体温最高 38℃，先后口服感冒颗粒、四磨汤口服液、头孢克洛片等药物，并予推拿治疗，腹痛未见明显缓解，遂来诊。刻下症见：腹痛阵作，下腹为主，不喜按揉，睾丸肿痛，体温偏高，纳差，眠欠安，大便不爽，小便正常。查体：体温 37.2℃，精神略烦躁，面黄唇红，球结膜充血，咽红；右下腹压痛，睾丸肿胀；心、肺未及异常。血常规未见异常。舌脉：舌红，苔黄厚腻，脉滑数。

中医诊断：腹痛。辨证：肝脾湿热，气血瘀滞。

西医诊断：睾丸炎。

治法：清热祛湿，理气止痛。

处方：大黄牡丹汤加减。熟大黄 6g，牡丹皮 15g，夏枯草 15g，蒲公英 15g，紫花地丁 15g，炒牛蒡子 12g，生牡蛎 15g，川楝子 12g，炒延胡索 15g，炙甘草 6g。3 剂，日 1 剂，水煎服。

二诊（2004 年 8 月 12 日）：症状明显减轻，无腹痛及压痛，球结膜充血减轻，睾丸肿痛减轻，仍时有发热，体温最高 37.8℃，大便稀，呈糊状，口唇内红赤，舌红，苔黄厚，脉滑。守法继调，上方去夏枯草、生牡蛎、炒延胡索，加荔枝核、橘核各 12g，桃核 9g，败酱草 15g，马齿苋 30g，4 剂，日 1 剂，水煎服。

尽剂而愈。

按：

患儿感受湿热之邪，郁蒸不散，湿热交争，故甚于午后夜间；湿性缠绵，故发热难退；湿热阻滞，中焦气血运行不畅，故腹痛时作、纳差、大便不爽；厥阴肝经，循少腹，络阴器，湿热下注，阻滞肝经，则睾丸肿痛；肝开窍于目，肝经热盛，故球结膜充血。辨证总属肝脾湿热，气血瘀滞。《金匮要略》大黄牡丹汤，由大黄、牡丹皮、桃仁、冬瓜子、芒硝组成，功能泻热破瘀、散结消肿，其证多由湿热郁蒸，气血凝聚，热结不散所致。方中大黄苦寒，归肝、脾、胃、大肠经，泻火祛湿，逐瘀解毒；牡丹皮主入厥阴，凉血清热，活血散瘀，二者合用，共泻肝脾湿热瘀结。蒲公英入肝、胃经，祛湿解毒；夏枯草善于清肝火、明目散结，川楝子苦寒，疏肝理气止痛。桃仁活血化瘀通络，荔枝核、橘核行气散结止痛，三核入肝经，用于结聚肿痛为李师习用。本方清利湿热与逐瘀散结并用，使湿热瘀结速下，痛随利减，痛肿得消，诸症自愈。

案四　柴平汤治疗肝胃气滞案

韩某，女，11 岁，2004 年 4 月 1 日初诊。

主诉：腹痛 20 余日。

现病史：患儿 20 余日前开始出现腹痛，先后就诊于社区门诊及山东省千佛山医院，予颠茄合剂、化积口服液、四磨汤口服液等治疗，效果不明显，遂来诊。刻下症见：上腹痛阵作，如针刺，痛时怕冷，喜按揉，无恶心、呕吐，纳差，眠一般，二便正常。查体：精神略烦躁；腹胀，叩诊呈鼓音，上腹压痛；心、肺未及异常。腹部平片未见明显异常。舌脉：舌红，苔白略厚，脉弦。

中医诊断：腹痛。辨证：肝胃气滞。

西医诊断：功能性腹痛。

治法：疏肝和胃，理气止痛。

处方：柴平汤加减。柴胡 12g，麸炒枳实 12g，麸炒枳壳 12g，赤芍 15g，白芍 15g，醋香附 9g，炒苍术 12g，厚朴 12g，陈皮 9g，郁金 12g，蒲公英 15g，川楝子 12g，炒延胡索 15g，炙甘草 6g。4 剂，日 1 剂，水煎服。

尽剂而愈。

按：

本案患儿肝失疏泄，故而烦躁易怒；肝郁不舒，木失条达，化运不畅，故而纳差；肝气郁滞，横逆脾土，经气不利，故脘腹胀痛；疼痛发作时怕冷，李师辨为"寒热往来"，乃肝胆失调所致；气郁不畅，脉息失和，脉弦即肝郁不舒之征。遵《黄帝内经》"木郁达之"之旨，治宜疏肝理气，和胃止痛。柴平汤取柴胡疏肝散与平胃散合方，柴胡疏肝散疏肝理气，平胃散祛湿和胃，合则兼顾。方中柴胡功擅疏肝解郁，陈皮、枳壳理气行滞，苍术、厚朴化湿和胃，香附、延胡索、川楝子长于疏肝行气止痛，蒲公英、郁金除中焦湿热，芍药、甘草养血柔肝、缓急止痛。诸药相合，共奏疏肝行气、活血止痛之功。

案五　当归建中汤治疗中气虚寒案

刘某某，女，4 岁，2004 年 6 月 21 日初诊。

主诉：腹痛 3 月余。

现病史：患儿平素喜食冷饮、零食，近3个月腹痛时作，先后予外用肚脐贴、热敷，口服四磨汤口服液、木香顺气丸、香砂养胃丸等药物，腹痛反复发作，遂来诊。刻下症见：腹痛阵作，餐后尤甚，喜按揉，可自行缓解，时有叹气，纳欠佳，喜俯卧而眠，大便硬，日2次，小便调。查体：精神可，面白少华；腹软，脐周压痛，未及反跳痛；心、肺未及异常。胸腹部平片、心电图未见异常。舌脉：舌淡，苔薄白，脉弦。

中医诊断：腹痛。辨证：中气虚寒。

西医诊断：功能性腹痛。

治法：温中缓急止痛。

处方：当归建中汤加减。当归15g，桂枝9g，白芍18g，百合15g，砂仁9g，玉竹15g，炒谷芽15g，炒麦芽15g，炒莱菔子15g，炙甘草6g。4剂，日1剂，水煎服。嘱煎药时加高粱饴糖2块，生姜3片，大枣3枚。饮食宜温软、易消化之物，忌食冷饮。

二诊（2004年6月25日）：腹痛缓解，时有叹气，舌淡，苔薄白，脉缓。守法继调，上方去砂仁、玉竹、炒谷芽、炒麦芽、炒莱菔子，加炒延胡索、合欢花、合欢皮各15g，白芷18g，佛手9g，4剂，日1剂，水煎服。

尽剂而愈。

按：

疼痛之因可分两种，即"不通则痛"和"不荣则痛"。本案患儿，饮食不节，损伤脾阳胃阴，一则腹络失养，再则土虚木侮，故而腹痛；脾阳虚弱，运化无力，食需运化，故餐后痛甚；中阳不足则推动无力，胃阴不足则肠道失润，故大便干硬，排解不畅；肝气不舒，故时有叹气。治当温阳养阴，疏肝止痛。《伤寒论》小建中汤温中补虚、缓急止痛，治疗脾土虚寒、肝木乘侮之里急腹痛，临证必有效验。李师强调，其君药乃饴糖，万不可缺。当归辛甘而温，补血行血，和血止痛，又润燥滑肠，《本草纲目》言其"治头痛，心腹诸痛，润肠胃筋骨皮肤……止痛，和血补血"。百合、玉竹养阴益气，生津和胃，《神农本草经》谓百合"主邪气腹胀、心痛。利大小便，补中益气"，《滇南本草》谓玉竹"补气血，补中健脾"。佛手疏肝理气，不伤脾胃；合欢花、合欢皮之药对，一入肝经气分，一入肝经血分，体用兼顾，疏肝助用，不伤阴体，甚为合拍。中州虚弱，化运无力，饮食难进，易于积滞，故酌加消食化积之品。

案六 香砂枳术丸治疗脾虚湿阻案

张某某，女，5 岁，2008 年 8 月 11 日初诊。

主诉：反复腹痛 1 年余。

现病史：患儿 1 年多前开始脐周痛，呈阵发性，每次持续 10～30 分钟，每日发作 4～5 次，发作时纳差，或有呕吐，无恶心，于当地医院行胃镜检查示轻度浅表性胃炎，幽门螺旋杆菌（＋），用三联疗法治疗无效，遂来诊。刻下症见：偶有腹胀，脐周时痛，喜揉按，可自行缓解，无呕吐、吞酸，食欲不佳，眠尚可，二便调。查体：精神尚可，面色少华，形体消瘦，营养中等，脐周压痛；心、肺未及异常。舌脉：舌淡红，苔白略厚，脉滑。

中医诊断：腹痛。辨证：脾失健运，湿凝气阻。

西医诊断：胃炎。

治法：燥湿理气，健脾和胃。

处方：香砂枳术丸加味。香附 9g，砂仁 9g，木香 6g，麸炒枳实 9g，麸炒枳壳 9g，炒白术 15g，厚朴 12g，黄连 9g，蒲公英 15g，炙甘草 6g。7 剂，日 1 剂，水煎服，饭前 1 小时服用。

予复方丁香开胃贴，1 贴外敷脐部，每日 1 次。

二诊（2008 年 8 月 18 日）：服药症减，晨起空腹时偶有脐周疼痛，吞酸。舌淡红，苔白厚腻，脉滑。积滞中阻，腐浊上泛，治以清热疏肝，和胃降逆，方选左金丸加减。

处方：黄连 9g，吴茱萸 12g，厚朴 12g，清半夏 9g，炒延胡索 15g，白芷 15g，花椒 9g，炙甘草 6g。7 剂，日 1 剂，水煎服，饭前 1 小时服用。

尽剂而愈。

按：

本案是以燥湿理气、健脾和胃法，治疗脾失健运、湿凝气阻之腹痛。患儿饮食不洁，邪从口入，伤胃滞脾，脾胃升降运化失职，气滞胃脘，则不思饮食；脾失健运，湿浊内停，气滞中焦则腹痛、腹胀；苔白厚为中焦呆滞之象。

脾胃主司纳运水谷，小儿脾常不足，易为饮食、疫气等所伤，脾胃纳运失常，升降失司，导致湿聚气滞，不通则痛。"六腑以通为顺"，故主治以通，兼以助运。湿凝气阻者，行气燥湿为通，兼以健脾助运，以复脾胃升清降浊之功。

香砂枳术丸，出自《景岳全书》，主治食积停滞，腹痛不可近，泄泻。方中香附乃"气病之总司"，条达肝气，舒畅脾气；木香、砂仁理气健脾；枳实、枳壳破滞削坚，行胃气，化宿食；厚朴行气燥湿消积，白术补脾助运；黄连、蒲公英清热燥湿，清其郁热，药理研究证实两药均有抗幽门螺旋杆菌的作用。诸药合用则气畅湿除，滞塞自开，腹痛自止。

案七　百合乌药汤治疗阴虚胃热案

李某某，男，5 岁，2004 年 3 月 25 日初诊。

主诉：腹痛半月余。

现病史：患儿半个月前开始腹痛，予推拿治疗，外用肚脐贴，口服小儿消食片、四磨汤口服液等药物，效欠佳，遂来诊。刻下症见：腹痛，脐周为主，呈持续性，纳差，无恶心、呕吐，眠可，大便干，日 1 次，小便调。查体：精神可，腹软，脐周压痛，未及反跳痛；心、肺未及异常。腹部彩超未见异常。舌脉：舌红，苔白剥脱，脉细弦。

中医诊断：腹痛。辨证：阴虚胃热。

西医诊断：功能性腹痛。

治法：养阴清热，理气止痛。

处方：百合乌药汤加减。百合 15g，乌药 12g，黄连 6g，吴茱萸 12g，炒延胡索 15g，白芷 15g，蒲公英 15g，白芍 15g，蝉蜕 9g，炒谷芽 12g，炒麦芽 12g，炙甘草 6g。7 剂，日 1 剂，水煎服，嘱煎药时加生姜 3 片、大枣 5 枚，餐前半小时服。

二诊（2004 年 4 月 1 日）：腹痛减轻，舌淡红，苔薄白，脉稍弦。遵法继调，上方去黄连、吴茱萸、炒延胡索、白芷、蒲公英、蝉蜕、炒谷芽、炒麦芽，加木香 6g，砂仁、桂枝各 9g，焦三仙、炒莱菔子各 15g，香附 12g，改百合 30g，7 剂，日 1 剂，水煎服，嘱煎药时加生姜 3 片、大枣 5 枚，餐前半小时服。

尽剂而愈。

按：

百合乌药汤即百合汤，出自《时方歌括》《时方妙用》，乃路志正老先生治疗脾胃病善用的效方。《时方妙用》云："气痛，脉沉而涩，乃七情之气郁滞所致……宜百合汤。"百合既能补中益气，又能润肺补虚，以制约肝木太过，《神农本草经》载

"味甘平，主邪气腹胀、心痛。利大小便，补中益气"。乌药善于疏通气机，散寒止痛，临床多用于理下焦气滞，其又归脾经，能顺气畅中，既可行脾胃气滞，又可疏肝气郁滞，使气机升降有序，《本草拾遗》谓"主中恶心腹痛，宿食不消……小儿腹中诸虫"，《本草从新》载"疏胸腹邪逆之气，一切病之属气者皆可治"。

李师赞赏此方原因有二：其一，百合甘寒凉润，清热透邪，疏肝、悦心、润肺，能养胃阴；而胃多气多火，喜润恶燥。乌药性温，而脾喜温恶凉。二者合，寒温并，润燥兼。其二，百合性升，芳香走上，升散脾阳，助脾升清。乌药性主下，助胃气和降，行气温通止痛。二者合用，走守同用，可反佐，助脾胃升降。

脾胃为气机升降之枢纽，脾主升清、胃主降浊，脾以升为健、胃以降为和。脾为阴土，喜燥恶湿；胃为阳土，喜润恶燥。百合与乌药配伍，一守一走，助脾胃恢复升降之机，又可暖脾润胃，且药性平和，一凉一温，柔中有刚，润而不滞，辛而不燥，不伤小儿娇嫩之脏腑。

第五节　厌食案

案一　不换金正气散治疗脾胃不和案

李某某，男，2岁，2004年11月4日初诊。

主诉：纳差近1个月。

现病史：患儿近1个月纳差，食欲低下，先后口服健胃消食片、保和丸、双歧杆菌等药物，效果不明显，遂来诊。刻下症见：纳差，食欲低，无明显嗜好的食物，无恶心、呕吐，睡眠可，二便调。查体：精神尚可，面色稍黄；心、肺、腹未及异常。舌脉：舌淡红，苔白略厚，指纹红。

中医诊断：厌食。辨证：脾胃不和。

西医诊断：厌食症。

治法：调脾和胃，开胃进食。

处方：不换金正气散加减。炒苍术12g，厚朴12g，陈皮9g，藿香9g，白扁豆12g，佛手9g，砂仁9g，炒莱菔子15g，焦山楂15g，焦神曲15g，焦麦芽15g，炙甘草6g。3剂，日1剂，水煎服。

二诊（2004年11月7日）：病情减轻，有食欲，能进食，舌淡红，苔薄白。遵法继调，上方去炒莱菔子、焦三仙，加鸡内金9g，炒麦芽、炒谷芽各15g，改炒苍术、厚朴、藿香、砂仁各6g，白扁豆9g，4剂，日1剂，水煎服。嘱患儿胃口大开时限制饮食，不可多进，以防饮食积滞，更伤脾胃，则治疗无功。

尽剂而愈。

按：

《幼幼新书》云："脾脏也，胃腑也，脾胃二气合为表里，胃受谷而脾磨之，二气平调，则谷化而进食。"《杂病广要》言："脾不和则食不化，胃不和则不思食，脾胃不和则不思且不化。"故脾胃调和才能正常饮食，脾胃不和则不思饮食。厌食主要病机为脾胃不和、纳化无权，治疗"以和为贵，以运为健"，当遵从"脾健不在补贵在运"。

本案患儿食欲不振，其他症状不显著，精神形体正常，乃湿阻中焦、脾胃失和所致，治宜调和脾胃、运脾开胃。所选方不换金正气散，源自《易简方》，原名为"不换金散"，《太平惠民和剂局方》更名为"不换金正气散"，书云本方"常服能辟岚气，调和脾胃，美饮食"，原方为苍术、厚朴、藿香、半夏、陈皮、甘草各等分，功能燥湿健脾。苍术辛苦微温，气味芳香，《本草崇原》载"凡欲运脾，则用苍术"，其性走而不守，功能醒脾助运，开脾气之郁，燥脾湿之蕴，温脾经之寒，舒脾气之滞，为燥湿运脾之首选。"脾喜燥恶湿"，方中苍术、厚朴燥湿运脾，下气除满。厚朴味辛、性温，能下气除满、行气化湿，《神农本草经疏》载"厚朴气味辛温，性复大热，其功长于泄结散满，温暖脾胃。一切饮食停积，气壅暴胀，与夫冷气、逆气、积年冷气入腹，肠鸣、虚吼，痰饮吐沫，胃冷呕逆，腹痛泄泻……诚为要药"。藿香芳香悦脾，化湿和中，升清降浊。陈皮、半夏燥湿化痰，陈皮性温而能养脾，味辛苦能醒脾健脾，主行脾胃之气，脾胃地处中焦，中焦之气通行，则三焦之气涌动，而能行饮停食滞；陈皮、厚朴同为行气化湿之品。脾为阴土，得阳始运，砂仁温中化湿、和胃醒脾，《本草纲目》谓"补肺醒脾，养胃益肾，理元气，通滞气"，《本草求真》谓"缩砂，辛温而涩，故书号为醒脾调胃要药……醒脾调胃，快气调中"。脾胃不和，须防木乘，加佛手入肝脾，疏肝理气又和胃。兼有积滞，故加焦三仙、莱菔子、鸡内金消食化积，开胃运脾。整方以苍术、厚朴、陈皮为主药，以运脾燥湿为主，兼有理气、醒脾、消滞之功。

案二　异功散治疗脾胃气虚案

李某，男，2岁，2008年8月25日初诊。

主诉：纳欠佳2年。

现病史：患儿自幼即纳欠佳，素嗜碳酸饮料，大便偶稀溏，日1～2次，遂来诊。刻下症见：纳欠佳，倦怠懒动，时有腹痛，眠可，大便略稀，日1～2次，小便可。查体：体重11公斤，精神欠佳，体态不丰，面色萎黄，口唇色淡，咽淡红；心、肺、腹未及异常。大便常规、小便常规均未见异常。舌脉：舌淡红，苔白厚，指纹淡。

中医诊断：厌食。辨证：脾胃气虚。

西医诊断：厌食症。

治法：健脾益气，佐以助运。

处方：异功散加减。党参15g，炒白术12g，陈皮9g，茯苓12g，佛手9g，白扁豆9g，焦山楂15g，焦神曲15g，焦麦芽15g，炒莱菔子15g，炙甘草6g。7剂，日1剂，水煎服，嘱煎药时加生姜3片，大枣5枚。

予参苓白术颗粒每次1包，每日3次，口服。嘱勿过食寒凉、辛辣食物。

二诊（2008年9月2日）：面色转润，纳渐可，大便成形，日1次，余症同前。脾气渐充，仍需健脾消导，上方继服7剂。

尽剂而愈。

按：

厌食一般辨证分为脾失健运、脾胃阴虚、脾胃气虚三型。脾失健运者，是由湿邪困阻、脾胃升降失序所致，其症多见厌食，伴呕恶腹胀，舌苔腻；脾胃阴虚者，多见于热病之后或素体阴虚，或嗜食香燥、辛辣伤阴者，以食少饮多、大便干结、舌红少苔为主要特征；脾胃气虚者，多见于脾胃素虚，或脾失健运、迁延失治者，以不思饮食、面色少华、神疲肢倦、形体消瘦为主要特征。

胃主受纳，脾主运化，饮食不节，则伤脾胃。脾胃既伤，则胃不受纳，脾不运化，而进食减少；运化不足，升降失常，则清阳不升，合污而下，而见便溏；久溏、食少则脾胃之气日消，而上述症状更甚，形成恶性循环；面萎体瘦，神疲懒动，舌淡苔薄白，明显脾胃气虚之征。方用异功散健脾益气，澄其本源；"土得木而达"，佛手理气而平，是疏肝、健脾、和胃之妙品要药；白扁豆补脾而不腻，除湿而不燥，乃健脾化湿之良药；焦三仙、莱菔子消导化食；姜、枣和中，甘草和药健脾。佐以参苓白术颗粒健脾益气，升阳化湿。

案三 参苓白术散治疗气虚挟湿案

吕某，男，3 岁，2007 年 11 月 3 日初诊。

主诉：厌食 3 月余。

现病史：患儿 3 个月前过食快餐食品后出现食欲不振、食量减少，先后服用保和丸、江中健胃消食片、多酶片等药物，效果欠佳，遂来诊。刻下症见：不思饮食，食量为平时的一半，脘腹不适，倦怠乏力，偶恶心，无呕吐，大便稀，夹未消化食物，日 2 次，小便可。查体：精神欠振，形体偏瘦，面色萎黄，口唇淡白，腹部膨隆，叩诊呈鼓音；心、肺未及异常。舌脉：舌淡红，苔薄白腻，脉细。

中医诊断：厌食。辨证：脾胃气虚挟湿。

西医诊断：厌食症。

治法：补气健脾，升清降浊。

处方：参苓白术散加减。党参 12g，茯苓 12g，炒白术 9g，白扁豆 9g，陈皮 9g，薏苡仁 9g，焦山楂 12g，焦神曲 12g，焦麦芽 12g，砂仁 6g，桔梗 6g，炙甘草 6g。5 剂，日 1 剂，水煎服。嘱饮食清淡，忌食零食、油腻食物。

二诊（2007 年 11 月 10 日）：食欲好转，进食后偶干呕，腹微胀，大便稀，日 1 次，偶夹不消化食物，纳欠佳，眠欠安，小便可。脾胃气仍虚，脾胃失运，胃不思纳。益气、扶脾、健胃为第一要务，上方继服 5 剂。

三诊（2007 年 11 月 16 日）：食欲较前明显好转，食量接近病前正常，余无异常。舌淡红，苔薄黄，脉平。脾胃之气机得到恢复，遵法继调，上方去焦三仙、砂仁，3 剂，日 1 剂，水煎服。

尽剂而愈。

按：

叶天士说："脾宜升则健，胃宜降则和。"胃气降，水谷及其糟粕才得以下行；脾气升，水谷之精微始能上输于肺。胃主受纳，脾主运化，受纳化运，共主饮食的消化、吸收及其精微的输布。脾胃调和，则食欲旺盛，口能知五谷之味。纳化不及，则食欲减退，纳谷不香。

小儿脏腑娇嫩，脾常不足，乳食不知自节；复因喂养不当，过食肥甘炙煿而损伤脾胃，脾胃纳化不及，故食欲不振、食量减少。脾主四肢肌肉，脾虚不能散精充养四肢，故见肢倦乏力、形体消瘦。《素问·阴阳应象大论》言："清气在下，则生飧泄；浊气在上，则生膜胀。"脾虚失运，食滞不化，故脘腹胀满，大便溏薄，夹有未消化食物。舌、脉为脾胃气虚挟湿之象。其治疗，当补其虚、除其湿、化其滞、调其气，选参苓白术散化裁。方中党参、白术、甘草、山药补其脾，茯苓、薏苡仁渗其湿，砂仁、白扁豆、陈皮调其气，焦三仙化其滞，桔梗升清以降浊。全方补而不滞、升降得宜，可使清气得升，浊阴得降，脾胃复健，湿滞得化。

方中桔梗有两层含义：①开宣肺气。水津运行有赖气为其帅，湿滞中焦而用宣上药物，有气行则津行之意，即吴崑所谓"能通天气于地道也"。②升举清气。清气上升，浊阴自降。

案四　麦门冬汤治疗胃阴不足案

王某某，男，3 岁 2 个月，2005 年 5 月 30 日初诊。

主诉：纳差 1 个月。

现病史：患儿近 1 个月来进食差，先后服用乳酸菌素片、健胃消食口服液、启脾丸等药物，效果不明显，能喝粥，主食、蔬菜、水果进食量少，遂来诊。刻下症见：食欲差，挑食，平素喜欢吃零食，喜喝饮料、稀粥，睡眠安，大便头干，小便调。查体：精神尚可，唇干红，手心干热；心、肺、腹未见异常。舌脉：舌红，苔少，脉细。

中医诊断：厌食。辨证：胃阴不足。

西医诊断：厌食症。

治法：养阴开胃。

处方：麦门冬汤加减。麦门冬 15g，太子参 15g，清半夏 9g，玉竹 15g，焦山楂 15g，焦神曲 15g，焦麦芽 15g，佛手 9g，炒莱菔子 15g，炙甘草 6g。3 剂，日 1 剂，水煎服。嘱少食辛热炙煿之品及零食。

二诊（2005 年 6 月 2 日）：纳差减轻，大便头干，日 1 次。舌红，苔白薄剥脱，脉细。守法继调，上方去太子参、玉竹，加鸡内金 9g，白扁豆、党参 12g，4 剂，日 1 剂，水煎服。

尽剂而愈。

按：

患儿平素饮食不节，多进燥热食品，损伤胃阴，故食量减少；阴液不足，故喜进流食、软食；虚热内盛，故手足心热；阴津不足，四末失濡，故手心皮干；脾之华在唇，胃阴受伤，津不上承，则口唇干红；阴亏肠道失润，故大便头干；舌红、苔少、脉细均为阴伤之征。

《金匮要略·肺痿肺痈咳嗽上气病脉证治第七》言："大逆上气，咽喉不利，止逆下气者，麦门冬汤主之。"麦门冬汤清养肺胃，降逆下气，临床常用于胃及十二指肠溃疡、慢性萎缩性胃炎、妊娠呕吐等属胃阴不足，症见纳差、呕吐、呃逆、口渴咽干、舌红少苔、脉虚数等者。方中重用麦门冬，麦门冬为君，甘寒清润，既养胃之阴，又清胃虚热。太子参、党参益气生津，温而不燥。半夏和胃，性虽温燥，但用量轻，与大剂量麦门冬配伍，则其性减而用存，且能开胃行津，又使麦门冬滋而不腻，相反相成。甘草益气养胃，合太子参、党参益胃生津，又调和诸药，兼作使药。本方于大量甘润剂中少佐辛燥之品，主从有序，润燥得宜，滋而不腻，燥不伤津。

案五　玉女煎治疗脾阴不足案

刘某某，男，4岁，2004年1月1日初诊。

主诉：纳差2周。

现病史：患儿2周前曾进食较多烧烤食物及饮料，当日出现呕吐、腹泻，于山东省千佛山医院诊断为急性胃肠炎，静脉滴注头孢类抗生素、维生素C、维生素B6等药物。治疗2天，患儿呕吐缓解，仍腹泻，纳差，予口服小檗碱、双歧三联活菌等药物，腹泻减轻，仍纳差，遂来诊。刻下症见：食欲差，饮水少，无恶心、呕吐，进食则腹胀，脐周偶痛，睡眠尚可，大便不爽，小便调。查体：精神略烦躁，口唇干裂，腹软，脐周轻压痛，手心热；心、肺未及异常。大便常规未见异常。舌脉：舌淡红，苔少，脉弦。

中医诊断：厌食。辨证：脾阴不足。

西医诊断：消化功能紊乱。

治法：养阴健脾。

处方：玉女煎加减。生石膏24g，知母15g，生地黄15g，川牛膝18g，炒山药15g，玉竹15g，百合30g，麦门冬15g，天门冬15g，焦山楂15g，炙甘草6g。4

剂，日 1 剂，水煎服。

尽剂而愈。

按：

脾阴为水谷化生，饮食消化后"清"的部分，是化生脾中阳气的物质基础。脾阴为脏阴，功能灌溉脏腑，除滋养脾脏自身外，还能充养四肢、肌肉、九窍，并能辅助运化。广义的脾阴为构成和濡养脾的一切物质，营血、津液、消化液、胰液、胰岛素等均属脾阴。脾阴不足的原因主要为思虑过度，五志化火，心肝火旺，煎伤阴液；还有禀赋不足，脾阴素虚，如地图舌、剥脱苔；饮食不当也较多，尤其现代饮食结构改变，易于食积郁热，损伤脾阴；再如误投医药，如风燥之品，过用滋补，则生热耗阴；"脏真濡于脾"，肺热津伤，子夺母液等，如叶天士所说"五脏皆属阴，而脾名至阴，为五脏之主"；慢性疾病如久泻，久而伤阴，均可损伤脾阴。

脾阴不足，可表现为不思食，"脾气通于口，脾和则口能知五味"，虽少食欲、有饥饿感，但纳差，正常量或稍食则腹胀；脾开窍于口，脾阴虚故口干或口黏，不欲饮；"阴虚则内热"，可见小腹或全身灼热，或持续不规则发热；"脾主四末"，故见五心烦热，手心尤甚；阴虚失润，不能濡养肌肤形体，则皮肤干，形体消瘦，面色淡黄或萎黄；脾运失职，大便干或不爽；舌淡红，少津，苔薄；其脉，"肝脉弦长脾脉短，是为脾阴不足"。

本案患儿过食炙煿辛热之品，损伤脾胃，化运失职，导致吐泻，泻久不止，耗伤脾阴。脾阴不足，无力辅助运化，不能濡养形体，故症见纳差、饮少、唇干、大便不爽，以及虚热内生之手心烦热等。

李师强调，脾"喜燥恶湿"乃病理之湿，脾阴不足的治疗，不宜治湿，应当养阴和营，用甘淡、甘平、芳香醒脾之品，其方首选无比山药丸，兼火旺者可选玉女煎。其用药，首选山药，性味甘平，补脾气、养脾阴；石斛，叶天士谓"补脾阴而荫及五脏则五脏之虚劳自复，而肌肉之消瘦自生矣"；玉竹、茯苓、蜂蜜、大枣、甘草及人乳等，均养脾阴而不滋腻。

附：李燕宁教授辨治小儿厌食经验

1. 相反相成，兼顾分治

脾胃兼顾：脾胃互为表里，一纳一运，谓之消化，纳运得当，消化得宜，故调理脾胃，应二者兼顾。

脾胃分治：脾胃为相辅相成、相反相佐的两个脏腑。脾为阴土，喜燥恶湿，脾主升清，治脾宜苦温香燥，辛能升，苦能燥，宜升发脾气，但不可太过，如藿香、佩兰、苍术；脾多寒，宜温，温振脾阳，多芳香行气。治脾之药不能代以治胃。胃为阳土，喜润恶燥，胃主降浊，治胃多要辛凉甘润、清降，润则胃生，如沙参、麦门冬、玉竹。在胃常从热、从阴，甘凉清润，常养胃阴、生胃津、助消化。另要清，胃为多气多血之腑，生理之火腐熟，过热则消灼胃津，壮火食气。治胃之药须妨碍脾，亦不可太过。

2. 脾健贵运，和中为上

化湿不可过于香燥，清热不可过于苦寒，行气不可过于窜烈，健脾不可壅补，养阴不宜滋腻。治疗厌食贵在调理脾胃，而用药之道贵在和中。脾运失健固当以运脾开胃之法治疗。若是脾胃气虚证，亦当注意健脾益气而不壅补碍胃，同时佐以助运开胃之品；若是脾胃阴虚证，亦当注意益阴养胃而不滋腻碍脾，同时适加助运开胃之品。

"脾健不在补而贵在运"，欲使脾健，运脾为先，遣方用药，应重视运脾药的应用，如苍术（为运脾第一药）、鸡内金，另外宜应用芳香醒脾、沁脾之品，如砂仁、丁香、荷叶、佩兰、白扁豆等。

3. 治要慎消，宜清补

消食导滞药能够增加食欲，增强机体消化功能，同时也容易破气耗气损正，要酌情选用，无积不得滥用消导，不可妄用。开胃之品亦伤胃。补益宜清，补益药每碍运化，宜清补。

4. 注意化痰活血

小儿脾胃不健，过食肥甘，痰浊内生，痰食交阻，气机阻滞故应用运脾消食化痰药，如莱菔子、半夏、陈皮等。厌食病程长，久病多瘀，故注意活血。

5. 重视调养护理

本病三分治七分养，在治疗的同时，应注意饮食、调养情志。纠正不良饮食习惯，不偏食，不挑食。做到"乳贵有时，食贵有节"，饮食定时适量，荤素搭配。饭菜多样化，讲究色香味，促进食欲。

第六节　积滞案

枳实导滞丸治疗乳食积滞案

张某某，女，10个月，2003年12月19日初诊。

主诉：纳差半月余。

现病史：患儿半月前曾进食较多，逐渐纳差，腹部胀满，先后行推拿及口服健胃消食口服液、保和丸等治疗，仍纳差、腹胀，遂来诊。刻下症见：食欲差，量少，无呕吐，睡眠易醒，蹬被，大便干，小便黄。查体：精神可，面唇色红，咽不红，腹胀，叩诊呈鼓音；心、肺未及异常。大便常规未见异常。舌脉：舌红，苔黄厚，指纹紫滞。

中医诊断：积滞。辨证：乳食积滞，脾胃失运。

西医诊断：功能性消化不良。

治法：消食化积，和胃导滞。

处方：枳实导滞丸加减。麸炒枳实12g，炒苍术12g，厚朴12g，鸡内金9g，炒莱菔子12g，焦山楂12g，焦神曲12g，焦麦芽12g，熟大黄6g，佛手9g，炙甘草6g。4剂，日1剂，水煎服。

二诊（2003年12月22日）：症状减轻，纳食改善，有食欲，唯食量略少，大便正常，舌红，苔略黄厚。家长述患儿喂药困难，嘱予化积口服液，每次10mL，每日3次，口服1周。

尽剂而愈。

按：

小儿内伤乳食，停聚中焦，积而不化，气滞不行，则形成积滞。积滞与饮食不节、喂养不当密切相关，脾胃不足是其内因。小儿"脾常不足"，与其所需要的营养物质相对较多形成矛盾，易为乳食所伤，乳食不能及时腐熟，从而乳食停积，滞而不化，形成积滞。《育婴家秘》云："小儿之病，伤食最多，故乳食停留中焦不化而成病者，必发热恶食，或噫气作酸，或恶闻食臭，或欲吐不吐，或吐出酸气，或气短痞闷，或腹痛啼哭，此皆伤食也。"

临床常将积滞分为乳食内积证、脾虚夹积证，根据积滞病因及伴随症状，又分为积滞化热证、积滞寒化证。现在的家长溺爱孩子，常给孩子吃高营养、高蛋白食物，或任其偏嗜，有时虽然食量未增，但饮食性质发生变化，或营养过度，或营养失衡，亦可伤伐脾胃，为积滞的新病因。

积者以消之为原则，乳食积滞为有形实邪，消其食积，需使邪有出路，才能去其有形之积，遵"六腑以通为用""胃以通降为顺"之意，导滞下积最为合拍，故"消积必须导滞"；积滞内停，郁必化热，消导积滞则内热蕴蒸无源，郁热清解则有助于积滞消减，故导滞又常兼清热；积滞即停，脾运已损，欲消其积，必健脾土。

本案患儿，不思乳食，脘腹胀满，大便秘结，夜眠不安，手足心热，辨证为乳食积滞化热，治当消积导滞，方选《内外伤辨惑论》枳实导滞丸加减。原方为大黄、枳实、神曲、黄连、黄芩、白术、茯苓、泽泻，体现"通因通用""轻法频下"治疗食积停滞、湿热胶结于胃肠。原方用白术健脾益气，本案患儿食积内停，脾胃呆滞，补恐助滞，改用苍术，醒脾助运。《幼幼集成》言："夫食者，有形之物，伤之则宜损其谷，其次莫若消之，消之不去则攻之，此治初伤乳食之法也。"本案伤之非轻，故用焦三仙、鸡内金、莱菔子消食化积，运脾和胃；枳实、大黄、厚朴，取厚朴三物汤、小承气汤之意，行气通导，攻下积滞，通腑泻热。《幼幼集成》又言："夫饮食之积必用消导，消者散其积也，导者行其气也。"枳实、厚朴、佛手主入脾胃，行中焦气滞；佛手理气和胃，又疏肝解郁，功能顺木疏土。诸药合用，使食积去，湿热解，脾胃健。

附：李燕宁教授辨治小儿食积发热经验撷述

小儿食积发热不仅有低热、中度发热，还有高热，其发热及其他临床表现与食积在发病过程中所起的作用及小儿体质关系密切。体质壮实的小儿，食积可作为导致发热单独的致病因素，其热势多高，甚发惊厥，主要涉及脾、胃、小肠；体质虚弱的小儿，多兼他脏之不足，食积多作为导致发热的病理产物，其热势多为低热或中度发热，病变多以脾胃虚弱或肺肾不足为根本。

根据食积在发病中所起的作用，作为病因单独致病者，称之为"单纯食积发热型"；作为病理产物继发于他脏病变者，称之为"兼证食积发热型"。

1. 单纯食积发热型

本型主因食积，治疗当以消食导滞为主法，考虑小儿脏腑娇嫩，易寒易热，苦寒之药多败胃，李师认为当疏解清透，阳郁当疏则利，积滞非泻下则不清，热邪非清透则不除，依此法，一则疏利气机，二则清透郁热，三则顾护脾胃，根据此法为治，临床上多用疏利清透之方加减，选葛根芩连汤、保和丸、枳实导滞丸等经方，喜用枳实、苏子、厚朴疏利气机，连翘、青蒿、前胡、地骨皮清透郁热，黄芩、黄连清利实热，茯苓、白术固护脾胃。食积重证，尚可选用熟大黄、槟榔导滞泻热。

2. 兼证食积发热型

根据主证及脏腑虚损的不同，此型采用标本兼治。李师认为，若从本而治，疏忽了食积的祛除，则热势易反复，本证难愈，所谓食积郁而不去，必伤阴伤阳，遇触则阳气激荡，热势上扬。故本型根据肺、脾、肾三脏之不足，以健脾益肺补肾为主法，兼用疏解清透之品。此外尚应酌加清补气津之品，李师认为，久积发热，热势虽不高，然日久伤津耗气，气津不足，阳气浮动，热邪易生。《冯氏锦囊秘录·杂症大小合参·幼科发热论证》说："盖阴不能以配阳，血不能以配气，故凡疾作，属火俱多。"故治疗常在辨主证的基础上，加用藿香、青蒿、地骨皮、连翘、白薇、银柴胡清透郁热，炒莱菔子、焦三仙、砂仁消食导滞以和气，知母、天花粉、麦门冬等清补气津，方选七味白术散、益胃汤之属。

第七节 口疮案

案一 导赤散治疗心经热盛案

隋某，男，4岁，2008年9月11日初诊。

主诉：口舌生疮3天。

现病史：患儿3天前过食红烧肉、排骨后发热，口舌生疮，烦扰哭闹，拒食，流涎，用头孢类抗生素、维生素等药物，热退，仍面唇红赤，烦躁不安，哭闹不休，遂来诊。刻下症见：不发热，口渴喜饮，大便干燥，3日未解，小便短赤。查体：精神烦躁，面色红赤，口唇红，咽红，两颊及舌上有大小不匀的溃疡，溃疡边红，表面覆有黄白色假膜；心、肺、腹未及异常。舌脉：舌质红赤，有芒刺，苔黄，脉洪数。

中医诊断：口疮。辨证：心经热盛。

西医诊断：溃疡性口炎。

治法：清热泻火。

处方：导赤散加减。竹叶 12g，生地黄 9g，通草 6g，黄连 6g，栀子 6g，麦门冬 9g，炒莱菔子 12g，生甘草 6g。4 剂，日 1 剂，水煎服。嘱饮食清淡，适当控制饮食，忌食油腻、生冷食物。

二诊（2008 年 9 月 15 日）：舌边尖及两颊溃疡面愈合，惟下唇内侧仍有小米大溃疡，二便调。舌红，苔薄白，脉细数。心经积热，余邪未尽，遵法继调，上方去黄连，4 剂，日 1 剂，水煎服。

三诊（2008 年 9 月 19 日）：口疮消失，纳欠佳，大便偏稀，日 2 次，秽臭不著，小便量可。舌红，苔薄白，脉滑。热象已退，以脾虚失运为主，治以醒脾化湿为主，方用七味白术散加减。

处方：葛根 12g，木香 3g，藿香 6g，砂仁 6g，党参 9g，炒白术 9g，茯苓 9g，羌活 6g，炙甘草 6g。5 剂，日 1 剂，水煎服。

尽剂而愈。

按：

口疮是小儿常见的口腔疾患，包括疱疹性口腔炎、疱疹性咽峡炎和溃疡性口腔炎。任何年龄均可发病，以 2～4 岁为多。手少阴心经通于舌，足太阴脾经通于口，因此病位在心、脾二经。

本案患儿因脾胃积热、心火上炎而致口疮。小儿稚阴稚阳之体，口腔黏膜薄嫩，不耐邪热熏灼，而舌为心之苗，脾胃积热，心火上炎，灼腐肌膜，出现舌尖、口腔黏膜溃疡，疼痛流涎，烦躁拒食；腑气不通，则大便秘结。治以清心泻火为主，方选导赤散，更加黄连善彻心火，栀子清三焦热邪，效果明显。

案二　泻黄散治疗脾胃积热案

宋某某，女，8 岁，2007 年 9 月 24 日初诊。

主诉：口腔溃疡 3 天。

现病史：患儿 3 天前两颊、齿龈处出现黄白色的溃疡，疼痛剧烈，影响进食，家长予复合维生素 B 口服治疗，效果不明显，遂来诊。刻下症见：两颊及齿龈处可见多个黄白色溃疡，周围黏膜红赤，疼痛，流涎，低热，口臭，纳少，眠安，大便偏干，2 日 1 次，小便黄。查体：体温 37.3℃，精神可，唇干，两颊及齿龈处见多个疱疹及黄白色溃疡，周围焮红，咽充血，扁桃体不大。血常规未见明显异常。舌脉：舌红，苔黄略厚，脉数。

中医诊断：口疮。辨证：脾胃积热。

西医诊断：疱疹性口炎。

治法：清热解毒，疏风泻火。

处方：泻黄散加减。藿香 12g，栀子 9g，防风 12g，生石膏 18g，牛蒡子 12g，蒲公英 15g，白芷 15g，生甘草 6g。3 剂，日 1 剂，水煎服。嘱清淡饮食，忌辛辣、刺激之品。

二诊（2007 年 9 月 27 日）：症状减轻，两颊及齿龈处多个黄白色溃疡，周围焮红不著，无疼痛，不流涎，纳眠可，二便调。脾胃积热渐除，效不更方，继服 3 剂。

尽剂而愈。

按：

小儿脾常不足，加之恣食肥甘厚腻，脾失健运，蕴而生热，积于脾胃；脾络通于口，脾开窍于口，其华在唇，故脾有伏热循经上炎则唇干，郁而化火致两颊及齿龈处出现黄白色溃疡。《圣济总录·小儿口疮》说："小儿口疮者，由血气盛实，心脾蕴热，熏发上焦，故口生疮。"胃中浊气上逆则口臭，肠道失润则大便偏干，舌红苔黄厚、脉数均为脾胃积热之象。故治以清热解毒，疏风泻火。

泻黄散，又名泻脾散，首见于宋代钱乙《小儿药证直诀》，主治脾胃伏火，热在肌肉，而见口疮，口臭，烦渴易饥，口燥唇干，舌红脉数及脾热弄舌等。《黄帝内经》载"热者寒之"，脾有邪热，则当以寒凉之品以清之，方用清热泻火之栀子、石膏以泻伏火。然酝酿郁遏之火热病邪，不可纯用寒凉之品以降泻，过于寒凉而使郁热冰伏难解；又小儿脏腑柔弱，单纯苦寒降泻，又恐耗伤正气，钱乙谓"治之勿用凉药及下之"，故配伍辛甘微温之藿香与防风。藿香味辛、性温而气芳香，辛则能散，芳香醒脾，既可去郁遏之壅热，又可辟秽恶以调中；防风味甘、性微温，可散脾经之伏火，升发脾阳。二药合用，既可散郁热，又可升发脾胃之阳气，使清阳能升则浊阴自降，此即《黄帝内经》中"火郁发之"之意。石膏、栀子得藿香、防风之升散，则泻热邪而无伤中之弊；藿香、防风得石膏、栀子之降泻，则散郁热而无助火之虞。又佐以甘草甘缓和中，使升者不得迅升，降者不得速降，缓行于中而奏清热之功。配伍牛蒡子疏散风热，宣肺利咽；白芷解表散风，消肿止痛；蒲公英清热解毒，消痈散结。此方药虽平淡，而于平淡中显神奇。诚如费伯雄所云："有风药以散伏火，有清药以泻积热，而又有甘缓以和中，使不伤正气，此法颇佳。"

案三　凉膈散治疗热毒壅滞中上二焦案

李某某，女，9 岁，2005 年 3 月 11 日初诊。

主诉：发热半天。

现病史：患儿中午放学后精神不振，试额头发热，体温未测，不欲进食，遂来诊。刻下症见：发热，稍头晕，无头痛、咽痛，无鼻塞、流涕，纳差，不欲饮水，睡眠安，大便干，小便调。查体：体温 37.9℃，口腔颊黏膜可见数处溃疡面，咽红；心、肺、腹未及异常。血常规未见明显异常。舌脉：舌红，苔黄，脉数。

中医诊断：口疮。辨证：热毒壅滞中、上二焦。

西医诊断：溃疡性口炎。

治法：凉膈泻热，清热解毒，通腑泻火。

处方：凉膈散加减。焦栀子 12g，淡豆豉 12g，连翘 15g，金银花 24g，熟大黄 9g，麸炒枳实 12g，芒硝（冲服）3g，炒牛蒡子 12g，黄芩 15g，青蒿 15g，生甘草 6g。4 剂，日 1 剂，水煎服。嘱饮食清淡，勿食过热食物。

尽剂而愈。

按：

《圣济总录》言："口舌生疮者，心脾经蕴热所致也，盖口属脾，舌属心，心者火，脾者土，心火炽热，传之脾土，二脏俱蓄热毒，不得发散，攻冲上焦，故令口舌之间，生疮肿痛。"此描述指出口疮由脏腑积热上攻所致，火热内盛，循经上攻，腐肉成疮。《幼科释谜》云："小儿口内白烂于舌上，口外糜溃与唇弦，疮少而大，不甚痛，常流清水，此脾胃虚热上蒸，内已先发而后形于外也。"书中又说："大抵此疾，不拘肥瘦，血气盛，又将养过温，或心脾有热，或客热在胃，熏逼上焦而成，此为实证。"可见，小儿口疮虽分虚实，但不离火热，且以实证居多。

本案患儿口腔颊黏膜溃疡，大便干结，纳差，身热，舌红苔黄，辨从捷径，用凉膈散加减治疗，取其清热泻火解毒、清上泻下之功。凉膈散，《太平惠民和剂局方》载"治大人、小儿脏腑积热，烦躁多渴，面热头昏，唇焦咽燥，舌肿喉闭，目赤鼻衄，颔颊结硬，口舌生疮，痰实不利，涕唾黏稠，睡卧不宁，谵语狂妄，肠胃燥涩，便溺秘结，一切风壅，并宜服之"，《成方便读》谓"若火之散漫者，或在里，或在表，皆可清之散之而愈。如夹有有形之物，结而不散者，非去其结，则病终不愈，故以大黄、芒硝之荡涤下行者，去其结而逐其热，然恐结邪虽去，尚有蜉蝣之火，散漫上中，故以黄芩、薄荷、竹叶清彻上中之火，连翘解散经络中之余火，栀子自上而下，引火邪屈曲下行，如是则有形无形、上下表里诸邪，悉从解散"。本方特点为清上与泻下并行，但泻下目的为泻上中二焦郁热，即"以泻代清"。应用时，加金银花加强清热之功，枳实苦寒加强清热泻下之功，淡豆豉除烦解郁，牛蒡子疏散风热、解毒疗疮；青蒿专解湿热，而气芳香，又清肝胆血分之伏热，治小儿食积，治黄疸及郁火不舒之证。上药共奏清热解毒、通腑泻火之效。

李师强调，凉膈散为治上中二焦火热炽盛的常用方，以胸膈烦热、面赤唇焦、烦躁口渴、舌红苔黄、脉数为辨证要点，虽有通腑之功，但要点在于胸膈烦热，而不在热结便秘，故上中二焦郁热而无便秘者亦可使用。

案四　三黄石膏汤治疗心胃火盛案

李某某，男，5岁，2004年7月15日初诊。

主诉：舌尖痛1天。

现病史：患儿1天前开始口腔疼痛，进食减少，家长予黄栀花口服液，症状稍轻，今来诊。刻下症见：舌尖溃疡，疼痛，不发热，无鼻塞，不咳嗽，平素纳差，挑食，入睡难，大便干，1~2日1次，小便调。查体：精神可，咽红，舌尖可见两处溃疡，手足心热，多汗；心、肺、腹未及异常。舌脉：舌红，苔薄白，脉数。

中医诊断：口疮。辨证：心胃火盛。

西医诊断：溃疡性口炎。

治法：清心凉胃，泻火解毒。

处方：三黄石膏汤加减。黄芩15g，黄连9g，栀子12g，生石膏15g，竹叶12g，金银花24g，生甘草6g。4剂，日1剂，水煎服。嘱饮食清淡，勿食过热食物。

尽剂而愈。

按：

三黄石膏汤出自《伤寒六书》，原方为石膏、黄连、黄柏、黄芩各二两，香豉一升（绵裹），栀子十枚（擘），麻黄三两（去节），解表与清里兼顾，主治伤寒表证未解，里热炽盛。方中石膏清热除烦为君，麻黄、豆豉发汗解表为臣，黄连、黄柏、黄芩、栀子泻三焦之火为佐。上药配合成方，发表而不助里热，清热而不失治表，实为表里双解之良剂。诸药合用，发表不助里热，清里不碍解表，使内外邪热俱去，营卫通而津液布，烦渴谵狂等症自平。

明代虞抟《医学正传》以三黄石膏汤治温毒表里俱盛，五心烦热，两目如火，鼻干面赤，大渴舌燥。清代费伯雄谓："三焦郁热，毒火炽盛，非三黄、石膏不足以祛之。"清代张秉成《成方便读》云："黄芩清上焦之火，黄连清中焦之火，黄柏清下焦之火，栀子通泻三焦之火，使之屈曲下行。夫疫之来也，必从口鼻而入，鼻气通于肺，口气通于胃，肺胃为受邪之薮，故重用石膏，以清肺胃，以桂其传化之源。里热既清，表尚未解，故以麻黄、淡豉之发汗解表者，一行于肺，一行于胃，如是则表里均解耳。用姜、枣者，亦不过扶正散邪；细茶者，所以清肃上焦耳。"

本案患儿舌尖溃疡，纳差，挑食，入睡难，便干，咽红，手足心热，多汗，辨证为心胃火盛，风热上攻，邪热盛于中上二焦，李师以三黄石膏汤加减。石膏辛甘大寒，清胃泻火，配竹叶甘淡性寒，清心胃里热，除烦生津；黄芩善清上焦火，黄连善清中焦胃火，栀子清泻三焦热毒，合用似黄连解毒汤之意，清三焦之热，泻火解毒；患儿湿热不甚，咽红，未及下焦，故去黄柏；加金银花，味甘性寒，入心胃经，气味芳香，既可清透疏表，清外感风热，又能解血分热毒，为治阳性疮疡之要药。诸药合用，与大青龙汤治疗外寒里热，白虎汤治疗表里大热、里实未成，均不相同。本证外感风热表证未解，里热已炽，致表里三焦俱热，营卫不通，津液不布，以清里热为主，兼清表热。

案五　清胃散治疗胃火炽盛案

刘某某，男，3岁，2010年6月17日初诊。

主诉：口腔疼痛1天。

现病史：患儿昨日开始口腔疼痛，今来诊。刻下症见：口腔疼痛，不发热，恶心，无呕吐，无腹痛，纳可，眠欠安，大便质可，日2次，小便调。查体：精神可，咽红，口腔内可见疱疹，手部、臀部未见疱疹；心、肺、腹未及异常。血常规未见异常。舌脉：舌红，苔黄，脉数。

中医诊断：口疮。辨证：胃火炽盛。

西医诊断：疱疹性咽峡炎。

治法：清胃泻火，凉血解毒。

处方：清胃散加减。升麻 12g，黄连 9g，当归 12g，生地黄 15g，牡丹皮 15g，生石膏 15g，藿香 12g，炒牛蒡子 12g，蒲公英 15g，生甘草 6g。4 剂，日 1 剂，水煎服。嘱饮食清淡，勿食过热食物。

尽剂而愈。

按：

咽喉为肺胃之门户，胃中火热上攻，故口腔咽喉疼痛；舌红、苔黄、脉数皆为火热之征。治当清胃泻火、凉血解毒。清胃散出自《兰室秘藏》，《脾胃论》中亦有载，为清胃热的代表方，主治胃火上攻所致口腔炎、牙周炎等症见牙痛牵引头痛，面颊发热，或牙龈红肿溃烂、出血，或唇舌腮颊肿痛，口气热臭，舌红苔黄，脉滑数者。

《医宗金鉴·删补名医方论》言："阳明胃多气多血，又两阳合明为热盛，是以邪入而为病常实……若醇饮肥厚炙煿过用，以致湿热壅于胃腑，逆于经络，而为是病，此伤血分，治宜清胃……则咽喉不清，齿龈肿痛等证，廓然俱清矣。"这段话介绍了清胃散的主治及方解。方用味苦甘、性大寒之黄连、蒲公英、石膏，大泻胃火；藿香、升麻升而能散，可宣达郁遏之伏火，有"火郁发之"之意，前药得此，泻火而无凉遏之弊，此得前药，散火而无升焰之虞；升麻又清热解毒，且兼可引经。胃为多气多血之腑，胃热每致血分亦热，胃热则阴血亦必受损，故以生地黄凉血滋阴，牡丹皮凉血清热，当归养血和血。诸药合用，共奏清胃凉血之效。

附一：李燕宁教授辨治小儿口疮经验

在临床治疗时，李师将小儿口疮的病理要素责之于火、毒、湿、虚，按表里、寒热、虚实辨证。火盛者，表现为口腔局部红赤，以疼痛为主；有湿者，表现为表面有脓性分泌物，周边有渗出；毒滞者，表现为红、肿、热、痛；虚为主者，表现为局部红赤、疼痛不明显。

1. 辨表里

有表证兼大便干燥者，用凉膈散加减；有表证兼大便泻下急迫、肛门灼红者，用葛根芩连汤加减；里证时要结合脏腑虚实辨证，表现为心火盛者，用导赤散，脾经热盛者，用泻黄散；肝阴虚者，用丹栀逍遥散；肾阴虚者，用知柏地黄汤。

2. 辨寒热

以实热为主者，以清热为主；以虚热为主者，要清补兼施。临床上小儿口疮常分为胃阴虚和脾阴虚。胃阴虚者，用沙参麦冬汤；脾阴虚者，用无比山药丸。

附二：李燕宁教授简便辨治口疮经验

老子说"大道至简"，李师提倡并善于将复杂问题简单化，李师辨治小儿口疮，常设便捷途径。

（1）按病变部位辨治：发于口腔者，用清热泻脾散；发于舌上者，用黄连导赤散。

（2）根据大便辨治：大便调或大便稀者，用葛根芩连汤；大便干者，用凉膈散、清胃散；大便黏滞不爽、纳差、苔腻者，用泻黄散。

第八节　唇风案

泻黄散治疗脾经伏热案

王某某，女，2岁，2004年7月25日初诊。

主诉：口唇干裂9个月余。

现病史：患儿口唇干裂9个月余，时脱皮，先后就诊于诊所、当地儿童医院，予口服葡萄糖酸锌口服液、维生素C泡腾片，外涂香油、橄榄油、蛋黄油等，病情迁延不愈，遂来诊。刻下症见：口唇干裂，口干欲饮，纳可，大便稍干，日1次，小便调。查体：精神可，唇红干裂，口周色深，轻度脱皮；心、肺、腹未及异常。舌脉：舌红，苔白，指纹紫滞。

中医诊断：唇风。辨证：脾经伏热。

西医诊断：唇炎。

治法：清热泻脾。

处方：泻黄散加减。藿香12g，防风12g，栀子15g，生石膏24g，焦山楂15g，焦神曲15g，焦麦芽15g，炒莱菔子15g，炙甘草6g。7剂，日1剂，水煎服。嘱少食甜食、肉食。

尽剂而愈。

按：

小儿唇风，现称唇炎，是以口唇干燥、皲裂、脱屑为主要特征的慢性复发性、浅表性、炎症性黏膜病。急性发作期以红肿疼痛、渗液、糜烂为主要症状，慢性期以唇红缘干燥、结痂、皲裂及反复脱屑为特征。中医最早记载唇风见于《诸病源候论》，书中言："脾胃有热，气发于唇，则唇生疮，而重被风邪，寒湿之气搏于唇，则微肿湿烂，或冷或热，乍瘥乍发，积月累年，谓之紧唇。"

《医方考》云："唇者，脾之外候，口者，脾之窍，故唇口干燥，知脾火也。"脾主升清，胃主降浊，脾胃虚弱，运化无权，升降转枢无力，则脾之清阳不升，郁伏于内而生脾之伏火，属自身阳气不能升发郁积而成；脾不升清，导致胃气不降，而胃火内生，火郁于脾胃，谓之"脾胃伏火"，偏于脾火，在脾之主，如唇、肌肉等，表现为口疮、口臭、烦渴易饥、口唇干燥，需与胃火盛相鉴别。胃火盛则牙痛、口气热臭，主要表现在胃经的齿龈上。脾胃伏火之脾火者以升散之法清之，胃火者以苦寒之法泻之。

《医宗金鉴》云："此病由阳明胃经风火凝结而成"。儿童唇炎多因脾经伏热，或素食生冷，或风火上乘，脾阴不足，阴虚血燥而致。其病位主要在脾胃，脾开窍于口，其华在唇四白，足阳明胃经挟口环唇，脾胃积热循经熏灼口唇而发病。脾主运化水湿，热邪侵袭，或过食辛辣，化燥伤阴，或情志不舒，气滞血瘀，或感受风毒，凝阻经脉，均可致脾胃不运，酿成湿毒，循经上扰，水湿不得运化则口唇湿烂。

本案患儿脾经伏热，唇疮、烦渴、便干诸症由生，乃选泻黄散加减。脾胃属土，五色对黄，名"泻黄"即泻脾经之热。方中石膏、栀子泻脾胃积热为君；虽名"泻黄"而独以风药为重，散火即泻火，防风疏散脾经伏火为臣，合《黄帝内经》"火郁发之"之旨；藿香芳香醒脾为佐，用治口疮屡有报道；甘草泻火和中为使；又加用焦三仙、莱菔子理气消食化积。配合成方，使脾火清泻而正气无伤，共奏泻脾胃伏火之功。

第九节　滞颐案

案一　薏苡仁汤治疗脾虚湿困案

张某某，男，1岁2个月，2004年11月19日初诊。

主诉：流涎半年余。

现病史：患儿半年前开始流涎，起初家长以为出牙所致，未予重视；半年间，先后予山药、薏米、红枣熬粥食用，醒脾养儿颗粒、葡萄糖酸锌等口服，以及推拿等治疗，患儿仍流涎不止，浸渍两颐及胸前，常浸湿衣服，遂来诊。刻下症见：口角流涎，淡白清稀，量较多，无流涕，纳眠可，大便不成形，日1~2次，小便调。查体：精神可，形体虚胖，面色黄白少华；心、肺、腹未及异常。舌脉：舌淡，苔白滑，指纹色淡。

中医诊断：滞颐。辨证：脾虚湿困。

西医诊断：流涎症。

治法：健脾祛湿，涩精收涎。

处方：薏苡仁汤加减。薏苡仁15g，茯苓12g，炒白术15g，益智仁15g，桑螵蛸15g，金樱子9g，炒麦芽15g，炒谷芽15g，炙甘草6g。7剂，日1剂，水煎服。

尽剂而愈。

按：

滞颐多见于婴幼儿，又名流涎不收，俗称流口水，其名出自《诸病源候论》，书中言："滞颐之病，是小儿多涎唾，流出渍于颐下，此由脾冷液多故也。"滞颐是由脾脏虚冷，或脾胃热，津液不收所致，以经常不自觉地口中溢出涎液为主要表现。

小儿滞颐常见病因有二：一为食伤，小儿脾常不足，运化力弱，特别是婴幼儿，乳食不知自节，进食过量或过恣肥腻、煎炸之品，致食积肠胃，脾运失司，或湿热内蕴脾胃，使湿浊上犯，迫津外泄；二为正虚，先天禀赋不足，或后天调护失宜，或久病失养，均能致脾胃虚弱，阳虚不运，不能收摄其津液，而使湿浊上犯，流涎不止。病因尚有热病后湿热滞留脾胃以致津液外泄等。

滞颐的治疗，《保婴撮要》云："脾之液为涎，由脾经虚寒不能收摄耳，治用六君子汤，加木香……若脾经实热而廉泉不能约制者，用牛黄清心丸；胃经实热而虫动，津液流出者，用泻黄散……"临证需辨证论治，脾胃湿热者，流涎稠黏，舌红苔腻，宜祛湿泻脾，可选泻黄散、清热泻脾散等；脾胃虚寒者，涎液清稀，舌淡苔白，宜温补脾胃，可选益黄散、温脾丹等。

本案患儿形体虚胖，流涎日久，清稀量多，便不成形，舌淡苔滑，乃脾虚湿困之证。脾之液为涎，廉泉乃津液之通路，湿邪内盛，脾失统摄，廉泉不闭，津液失约，乃流涎不止。其治疗，既要健脾祛湿治其本，也要涩精收涎治其标，方选薏苡仁汤加减。方中薏苡仁、茯苓、炒白术，健脾土渗水湿。薏苡仁，《药性论》载"主咳嗽涕唾上气"，《本草述》谓"薏苡仁，除湿而不如二术助燥，清热而不如芩、连辈损阴，益气而不如参、术辈犹滋湿热，诚为益中气要药"；茯苓健脾渗湿，白术健脾益气；益智仁、桑螵蛸、金樱子温脾摄唾，补肾固精；麦芽、谷芽甘平，药食两用之品，略炒芳香悦脾，《本草述》载"谷、麦二芽俱能开发胃气，宣五谷味。第麦芽微咸能行上焦滞血，使营和而卫益畅，更能腐化水谷，且脾主湿，血和而湿行，湿行而脾运"。诸药配伍，具健脾益气、补肾固唾之功。

案二　缩泉丸治疗脾肾虚寒案

崔某某，男，3 岁 3 个月，2012 年 5 月 14 日初诊。

主诉：口角流涎 3 年余。

现病史：患儿自出生起即易口角流涎，坐、立、行走发育较正常儿童迟缓，8 个月会坐，1 岁会站，1 岁半会走，能说简单词语，一直未予系统检查及治疗，遂来诊。刻下症见：口角流涎，言语不流利，纳眠可，大便时易呕吐，小便调。查体：精神可，营养可，发育一般，面色白，口角流涎，色淡清稀，咽不红，手足欠温；心、肺、腹未及异常。舌脉：舌淡，苔白滑，脉沉缓。

中医诊断：滞颐。辨证：脾肾虚寒，脾虚湿困。

西医诊断：流涎症。

治法：温补脾肾，化湿固精。

处方：缩泉丸加减。炒山药 12g，益智仁 12g，桑螵蛸 12g，白豆蔻 9g，藿香 12g，防风 12g，炙甘草 6g。7 剂，日 1 剂，水煎服。

按：

滞颐发病与湿浊上犯、饮停中焦密切相关，脾胃虚弱或虚寒均可致水津不布，湿浊上犯，从而导致廉泉不闭，涎无制约，故治疗以化湿为主。李师认为小儿滞颐不仅与脾胃虚弱和脾胃虚寒有关，而且与肾阴不足相关，因唾液之中有涎、唾之分，涎为脾津，唾为肾液，涎唾自流，病在脾肾。脾失健运，固摄无权，则脾涎外走；小儿肾气不足，镇纳失权，唾液上泛，故而外溢。唾液自流，日久必伤肾阴。故治疗多用健脾益气、养肾阴、固涎唾之法，药用太子参、生地黄、熟地黄、山药、山茱萸、益智仁、五味子、桑螵蛸、金樱子等。若偏脾肾虚寒，可加少量附子、肉桂等辛温之品。

脾开窍于口，主运化，主统摄。肾育元阴元阳，主固摄精微。肾阳虚则不能固摄，脾土失于温煦则统摄失职。脾肾阳虚，唾液失摄，故见流涎清稀量多，甚者湿透衣襟。面白、手足凉、舌淡、苔白皆脾肾阳虚之征。治宜温肾健脾，益气摄涎。缩泉丸出自《妇人良方》，《医方考》云："脬气者，太阳膀胱之气也。膀胱之气，贵于冲和，邪气热之则便涩，邪气实之则不出，正气寒之则遗尿，正气虚之则不禁。是方也，乌药辛温而质重，重者坠下，故能疗肾间之冷气；益智仁辛热而色白，白者入气，故能壮下焦之脬气。脬气复其元，则禁固复其常矣。"缩泉丸功能温肾祛寒、缩小便，用治下焦虚寒、小便频数及遗尿，本案用之治疗滞颐，乃异病同治也。方中益智仁入脾、肾经，温脾暖肾，固气涩精，长于摄唾，治疗流涎，如《广志》谓"含之摄涎秽"，《医学启源》载"治脾胃中寒邪，和中益气。治人多唾，当于补中药内兼用之"。山药健脾补肾，固涩精气。涎乃脾液，久失必伤脾，需收摄之，故加桑螵蛸以固肾涩精。藿香、豆蔻，气味芳香，醒脾化湿。

李师常言，中医临床需辨证思维，灵活用方，不可拘泥于一方一病，不仅要长于同病异治，也要善于异病同治。遗尿、尿浊、泄泻、流涕、流泪及滞颐等，皆为津液代谢异常，凡辨证属脾肾阳虚者，均可用缩泉丸治疗。

第十节　便血案

地榆散治疗湿热蕴肠案

董某某，男，4个月，2004年11月19日初诊。

主诉：大便带血 1 月余。

现病史：患儿出生后一直大便偏干硬，3～5 日 1 次，近 1 个多月大便带血，出血时在便前，时在便后，排便时哭闹，于外院诊断为肛裂，予生肌玉红膏外用，乳果糖口服液、双歧杆菌乳杆菌三联活菌片等口服，仍有便血，遂来诊。刻下症见：便血，大便稀，日 2 次，无恶心、呕吐，纳眠一般，小便调。查体：精神略烦躁，肛周红，腹软，叩诊呈鼓音；心、肺未及异常。大便常规：潜血（+），血常规未见异常。舌脉：舌红，苔白略黄腻，指纹紫。

中医诊断：便血。辨证：湿热蕴肠。

西医诊断：肛裂。

治法：清热利湿，涩肠止血。

处方：地榆散加减。地榆 6g，荆芥穗 6g，秦皮 9g，侧柏叶 6g，藕节 6g，石榴皮 3g，炙甘草 3g。4 剂，日 1 剂，水煎服。予马应龙痔疮膏外用，每日 1 次。

尽剂而愈。嘱家长开始添加辅食，平时多抚触，顺时针方向摩腹，注意保持患儿大便通畅。

按：

肛裂属古代"脉痔""钩肠痔""裂肛痔"等。《圣济总录》首次记述了肛裂症状，"肛边生疮，疼而复痛，出血是也"，并详述了其病因病机为"脏腑蕴积风热不得宣通也。风热之气，乘虚流注下部……实为痛，虚为痒……脉者血之腑，得热则妄行"。清代吴谦《医宗金鉴》载"肛门围绕折纹破裂，便结者，火燥也"，阐释肛裂的形成主要与火热下蕴大肠、大便燥结有关。

便血是消化道疾病的一个症状，有近血和远血之分。《金匮要略》载"下血，先便后血，此远血也"，"下血，先血后便，此近血也"，属中医"肠风""脏毒"范畴。《杂病源流犀烛·诸血源流》载"肠风者，肠胃间湿热郁积，甚至胀满而下血也"，此证乃风入大肠，留滞不散，挟湿而成。《医宗金鉴》载"便血二证肠风、脏毒，其本皆伤阴络，热与风合，为肠风下血；热与湿合，为脏毒下血"，又载"热犯阳经血上逆，热侵阴络下流红"。总之，便血下血，是热伤阴络、血热妄行所致。临床当辨证论治，脾虚不摄证，宜益气摄血，可选归脾汤或补中益气汤；脾胃虚寒证，宜温中止血，可选黄土汤；胃中积热证，宜清胃泻火，可选泻心汤；肝胃火盛证，宜清肝泻火，可选丹栀逍遥散；肠道瘀滞证，宜活血止血，可选少腹逐瘀汤；肠道湿热证，宜清湿热、止便血，可选槐花散合地榆散或槐角丸。

严用和《济生方》对便血的治疗，提出"风则散之，热则清之，寒则温之，虚则补之"。《东垣十书》曰："治痔漏大法，以泻火、凉血、除湿、润燥为主。"本案患儿，纯阳之体，加之脾胃不足，湿热下注大肠，肠道传化失常，故而便稀腹泻；湿热蕴结，损伤肠络，故大便带血。治疗宜通固兼用，既要苦寒清利，也要暖土固肠；既要清利肠道湿热，也要涩肠凉血止血，方选地榆散加减。方中药物既能清肠祛湿止泻，又能止便血，补涩兼通。《圣济总录》载地榆汤"治血痢不止，地榆二两，甘草（炙、锉）半两"，《沈氏尊生书》记地榆甘草汤治便血"地榆四两，炙甘草三两"。地榆苦、酸、涩，性微寒，功能清热解毒，凉血止血，解毒敛疮，用于治疗便血、痔血、血痢、痈肿疮毒等，尤其善清大肠之湿热，凉大肠之血，如《本草纲目》谓"地榆，除下焦热，治大小便血证"，《本草求真》谓"地榆，苦酸微寒，性沉而涩，诸书皆言因其苦寒，则能入于下焦血分除热，俾热悉从下解。又言性沉而涩，凡人症患吐衄、崩中、肠风、血痢等症，得此则能涩血不解。按此不无两歧，讵知其热不除，则血不止，其热既清，则血自安，且其性主收敛，既能清降，又能收涩，则清不虑其过泄，涩亦不虑其或滞，实为解热止血药也"，故本方以地榆为君药。秦皮苦涩性寒，归肝、胆、大肠经，功能清热燥湿而收涩止痢，善治泻痢，又止肠血，如《吉林中草药》言其"治肠风下血"。侧柏叶兼顾祛湿、止血，如《本草汇言》言"侧柏叶，止流血，去风湿之药也"，助地榆凉血止血，又可养阴燥湿。上三药共奏燥湿清热止血之效。《黄帝内经》言"离经之血便是瘀血"，故佐以藕节止血，又活血化瘀。石榴皮酸涩性温，归大肠经，功能涩肠、止泻、止血，《本草纲目》谓其"止泻痢，下血"。荆芥穗，辛苦性温，风药入肝，入血分理血，不用其炭者，其一是方中已不乏止血之品，其二是取荆芥穗轻扬升散之性，"风能胜湿"。甘草补益中州，调和诸药。甄选药物，组方严谨，配伍合理，全方贯穿泻火、凉血、除湿、润燥之原则，有清化湿热凉血、止血而不留瘀之功。

第三章　心系病证医案

第一节　心痹案

案一　黄连温胆汤治疗痰热扰心案

孟某某，女，14岁，2007年8月24日初诊。

主诉：反复胸闷、乏力16个月。

现病史：患儿平素体弱，易感冒，每年5～6次。16个月前及8个月前患儿感冒，两次均出现胸闷、乏力，在山东大学第二附属医院就诊，考虑心肌炎，家长未重视，均治疗数日症状缓解后停药。4个月前患儿又于感冒时出现胸闷、乏力，收入山东大学第二附属医院诊治，住院期间发现早搏，3个多月前开始服用普罗帕酮至今。为求中西医系统治疗，遂来诊。刻下症见：胸闷时作，无胸痛、心慌，时叹息、乏力，多汗，纳眠可，二便调。查体：面色少华，口唇红，咽红。心电图：①多发、多源性室性早搏；②ST段下移。血常规：白细胞总数 5.2×10^9/L，中性粒细胞百分比51.9%，淋巴细胞百分比37.8%。心肌酶谱：乳酸脱氢酶266U/L，羟丁酸脱氢酶204U/L。舌脉：舌红，苔黄腻，脉促。

中医诊断：心痹。辨证：痰热扰心。

西医诊断：病毒性心肌炎。

治法：清热化痰，宽胸理气。

处方：黄连温胆汤加减。竹茹9g，黄连9g，麸炒枳实12g，麸炒枳壳12g，陈皮9g，清半夏9g，生山楂15g，丹参15g，黄芪15g，炒酸枣仁12g，炙甘草6g。5剂，日1剂，水煎服。

予普罗帕酮，100mg，8小时一次，口服。嘱卧床休息，饮食清淡，富含营养，少食多餐，忌食肥甘厚腻的食物。

二诊（2007年8月29日）：胸闷减轻，时乏力，汗出，无胸痛、心慌，纳可，眠欠安，二便调。舌红，苔薄黄略腻，脉数。痰热邪毒渐退，仍内舍于心。以解毒为第一要务，"解毒即护心也"。守法继调，上方加合欢皮12g，7剂，日1剂，水煎服。

尽剂而愈。

按：

病毒性心肌炎的病因有外、内之分，外因责之于感受邪毒，内因责之于正气不足。小儿脏腑娇嫩，形气未充，腠理疏松，卫外不固。若禀赋不足，或后天失养，或病后失于调护、调治，致正气亏虚，心脉不足，一旦感受邪毒，则邪毒易侵及血脉，先伤心体，继损心用，从而导致本病的发生与发展。

本案患儿外感风热，留而不去，内舍于心，邪热灼津成痰，痰热痹阻心脉，故胸闷、乏力；舌红、苔黄腻为痰热内蕴之象。黄连温胆汤清热化痰，治其本源。李师主张，凡心病（包括心肌炎）的治疗选方用药，均须兼顾心气、心血、心神。本案患儿，心痹日久，耗伤心气，故见乏力、多汗、面色少华，因此加黄芪益气养心；痰阻气虚，心血不畅，故胸闷、叹息，丹参功同"四物"，养心活血；心主血脉，脉舍神，痰热内扰，心气不足，则心神不安，故脉律失常，因此用酸枣仁养心安神；山楂健脾和胃，兼能活血化瘀，助力增效。

案二　竹叶石膏汤治疗气阴两虚案

葛某某，男，1岁6个月，2008年8月4日初诊。

主诉：心肌损害复查。

现病史：患儿1个月前因支原体感染在济南市中心医院住院治疗，期间查心肌酶示乳酸脱氢酶379.1U/L，羟丁酸脱氢酶130U/L，肌酸激酶同工酶41U/L，住院15天后好转出院。今来复查，刻下症见：无叹气、乏力，无咳嗽、咯痰，无发热，平素易出汗，活动后加重，纳眠可，二便调。查体：神志清，精神可，面色少华，咽略充血；心、肺未及异常。心肌酶：天门冬氨酸氨基转移酶43.0U/L，乳酸脱氢酶311.1U/L，羟丁酸脱氢酶77U/L，肌酸激酶同工酶34.5U/L；心电图未见异常。舌脉：舌红少苔，指纹紫，显于气关。

中医诊断：心痹。辨证：气阴两虚。

西医诊断：病毒性心肌炎。

治法：清热生津，益气活血。

处方：竹叶石膏汤加减。竹叶12g，生石膏15g，太子参15g，麦门冬15g，清半夏9g，生山楂15g，丹参15g，黄芪15g，炙甘草6g。7剂，日1剂，水煎服。嘱注意休息，清淡饮食，避风寒。

二诊（2008 年 8 月 11 日）：患儿一般情况可，无叹气、乏力，纳眠可，二便调。病机同上，遵法继调，上方继服 7 剂。

三诊（2008 年 8 月 18 日）：患儿无叹气、乏力，纳眠可，二便调。本虚为主，治以扶正为要，改黄芪汤加减。

处方：黄芪 12g，炒山药 12g，丹参 12g，生山楂 15g，葛根 15g，炒酸枣仁 15g，炙甘草 6g。7 剂，日 1 剂，水煎服。

四诊（2008 年 8 月 25 日）：患儿一般情况可，复查心肌酶：天门冬氨酸氨基转移酶 39U/L，乳酸脱氢酶 300.9U/L，羟丁酸脱氢酶 71U/L，肌酸激酶同工酶 32.62U/L。病机同上，效不更方，继服 7 剂。

尽剂而愈。

按：

本案以清热生津、益气活血法治疗气阴两虚型心痹。小儿脏腑娇嫩，形气未充，先天禀赋不足，加之热病耗气伤阴，终致心之气阴亏虚。气虚卫外不固，故平素易出汗；动则气耗，故活动后加重；气虚运血无力，气血不充，故面色少华；舌红少津，苔少，俱为气阴两虚之象。心气不足，血行无力，血流不畅，可致血瘀。《难经》说："损其心者，调其营卫。"卫主气，营主血，调和气血、扶正祛邪是治疗本病的基本原则。治以清热生津，益气活血。竹叶石膏汤出自《伤寒论》，书载："伤寒解后，虚羸少气，气逆欲吐，竹叶石膏汤主之。"热病最易伤阴耗气，易致气阴两伤证，本案即是例证。方中石膏清透余热，竹叶清心导热，太子参、麦门冬益气生津，清半夏降逆止呕，黄芪补气行滞；疾病后期，气阴亏虚，血液运行无力，血流不畅而成瘀，故加生山楂、丹参以活血化瘀。

李师强调，心痹病初治当清解与护心并用，以补其不足，损其有余；外邪渐解、正虚为主时，应根据气血阴阳的亏损情况治以益气、养阴、补血、温阳。邪毒侵心的重要原因是体质虚弱，病变后期可累及其他脏腑，因此按五脏相关的理论，"心病"治心而不限于心，调理脏腑气血阴阳而利于心，即从整体调治。此外，心主血脉，心肌受损，血脉为之痹阻，故在各阶段治疗中均应适当应用活血化瘀药，以通脉养心，利于受损心肌的恢复。

案三　炙甘草汤治疗阴阳两虚案

张某，女，10 岁，2007 年 10 月 16 日初诊。

主诉：反复胸闷、乏力 5 个月。

现病史：患儿平素体弱易感冒，5 个月前感冒后出现胸闷、乏力，在济南市儿童医院就诊，考虑心肌炎，治疗数日后症状稍有缓解。5 天前患儿又因感冒出现胸闷、乏力，遂来诊。刻下症见：胸闷时作，偶叹息，头晕，心慌，活动后尤甚，无胸痛，乏力，多汗，纳眠可，大便偏稀，小便调。查体：面色少华，口唇淡白，咽红；听诊双肺呼吸音清，未闻及干湿性啰音，心率 100 次 / 分，律不齐，心音欠有力，各瓣膜未闻及病理性杂音。心电图：偶发室性早搏，（1 ~ 2）次 / 分。血常规：白细胞总数 5.3×10^9/L，中性粒细胞百分比 50.9%，淋巴细胞百分比 35.8%。心肌酶：乳酸脱氢酶 265U/L，羟丁酸脱氢酶 210U/L（2007 年 10 月 15 日于山东省中医院）。舌脉：舌红，苔少，脉结代。

中医诊断：心痹。辨证：阴阳两虚。

西医诊断：病毒性心肌炎。

治法：阴阳双补，甘以缓急。

处方：炙甘草汤加减。炙甘草 12g，党参 12g，麦门冬 15g，干姜 6g，桂枝 9g，生地黄 15g，麻子仁 15g，紫石英 15g，生龙骨 15g，生牡蛎 15g。5 剂，日 1 剂，水煎服。嘱卧床休息，饮食清淡、富含营养，少食多餐，忌食肥甘厚腻的食物。

二诊（2007 年 10 月 21 日）：胸闷减轻，时乏力，汗出，心慌，无胸痛，纳可，眠欠安，二便调。舌红，苔少，脉结代。邪毒渐退，仍内舍于心。效不更方，继服 7 剂。

三诊（2007 年 10 月 29 日）：偶有胸闷，一般在劳累后出现，乏力较前明显减轻，无胸痛，纳眠可，二便调，舌暗红，苔薄白。邪毒退，正气复，然久病多瘀。遵法继调，上方加丹参 12g、生山楂 15g，7 剂，日 1 剂，水煎服。

四诊（2007 年 11 月 7 日）：症状改善明显，无明显胸闷，无乏力，无胸闷，纳眠可，二便调。外邪尽，正气恢复，病趋好转。效不更方，继服 7 剂。嘱患儿注意保暖，避免感冒、劳累，择时复查心肌酶。

五诊（2007 年 11 月 20 日）：无胸闷、憋气，无乏力，纳眠可，二便调。复查心肌酶：肌酸激酶 45U/L，肌酸激酶同工酶 21U/L，乳酸脱氢酶 550U/L，α- 羟丁酸脱氢酶 89U/L，心肌肌钙蛋白 I 0.12ng/mL。病已痊愈。

按：

心主神明，亦主血运。心血属阴，是精神活动的物质基础；心气主阳，是推动血行的基本动力。神得阴血滋养，才能清明宁静；血得心阳推动，始能畅行于脉。若心之阴阳受损，法当补益阴血以养心体，温补阳气以复心用，使心体得养，心用增强，其证庶几可以渐趋好转。

本病案是以阴阳双补、甘以缓急法治疗心阴阳两虚之心痹。患儿素体虚弱，今热毒犯心，留而不去，内舍于心，损伤心阴心阳，气阴亏虚，痹阻心脉，故胸闷、乏力、心悸、面色少华、口唇红、咽红、舌红少苔、脉结代均为心之阴阳两虚之象。脉结代，是心用异常，脉道不能正常传导，血气不能正常流通使然。《伤寒论》言："伤寒，脉结代，心动悸，炙甘草汤主之。"炙甘草汤，原方是为伤寒变证而设，后世医家突破原方，更多地用以治疗心脏系统疾病。方中用甘草以缓其急，使心用恢复正常，脉道畅通，气血运行自然无碍，故甘草是恢复脉律的关键药物；复用桂枝振奋心阳，畅旺内荣之血；干姜辛温而散，通调内外之气；党参补元气，治其心气之虚；生地黄滋补营血，疗其营血之损；麦门冬、麻子仁生津润燥，补其阴津之耗；生龙牡、紫石英镇静安神。此方令心体得养，心用得宣，气血通行，脉道舒和，则脉结代、心悸可逐渐恢复正常。临床研究发现，炙甘草汤对于气阴两虚型心律失常，尤其对房性、室性早搏及窦性心动过速具有良好作用。

附一：李燕宁教授辨治小儿病毒性心肌炎经验

心肌炎主要由外感邪毒，与痰浊、瘀血相互搏结，损伤心脏所致。心居胸中，主血脉，藏神志，心气御血，鼓动脉搏，在液为汗，所以治疗时应根据本病的病因、病机及心脏的生理病理特点，祛除病因为主，治以解毒、化痰、活血，兼以调气、理血、安神。临证之时，当在祛除毒、痰、瘀，调理气、血、神的基础上，辨证选方。

1. 祛除病因

（1）解毒

祛除邪毒，宜别其性。

风毒宜散，可用荆芥、防风、柴胡、葛根、金银花、连翘、僵蚕等；如银翘散。

火毒宜清，可用黄芩、栀子、菊花、蒲公英等；如黄连解毒汤。

湿毒宜化，可用黄连、厚朴、苍术等；如葛根芩连汤。

痰毒当涤，可用石菖蒲、黄连、胆南星、栀子等；如黄连温胆汤、黄连解毒汤。

瘀毒当行，可用赤芍、丹参、当归、桃仁等；如丹参饮。

毒解则气利、血畅、痰化、神安。

（2）祛痰

痰浊之邪，易致气机郁滞、血运不畅、神不安守，治必祛痰。

痰浊内阻，可用半夏、茯苓、远志、菖蒲、郁金等；如温胆汤。

痰火内盛，可用胆南星、竹茹、贝母、瓜蒌、天竺黄等；如黄连温胆汤。

（3）活血

活血化瘀各期均用，活血化瘀类中药对病毒感染的心肌细胞有明显的保护作用。血畅而充则气顺而足、痰无以生、神安而宁。

早期——邪毒致瘀，宜清热活血。

轻度，可选丹参，赤芍等；如丹参饮。

重度，可选桃仁、红花等；如桃红四物汤。

中期——气滞血瘀，宜行气活血。

可选当归、川芎、柴胡、枳壳等；如血府逐瘀汤。

后期——因虚致瘀，宜扶正活血。

气虚，宜益气活血，可选黄芪、桂枝、当归等；如当归补血汤。

阴虚，宜滋阴活血，可选当归、生地黄、赤芍、牡丹皮等；如四物汤。

阳虚，宜温阳活血，可选桂枝、桃仁、川芎等；如桂枝茯苓丸。

因后期常多汗，故用黄芪桂枝五物汤。黄芪益气活血，桂枝温阳活血，白芍滋阴敛汗。

2. 调理心脏

（1）理心气

心脏体阴而用阳，气为心之"用"，邪毒犯心，必伤心气，故治疗时当以调气。气机调畅，可以祛除痰浊、畅血运行，气旺可帅血、生血，故调气亦可理血、祛痰。调气必兼顾肺、肝、脾。

肺主宣发肃降，主治节，主一身之气，调节全身气机；肝主疏泄，为气机出入之枢纽；脾胃居中焦，为气机升降之枢纽。

气机失调有郁、滞、虚、陷之分。

早期气郁，宜行气解郁，可用柴胡、佛手、香橼、香附等；如越鞠丸。郁甚则滞，宜行气导滞，可用延胡索、香附、枳壳等；如瓜蒌薤白桂枝汤。

中期，虚实夹杂，既虚又郁。

后期气虚，宜补气，可用黄芪、太子参、党参、炙甘草等。心气虚者，可用养心汤；心阳虚者，可用桂枝甘草汤；气阴两虚者，可用生脉散；阳气欲脱者，可用桂甘龙牡汤。气虚下陷者，宜益气升陷，可用黄芪、柴胡、升麻、枳壳等；如升陷汤。

（2）和心血

血之热、瘀、虚为本病重要病机，心以血为"体"，血生于心，藏于肝，统于脾，治于肺，故理血亦须兼顾而治。

早期血热，宜凉血活血，可用赤芍、牡丹皮、生地黄等。

中期血瘀，宜活血化瘀，可用生山楂、野葛根、桃仁、红花、赤芍、丹参，莪术之类。

后期血虚，宜补血养血，可用熟地黄、白芍、当归、酸枣仁等，兼有血瘀者亦须活血。轻者，可用归脾汤；重者伴阴虚，可用天王补心丹；阴阳两伤者，可用炙甘草汤。

（3）安心神

"心者，君主之官也，神明出焉"。中医历来重视"治神"，《黄帝内经》反复强调"必先治神"，张景岳亦言"凡治病之道，攻邪在乎针药，行药在乎神气"。

早期邪毒犯神，宜清热解毒祛邪，清心定心安神，可用龙骨、牡蛎、栀子、连翘、莲子心、竹叶、灯心草、丹参等，如半粒安神丸。

中期痰热扰神者，宜清热涤痰，开窍安神，可用黄连、天竺黄、胆南星、郁金、石菖蒲、远志、朱砂、鲜竹沥等，如涤痰汤、十味温胆汤；瘀血者，可用丹参、砂仁、檀香、生龙牡等，如丹参饮。

后期耗伤心神，血不养神，阴阳扰神，宜益气补血，养心安神，可用茯神、酸枣仁、柏子仁、五味子、浮小麦等，如归脾汤、天王补心丹。

（4）稳心律

心律失常要合用针对性药物。

早搏，从痰、热、瘀着手，可用苦参、甘松、黄连、郁金、炙甘草、常山等。虚者可用冬虫夏草等。

心动过速，可用代赭石、旋覆花、枳实、龙骨、牡蛎、柏子仁、珍珠母、生地黄等。

心动过缓，可用麻黄、生地黄、炙甘草、桂枝、仙茅等。

另外，防风、葛根、僵蚕、蝉蜕等均有抗心律失常的作用。

3. 兼治他脏

心肌炎辨证施治时应以脏腑气血辨证为纲，病因辨证为目。分清标本缓急，早期清热解毒，后期涤痰化瘀扶正，益气养阴生脉。同时注意：

（1）解毒为第一要务

本病由邪毒留滞不去，内舍于心所致，心为火脏，喜清恶热。邪毒内侵，易于生痰扰神、滞气耗气、致瘀伤血，宜解、宜清。故清泻邪毒为本病治疗第一要法，正所谓"解毒即护心也"，祛邪、解毒以护心，而且应彻底，至溲清、便调、舌净、咽部体征消失。

（2）安神应贯穿始终

心主血脉，藏神。心肌受损，必然影响血脉，扰及心神，故活血化瘀药及安神药在各阶段治疗中均应适当加用，贯穿始终。

（3）治心而不惟心，调理他脏以治心

本病虽病位在心，但治心而不限于心，应兼以调整脏腑气血阴阳。

从肺论治，心肌炎热毒内舍于心，肺主气，主表，朝百脉，百脉归心，心肺同居上焦，首先犯肺，逆传心包。

治心护肝，木能生火，肝为心之母，肝心相关。小儿肝郁非仅情志，亦有感邪。引起肝郁的原因有①感邪致郁：六经传变→半表半里——少阳胆→肝。②久病肝郁：小儿及家长紧张致肝气不舒。③饮食致郁：木能疏土，如种花可以疏松土壤；土壅木郁，如每日敲打花盆里的土，若土硬，则植物生长缓慢。

（4）敛汗即护心

汗为心之液，病毒性心肌炎常伴多汗之症，故在本病治疗时，除不可妄汗外，应酌加敛汗养心之品，所谓"敛汗也即护心矣"。感受热性邪毒，多汗伤阴损心，进而伤阳。

早期，邪毒勿妄敛汗。早期也要酌加一味敛汗之品，保一分阴津。

后期，毒去不忘敛汗。

（5）慎用温燥之品

温热、湿热之邪均耗气伤阴，故温燥之品应慎用，用药时不可过于温燥。即使应用，也应酌加益气敛阴之品。

（6）耐心守方

中医多讲"效不更方"，然有"效也更方"者，尤其小儿；亦有"无效也不更方"者，如心肌炎，量的积累才能达到质的飞跃，辨证准确要守方3～4周。

（7）调养护理

饮食清淡为主，生冷则血遏，辛辣则血熬，忌食肥甘炙煿、辛辣刺激之品。注意休息。

附二：李燕宁教授从毒、痰、瘀、虚、神辨治小儿病毒性心肌炎经验

小儿病毒性心肌炎病理要素有毒、痰、瘀、虚、神。早期以热毒、痰、瘀为主，黄连温胆汤可清热化痰，宽胸理气，在早期每可获殊效。李师强调，小儿病毒性心肌炎，在临床中常抓以下几个病理要素。

1. 毒

急性期邪毒内侵是发病的关键。"热毒侵心，首袭表犯肺"，小儿病毒性心肌炎的急性期多因风热邪毒外袭，侵犯肺卫，不得宣散，使肺卫失和，风扰热蕴，病及于心，邪热蕴结于心，阻遏心肺之气，使心脉不利，心肌受伤，心气心阴被耗，此即叶天士所云"温邪上受，首先犯肺，逆传心包"。急性期或反复发作伴有外感症状时，治疗以祛邪为原则，强调解毒祛邪务要彻底，急性期治疗不应因肺卫表证的消除而过早弃用解毒祛邪之品，应注意诊察有无余邪稽留，以彻底清除隐患。

2. 痰

痰浊既是病理产物，又可成为致病因素，还可与瘀血互结，阻滞脉络。痰浊生成可造成疾病缠绵，加重瘀血阻滞，瘀血又会促成痰浊的生成。辨证治疗时舌苔为重要的体征，若舌苔白厚或黄厚腻，当从痰治。

3. 瘀

热毒之邪，既伤心体，又伤心用，使心气不足，鼓动血行无力，血流不畅而形

成瘀血。瘀血既成，阻塞脉络，进一步使气血滞涩不畅，加重病情，即所谓虚可致瘀，瘀亦可致虚。所以瘀血不仅是小儿病毒性心肌炎病程中的病理产物，同时亦是致病、加重病情的重要因素，故活血化瘀是治疗病毒性心肌炎不容忽视的一环。

4. 虚

此"虚"包括两个方面：①病因。中医认为机体之所以发病，是由于内因和外因双重作用的结果。《黄帝内经》载"邪之所凑，其气必虚"，可见本病发病虽与感受温热毒邪有关，但起决定作用的是人体正气的足与不足。叶天士指出"温邪上受，首先犯肺，逆传心包"，李师认为病机中"逆传"的关键在于心肺气阴不足。②病程进展。疾病发展过程中，特别是在恢复期或慢性期，往往表现为虚实夹杂，虽然邪气已退，但正气亦损，脏腑失调，气血紊乱，变生气、火、虚、瘀并见，但以虚为本，火、瘀之实为标。由于感邪性质，多见气阴两虚，或素体气虚、阳虚，病久致虚。

5. 神

病毒性心肌炎可出现神志的改变。疾病早期主要为邪扰痰闭而致心神失养，后期多为气血阴阳亏虚而致心神不安，可表现为心悸、失眠、心烦、脉结代等。根据病机偏实、偏虚的不同，虚者，选用养心安神之品，如酸枣仁、柏子仁、夜交藤、石菖蒲、远志等；实者，选用清心重镇安神之品，如连翘、莲子心、珍珠母、琥珀粉、龙骨、牡蛎等。如此邪去神清，心神得养，心悸、心烦、失眠之症可除，有利于患者康复。

第二节　心悸案

案一　归脾汤治疗心脾两虚案

李某，女，8岁，2007年3月22日初诊。

主诉：心慌6个月。

现病史：患儿平素体弱，容易感冒，6个月前感冒后出现心慌、气短，动则尤甚，时头晕、目眩，乏力，伴面色苍白，遂来诊。刻下症见：心慌时作，活动后尤甚，无胸痛、胸闷，偶有乏力，多汗，纳少，眠可，大便偏稀，小便调。查体：精神萎靡，发黄稀疏，面色苍白，口唇淡白；听诊双肺呼吸音清，心音尚有力，心律齐，心率 75 次 / 分。心电图未见异常。心肌酶谱：肌酸激酶同工酶 33U/L，乳酸脱氢酶 330U/L（2007 年 1 月 2 日于山东省中医院）。舌脉：舌淡，苔薄白，脉细弱。

中医诊断：心悸。辨证：心脾两虚。

西医诊断：病毒性心肌炎。

治法：补益心脾，滋养气血。

处方：归脾汤加减。党参 12g，炒白术 12g，当归 12g，黄芪 15g，茯苓 12g，炒酸枣仁 12g，焦山楂 12g，木香 9g，炙甘草 6g。5 剂，日 1 剂，水煎服。嘱卧床休息，饮食清淡、富含营养，少食多餐，忌食肥甘厚腻等食物。

二诊（2007 年 3 月 29 日）：乏力减轻，偶心悸，无胸痛、心慌，时头晕，纳少，眠安，二便调。舌淡，苔薄白，脉细弱。患儿仍旧气血亏虚，以补益心脾，滋养气血为第一要义。效不更方，继服 7 剂。

三诊（2007 年 4 月 6 日）：无乏力，偶心悸，无胸痛、心慌，时头晕，纳可，眠安，二便调。舌淡，苔薄白，脉弱。气血亏虚得以改善。守法继调，上方去焦山楂，10 剂，日 1 剂，水煎服。择期复查心肌酶。

四诊（2007 年 4 月 17 日）：无乏力，无心慌，无胸痛、心慌，时头晕，纳可，眠安，二便调。舌淡，苔薄白，脉平。复查心肌酶：肌酸激酶 34U/L，肌酸激酶同工酶 19U/L，乳酸脱氢酶 241U/L，α- 羟丁酸脱氢酶 100U/L，心肌肌钙蛋白 I 0.11ng/mL。治愈。

按：

脾为气血生化之源，又具有统血功能；心主血，血充则气足。心血不足，无以化气，则脾气亦虚。两者在病理上可相互影响，成为心脾两虚证。血由水谷精微化生而成。脾虚则化源不足，化源有亏则血虚自见，是以一般血虚多兼气虚而呈面色苍白、舌淡唇白等。脾虚引起的血虚见证，施治重点不在补血而在健脾，令脾运健则化源足，化源足则营血充。所谓阳生阴长，血生于脾，义即在此。

本病案是以补益心脾、滋养气血之法治疗心脾两虚之心悸，是心血虚而从补气健脾论治之例，是从气血化生关系施治的典范。小儿肺脏娇嫩，卫外不固，脾常不足，易遭风热、湿热之邪侵袭。邪毒多从口鼻而入，蕴于胃肠。继而邪毒由表入里，留而不去，内舍于心。心血不足，心神失养，则心悸；头目失养，则头晕目眩；气血亏虚不能上荣于面，肌肤失荣，则面色苍白无华；脾气不足，运化失健，故纳少、便稀；舌淡、苔薄白、脉细弱，亦为心脾两虚之象。归脾汤源于宋代严用和的《济生方》，从心脾两脏治疗健忘、怔忡等，明代薛立斋《校注妇人良方》在原方中增加了当归、远志两味，一直沿用至今。归脾汤治脾而兼治心，是因病本在脾而标在心，以治脾为主，兼顾他脏。方中龙眼、当归补心血，党参补元气于下焦，白术、茯苓、甘草健脾气于中焦，黄芪实卫气于上焦，三焦元真得补，自能固护营中之血使其不致外溢。血虚之心脾两虚用此方疗效颇佳。本方用党参、黄芪、白术、茯苓、甘草补气健脾。血虚补脾，是因血生于脾而养于脾的缘故，如系气不摄血而血溢脉外，则当补气以摄血。

案二 安神定志丸治疗气虚痰扰案

邵某，女，46岁，2004年7月22日初诊。

主诉：心慌、胸闷3天。

现病史：患者3天前开始出现心慌、胸闷，自服丹参滴丸，未见明显效果，遂来诊。刻下症见：晨起心慌，伴有胸闷，周身乏力，倦怠懒言，纳差，眠不安，二便可。查体：精神倦怠，面色少华，心音欠有力，心律尚规整。心电图：T波（II、avF、V6）低或浅倒置。舌脉：舌淡暗，苔白滑，脉弦滑。

中医诊断：心悸。辨证：心气不足，痰浊内阻，心神不安。

西医诊断：心肌劳损。

治法：益气祛痰，宁心安神。

处方：安神定志丸加减。生龙骨24g，生牡蛎24g，党参15g，远志9g，石菖蒲15g，茯苓12g，炒酸枣仁30g，野葛根15g，丹参15g，炙甘草6g。7剂，日1剂，水煎服。嘱注意休息。

二诊（2004年7月29日）：症状减轻，仍略感胸闷，稍乏力，饮食略差，睡眠一般，舌淡红偏暗，苔白，脉弦细。改方为黄芪汤。

处方：黄芪30g，太子参15g，炒山药30g，丹参15g，野葛根15g，麸炒枳实12g，炒酸枣仁30g，生山楂15g，炙甘草6g。7剂，日1剂，水煎服。

尽剂而愈。

按：

本病案是以安神宁心、益气祛痰之法治疗心气虚衰、痰扰心神之证。《素问·灵兰秘典论》载"心者，君主之官也，神明出焉"，《素问·宣明五气》载"心藏神"，《素问·六节藏象论》载"心者，生之本，神之变也"等，都说明了心与神的密切关系。心气虚，则神无所主，心无所养，故见心慌，气虚则鼓动血气无力，血液凝滞不通，经脉壅塞，则心失濡养，可见胸闷、心慌。心气虚弱，痰从内生，且血不利则为水、为痰，气不温煦，痰扰神明，可见心烦、心慌等。且痰与水等病理产物会加重血瘀，从而使病情进一步加重。可见本病当属心气亏虚，心失所养，间杂痰瘀，治当安神宁心、益气祛痰，兼以活血。

清代程国彭《医学心悟》曰："有惊恐不安卧者，其人梦中惊跳怵惕是也，安神定志丸主之。"方中龙骨、牡蛎质重能镇，有安神之功效，常相须为用；党参益气健脾，补益中州，俾使脾健以绝生痰之源；远志、石菖蒲味辛苦，性温，辛能开窍，苦温可燥湿，且二者又可安神定志；茯苓宁心安神，健脾祛痰；酸枣仁甘酸质润，入心肝二经，可宁心安神；野葛根甘凉能清热生津、活血化瘀，据现代药理研究含有总黄酮，其能扩张冠脉血管，增加冠脉血流量，降低心肌耗氧量，增加氧供应；丹参，《本草纲目》谓"能破宿血，补新血"，为调理血分之首药；炙甘草调和诸药，为佐使。诸药配伍，共奏安神宁心、益气祛痰之效。

第三节　胸痹案

案一　柴胡疏肝散治疗肝郁气滞案

袁某，男，16岁，2004年1月1日初诊。

主诉：胸闷半月余。

现病史：患儿半月前与其母发生矛盾，生气后出现胸闷，纳差，自服木香顺气丸，仍胸闷，遂来诊。刻下症见：胸闷，无胸痛，时喜叹气，不发热，无咳嗽及喘憋，无咽痒不适，纳欠佳，睡眠尚可，二便调。查体：咽不红；心、肺、腹未及异常。胸部正位片、心电图未见异常。舌脉：舌红，苔薄黄，脉弦。

中医诊断：胸痹。辨证：肝郁气滞。

西医诊断：神经官能症。

治法：疏肝解郁，理气行滞。

处方：柴胡疏肝散加减。柴胡 18g，麸炒枳实 12g，麸炒枳壳 12g，赤芍 15g，白芍 15g，郁金 12g，当归 15g，香附 12g，炒酸枣仁 30g，合欢花 15g，合欢皮 15g，玫瑰花 9g，佛手 12g，炙甘草 6g。5 剂，日 1 剂，水煎服。嘱每日做深呼吸，晨起及夜间各 20 次。

二诊（2004 年 1 月 8 日）：服药后症状减轻，时有胸闷，无叹息，舌红苔薄白，脉弦。守法继调，上方去赤芍、白芍、玫瑰花，加蝉蜕 9g，改柴胡 12g，炒酸枣仁 15g，5 剂，日 1 剂，水煎服。仍嘱每日做深呼吸，晨起及夜间各 20 次。

尽剂而愈。

按：

《格致余论》说："主闭藏者肾也，司疏泄者肝也。"肝主疏泄的功能主要体现在调畅全身气机及情志方面。肝主疏泄功能正常，则气机调畅，气血和调，经脉疏利，脏腑、形体等机能活动也稳定有序；疏泄失常，则见胸闷、胁痛等。《灵枢·百病始生》谓"忿怒伤肝"，《灵枢·本神》言"肝气虚则恐，实则怒"，《小儿药证直诀》载"肝病，则呵欠、顿闷"。本病患者，因与其母发生矛盾，情志不遂，后出现胸闷，可知由郁怒不解，致肝气郁结，以致胸闷。《杂病源流犀烛》载"治怒为难，唯平肝可以治怒，此医家治怒之法也"，因此治当以疏肝解郁为法，佐以活血化瘀，方选柴胡疏肝散加减。

肝性喜调达而恶抑郁，方中柴胡辛行苦泻，性善调达肝气，疏肝解郁，为君药。枳实、枳壳理气宽中为臣，加强君药行气之功。合欢花、合欢皮乃李师常用药对之一，性味甘平，入心、肝二经，一入气分，一入血分，善解肝郁，为悦心安神要药。香附芳香辛行，为气药之总司，善散肝之郁结，味苦疏泄，以平肝气之横逆，为疏肝解郁之要药；佛手，味辛苦，善疏肝郁，《本草便读》载"佛手，理气快膈，唯肝脾气滞宜之"；郁金，味辛，能行能散，既能活血，又能行气，使气行血行，数药合用，加强君药解郁之功。肝为藏血之脏，体阴而用阳，治宜疏肝柔肝并用，气结则行血无力，久则血瘀。方中赤芍、白芍，柔肝养阴，兼能活血化瘀；炒酸枣仁，酸甘柔润，入心、肝二经，能养心血、益肝血，与芍药相伍，能防诸药辛燥劫阴之弊。玫瑰花，味芳香，清而不浊，和而不猛，能柔肝悦脾，流气活血，宣通窒滞而无温燥之弊。蝉蜕，甘寒清热，质轻上浮，宣散透发，使郁结之气向外透散。甘草，调和诸药为佐使。

肝为刚脏，体阴而用阳，治疗时宜柔肝而不宜伐肝。疏肝理气药大多辛温香燥，久用则耗伤肝阴，甚至助热化火。因此临证时，一要尽量选用轻灵平和之品，如佛手、玫瑰花、合欢皮、合欢花之类；二要注意配伍柔肝养阴药物，以固护肝阴，以利肝体，如本方中的柴胡配伍白芍，薛己之滋水清肝饮中柴胡与生地黄并用，均是疏肝柔肝并用的范例；三要结合病证，加减药物，气郁久可化火，则需加栀子、牡丹皮之类以清肝泻火；气滞亦可致血瘀，则需加活血化瘀药，如川芎、赤芍、当归尾之辈。

案二　小陷胸汤治疗痰热互结案

姚某某，女，12 岁，2004 年 7 月 18 初诊。

主诉：胸闷月余。

现病史：患儿 1 个月前开始胸闷，社区门诊先后予果糖口服液、辅酶 Q10 片、逍遥颗粒等药物口服，仍胸闷，遂来诊。刻下症见：胸闷，无胸痛，乏力，纳差，口干，眠欠安，大便干，小便可。查体：精神可，口唇红；听诊双肺呼吸音清，心音有力，心律齐，心率 78 次 / 分，各瓣膜听诊区未闻及病理性杂音。胸部正位片、心电图、心脏彩超未见异常。舌脉：舌红，苔黄厚，脉滑。

中医诊断：胸痹。辨证：痰热互结。

西医诊断：心肌劳损。

治法：化痰清热，理气宽胸。

处方：小陷胸汤加减。瓜蒌 18g，黄连 9g，清半夏 9g，麸炒枳实 12g，麸炒枳壳 12g。4 剂，日 1 剂，水煎服。嘱清淡饮食，注意休息。

二诊（2004 年 7 月 22 日）：症状明显减轻，稍有胸闷，略感乏力，口干，舌红苔黄厚，脉滑。遵法继调，上方去麸炒枳实，加合欢花、合欢皮各 15g，佛手 9g，炙甘草 6g，4 剂，日 1 剂，水煎服。

尽剂治愈。

按：

胸痹的临床表现，最早见于《黄帝内经》。《灵枢·五邪》指出"邪在心，则病心痛"，《素问·藏气法时论》亦载"心病者，胸中痛，胁支满，胁下痛，膺背肩胛间痛，两臂内痛"。《金匮要略》正式提出"胸痹"名称，并进行了专门的描述，把病机归纳为"阳微阴弦"，即上焦阳气不足，下焦阴寒气盛，认为此病乃本虚标实之证，治疗根据不同证候，制定了瓜蒌薤白白酒汤等方剂，以取温通散寒、宣痹化湿之功，体现了辨证论治的特点。李师结合多年临床经验，认为胸痹的主要病机为心脉痹阻，病位在心，涉及肝、肺、脾、肾等脏，其临床表现为本虚标实、虚实夹杂之征。本虚有气虚、气阴两虚及阳气虚衰；标实有血瘀、寒凝、痰浊、气滞，且可相间为病，如气滞血瘀、寒凝气滞、痰瘀交阻、痰热互结等。

本案为胸痹轻证，证属痰热互结。小儿时期，脏腑娇嫩，形气未充，脾常不足，饮食不慎，会损伤脾胃，故见纳减；脾胃运化失健，津液输布失常，可见口干；津聚生痰，上犯心胸清旷之区，阻遏心阳，胸阳失展，气机不畅，心脉痹阻，而成胸痹，可见胸闷，如痰浊留恋日久，可郁而化火，即成本病，舌红，苔黄厚，脉滑俱为痰热互结之佐证。治以化痰清热，宽胸散结，方选小陷胸汤加减。

小陷胸汤出自《伤寒论》太阳经变证之结胸证，"小结胸病，正在心下，按之则痛，脉浮滑者，小陷胸汤主之"，本病患儿虽不胸痛，但胸闷，即因痰阻气结，故见胸闷，脉滑主痰湿，舌红、苔黄厚表明郁热在里。张兼善《伤寒论纲目》载"痰结宜消，故用栝楼半夏等"，方中黄连苦寒清热，半夏辛开散结，化痰消痞，配伍黄连之苦寒，辛开苦降，以除胸中痰涎；瓜蒌甘寒而润，寒以清热，润以化痰，且能利气开郁，导痰下行而奏宽胸散结之效；枳实、枳壳辛行苦降，善破气以除满，化痰以消痞，二者共奏宽胸散结之效。更加合欢花、合欢皮、佛手增强解郁安神之效。

痰浊不仅与胸痹的发病有直接关系，且与肥胖、高脂血症等因素相关。痰阻心胸证、痰热结胸证多见于肥胖患者，每因过实肥甘，伤及脾胃，健运失司，湿郁痰滞，留踞心胸。痰性黏滞，易阻阳气，久而化火，此时当攻其所得，使热无所附。在祛痰同时，也可适时加用健脾之法，以消生痰之源。

案三　小柴胡汤治疗邪郁少阳、肝气不舒案

尹某某，女，6岁，2004年4月2日初诊。

主诉：胸闷、气粗 1 周。

现病史：患儿 1 周前感冒，附近诊所予荆防败毒散煎服，患儿服药后汗出较多，后出现胸闷不适，遂来诊。刻下症见：胸闷，无胸痛，气粗，喜深吸气，多汗，活动及入睡后半小时胸背汗多，纳少，眠欠安，大便干，1～2 日 1 次，小便可。查体：咽红；听诊双肺呼吸音清，心音有力，心律齐，心率 80 次 / 分；腹部未及异常。胸片、心电图未见异常。舌脉：舌淡红，苔薄白，脉弦。

中医诊断：胸痹。辨证：邪郁少阳，肝气不舒。

西医诊断：急性上呼吸道感染。

治法：和解肝胆，宽胸理气。

处方：小柴胡汤加减。柴胡 12g，黄芩 12g，清半夏 9g，党参 15g，丹参 15g，瓜蒌 15g，合欢花 15g，生麦芽 15g，炙甘草 6g。4 剂，日 1 剂，水煎服。

二诊（2004 年 4 月 6 日）：症状减轻，偶有胸闷，无气粗，二便调，舌淡红，苔薄白。守法继调，上方去丹参、合欢花，加野葛根 15g，佛手 9g，改柴胡、黄芩各 9g，党参 12g，4 剂，日 1 剂，水煎服。

尽剂而愈。

按：

患儿病初感冒，前医处荆防败毒散致汗出较多，汗为心之液，多汗导致气随汗泄，伤心气阴，导致胸闷、憋气。汗多提示，邪未完全入里，有入里化热之势，入里则无汗；同时正气不能完全拒邪于外，咽红，表邪未去，为热象。此邪在半表半里，少阳枢机不利，肝气郁滞不舒，故胸闷不适；肝胆不利，中焦失运，故纳差、便干。

肝胆郁滞，未必皆因情志失调或饮食不节所致，本案为李师所强调的"感邪致郁"，感受外邪，表里失和，少阳郁滞，故选小柴胡汤，和解少阳，利胆疏肝。两诊均用瓜蒌与生麦芽，瓜蒌长于化痰、理气、宽胸，《本草思辨录》载"栝楼实之长，在导痰浊下行，故结胸胸痹，非此不治"。此外，瓜蒌尚能疏肝解郁，《重庆堂随笔》载"栝楼实，润燥开结，荡热涤痰，夫人知之；而不知其舒肝郁，润肝燥，平肝逆，缓肝急之功有独擅也，（魏）玉璜先生言之最详"。凡理气之品多耗气，然生麦芽，朱良春先生赞之为"疏肝妙品"，既能疏肝理气解郁，又不伤气、伤肝，且能消食开胃，尤其适于稚阴稚阳、肺脾不足之小儿。

案四 瓜蒌薤白桂枝汤治疗痰气互结案

梁某，女，10岁，2004年11月4日初诊。

主诉：胸闷20余日。

现病史：患儿3周前感冒，并与母亲发生矛盾，之后出现胸闷，社区医院诊断为心肌炎，给予果糖口服液、辅酶Q_{10}片口服半个月，患儿仍胸闷，遂来诊。刻下症见：胸闷，无胸痛，时头晕，无乏力，纳一般，眠欠安，大便干，1~2日1次，小便调。查体：精神可，心、肺、腹未及异常。心电图未见异常，心肌肌钙蛋白I 0.3ng/mL。舌脉：舌淡红，苔白略腻，脉弦滑。

中医诊断：胸痹。辨证：痰气互结。

西医诊断：心肌炎。

治法：通阳散结，理气化痰。

处方：瓜蒌薤白桂枝汤加减。瓜蒌15g，薤白15g，桂枝9g，赤芍15g，白芍15g，清半夏9g，柴胡12g，川芎12g，炒酸枣仁30g，炙甘草6g。4剂，日1剂，水煎服。

二诊（2004年11月8日）：症状减轻，偶胸闷，无胸痛，无头晕头痛，纳眠可，大便稍干，日1次。舌淡红，苔薄白，脉弦。守法继调，上方去川芎、炒酸枣仁，加麸炒枳实、麸炒枳壳各6g，改瓜蒌、薤白、赤芍、白芍各12g，桂枝、清半夏各9g，5剂，日1剂，水煎服。

尽剂而愈。

按：

患儿辨属痰气互结证，予瓜蒌薤白桂枝汤，辨证准确，方药合理，效果显著。二诊加枳实、枳壳，合柴胡、芍药、甘草，乃四逆散，其为理气之祖方，药仅五味，却含大小柴胡汤、枳实芍药散、芍药甘草汤之理；合薤白、桂枝，取枳实薤白桂枝汤义。《金匮要略》云："胸痹心中痞气，气结在胸，胸满，胁下逆抢心，枳实薤白桂枝汤主之，人参汤亦主之。"枳实薤白桂枝汤原方由枳实、薤白、桂枝、厚朴、全瓜蒌组成，主治胸阳不振、痰气互结之胸痹，症见胸满而痛、舌苔白腻、脉沉弦或紧等。方中枳实开痞散结，下气除满；桂枝上以宣通心胸之阳，下以温化中下二焦之阴气，既通阳又降逆，降逆则阴寒之气不致上逆，通阳则阴寒之气不致内结；瓜蒌苦寒润滑，开胸涤痰；薤白辛温通阳，散结气。因此，无论是气机阻滞导致的胸中阳气不得通达，还是阴寒之邪凝结胸胃、阻遏阳气畅达的病证，皆可用本方治疗。

第四节 汗证案

案一 当归六黄汤治疗阴虚湿热案

范某，女，7岁，2004年4月1日初诊。

主诉：多汗1年余。

现病史：患者近1年多来汗出较多，夜间入睡1小时前后出汗多，尤以头部及背部为甚，且进食少，遂来诊。刻下症见：入睡多汗，不发热，无咳嗽，纳差，食欲极度低下，睡眠可，大便干，2～3日1次，小便调。查体：精神尚可，形体偏瘦；心、肺、腹未及异常。心肌酶未见异常。舌脉：舌红，苔黄厚，脉滑。

中医诊断：汗证。辨证：阴虚气弱，湿热内蕴。

西医诊断：自主神经功能紊乱。

治法：滋阴清热，固表止汗。

处方：当归六黄汤加减。当归15g，黄芪15g，熟地黄12g，生地黄12g，黄连9g，黄芩9g，黄柏12g，浮小麦12g，麻黄根12g，炙甘草6g。10剂，日1剂，水煎服。

二诊（2004年4月11日）：多汗明显减轻，纳仍欠佳，大便干，2～3日1次。舌红，苔薄白。守法继调，上方去麻黄根，加焦山楂、焦神曲、焦麦芽各15g，改熟地黄、生地黄、浮小麦各15g，黄柏12g，10剂，日1剂，水煎服。

尽剂无多汗，嘱王氏保赤丸，每次60丸，日1次，口服半个月，平素注意饮食调理。

按：

早在《黄帝内经》即对汗的生理及病理有了一定的认识，明确指出汗液为人体津液的一种，如《素问·宣明五气》载"五脏化液，心为汗"，《灵枢·决气》载"腠理发泄，汗出溱溱，是谓津"。《金匮要略》首先记载了盗汗的名称，并认为由虚劳所致者较多。《三因极一病证方论》对盗汗、自汗做了鉴别，"无问昏醒，津津自出者，名曰自汗；或睡着汗出，即名盗汗，或云寝汗。若其饮食劳逸，负重涉远，登顿疾走，因动汗出，非自汗也"。《景岳全书》对汗证做了系统整理，认为一般自汗属于阳虚，盗汗属于阴虚。《临证指南医案》谓"阳虚自汗，治宜补气以卫外；阴虚盗汗，治当养阴以营内"，"然亦有禀质如此，终岁习以为常，则不必治也"。《医宗金鉴》载"阴阳平和之人，卫气昼则行阳而寤，夜则行阴而寐，阴阳既济，病安从来？若阴盛则阳虚而不能外固，故自汗；阳盛则阴虚不能中守，故盗汗"。

本案患儿夜间入睡1小时前后出汗较多，为盗汗，证属阴虚火旺。阴虚有火之人，寐则卫气行阴，阴虚不能济阳，阳火因盛而争于阴，故阴液失守外走而汗出，头为诸阳之会，督脉行于背，阳加于阴，故汗出；阴液既虚，不能濡润大肠，故便干，治当滋阴清热，固表止汗，方选当归六黄汤。

当归六黄汤出自《兰室秘藏》，专为阴虚盗汗而设，《兰室秘藏》谓其"治盗汗之圣药也"。方中当归养血增液，二地入肝肾而滋肾阴，三药合用，使阴血充则水能治火，共为君药。芩、连、柏清泻三焦湿热，用黄芩泻上焦火，黄连泻中焦火，黄柏泻下焦火，令三火得平，且三药苦寒可坚阴，为臣药。阳争于阴，汗出过多则营虚，卫亦随之而虚，加用黄芪益气实卫以固表，且可合当归、二地益气养血。患儿病情较长，出汗较多，此时加浮小麦、麻黄根以增强止汗固表之功，与黄芪合用，取牡蛎散之义。炙甘草调和诸药，诸药合用，共奏滋阴清热、固表止汗之功。本方中用养血之当归、二地配伍泻火彻热之三黄，标本兼顾，使阴固而水能制火，热清则耗阴无由；固表止汗之牡蛎散与三黄并进，使营阴内守，卫外固密，则发热、盗汗诸症相应而愈。

案二　玉屏风散治疗肺卫不固案

路某，男，5岁，2008年2月2日初诊。

主诉：多汗1年。

现病史：患儿平素体弱，易感冒，约每个月1次。1年前患大叶性肺炎合并病毒性心肌炎，出院后仍时时汗出，自汗为主，以头部和胸背部为多，动则尤甚，伴神疲乏力，遂来诊。刻下症见：时时汗出，自汗为主，微恶风，以头部和胸背部为多，动则尤甚，神疲乏力，纳少，眠安，二便调，余无异常。查体：面色少华，口唇红；心、肺未及异常。心肌酶：肌酸激酶同工酶31U/L，乳酸脱氢酶298U/L（2008年1月25日于山东省中医院）。舌脉：舌淡，苔薄白，脉细弱。

中医诊断：汗证。辨证：肺卫不固。

西医诊断：病毒性心肌炎。

治法：益气固表。

处方：玉屏风散加减。黄芪 15g，防风 12g，生白术 15g，白扁豆 9g，炒山药 15g，砂仁 9g，炙甘草 6g。14 剂，日 1 剂，水煎服。嘱饮食清淡，适当控制饮食，忌食油腻、生冷及不易消化的食物。

二诊（2008 年 2 月 16 日）：自汗较前明显改善，无其他不适，纳眠可，二便调。舌淡，苔薄白，脉细弱。卫表已固，效不更方，上方继服 5 剂。

尽剂而愈。

按：

肺主气，肺气宣发，能使卫气布于体表，水津输于皮毛，故肺气控制卫气的开合，并调节汗液的排泄。若肺卫气虚，卫外不密，开合失其常度，汗液失去控制，可呈体常自汗的病理反应。此种表虚自汗证，当务之急，宜益气固表，敛汗止汗，待卫气固密而自汗可瘥。此治法体现了《黄帝内经》的"正气存内，邪不可干"及"邪之所凑，其气必虚"的基本观点。

小儿脏腑娇嫩，肺常不足，肌表疏松，卫表不固则汗出恶风，防御能力降低，易受外邪侵袭而感冒；面色少华为气虚之象，舌脉亦为佐证。肺卫不固之汗证，治当益气固表，敛汗止汗。玉屏风散出自《丹溪心法》，为体常自汗或易感风邪而设。自汗由于表虚，当固表以止汗，表虚由卫气虚损所致，需益气扶正，才能达到实卫固表，亦治病求本也。本方专用益气固表药物而不使用止汗之品，意即在此。卫气由水谷化生，欲补卫气，当先健脾，故重用白术健脾益气；汗多必伤津，白术生用兼能生津液，又有祛湿作用，令水湿下行前阴，不从毛窍外泄，则自汗止。黄芪有益气固表之功，可固表卫之虚，可补卫气之损，与白术同用，有相辅相成之妙。自汗虽属表虚不固，风邪扰其卫阳亦能致此，配入防风祛风泄邪，使邪去而卫阳不受其扰，黄芪才能更好地起到实卫固表的作用，有相反相成之妙，三药同用，芪术得防风则固表而不碍邪，防风得芪术则祛邪而不伤正，成为补中寓散之方，用于自汗，可谓合拍。患儿汗多纳少，脾气虚弱，故加用白扁豆、山药、砂仁健脾化湿理气。

第五节　夜啼案

竹叶灯心汤治疗心经积热案

王某，女，1岁5个月，2005年3月31日初诊。

主诉：夜间哭闹10余日。

现病史：患儿10余日前开始夜间哭闹，伴惊惕不安，家长以为受到惊吓，自服琥珀抱龙丸，未见显效，遂来诊。刻下症见：夜啼，每夜凌晨3时至4时哭闹，每次持续约30~40分钟，汗多，纳差，二便尚可。查体：精神烦躁，汗出较多，咽不红；心、肺、腹及前后二阴未及异常。舌脉：舌红，苔黄厚，指纹紫滞。

中医诊断：夜啼。辨证：心经积热。

西医诊断：佝偻病。

治法：清心和胃，定惊安神。

处方：竹叶灯心汤加减。竹叶12g，灯心草3g，天竺黄12g，蝉蜕9g，钩藤（后入）12g，焦山楂12g，焦神曲12g，焦麦芽12g，炙甘草3g。4剂，日1剂，水煎频服。

二诊（2005年4月4日）：尽剂神安，无哭闹，汗出稍多，嘱口服维生素AD滴剂每次1粒，每日1次，龙牡壮骨颗粒每次5g，每日3次。

按：

小儿夜啼症多发生于生后数日至3个月以内的婴儿，夜间啼哭不止，常持续数小时，甚则通宵达旦，喂奶及哄摇难以止啼，或不吮乳。重者声音嘶哑，脐疝膨出，白昼则安然入睡，叫之难醒，醒后食奶，片刻后入睡。西医将此病多归入夜惊及睡眠不安等心理、情绪、行为异常的疾病中。临证需排除小儿因饥饿、尿布潮湿、衣物不适、夜间点灯等不良习惯引起的夜间啼哭。

古代医家认为小儿夜间啼哭，白昼安静，即为夜啼，多由于胎禀寒热、惊恐，或者小儿心肝有热、脾胃虚寒、疼痛、触惊客忤等所致，也可由血瘀引起，如《颅囟经》有"初生小儿至夜啼者，是有瘀血腹痛，夜乘阴而痛，则啼"的记载。治疗一般用朱砂、磁石等重镇之品。

　　本病案以清心安神、消食导滞之法治疗心经积热之夜啼。心主神明，主火属阳，阳气亢盛，至夜间阳不入阴而不能寐，热扰心神，心神不宁，故入夜心烦而啼；又患儿舌红、苔黄厚、纳差亦考虑有乳食积滞，《素问·逆调论》载"胃不和则卧不安"，故治当以清心安神、消食导滞。

　　《小儿卫生总微论方》言："心主热，其候惊，故热则生惊。又心为火，热则火旺，故热邪燥甚，令儿啼哭也。"方中竹叶甘、辛、淡、寒，入心经，专清心气，长于清心泻火以除烦，灯心草甘、淡、微寒，归心经而善于清心泻火，二者合用清心安神为君。天竺黄甘、寒，归心、肝经，有清心定经之功。蝉蜕，《本草纲目》载"治……惊哭夜啼"，故能镇静安神。钩藤性凉，主入肝、心包二经，与蝉蜕合用有凉肝止惊之效。焦山楂、焦麦芽、焦神曲，三药合用消食化滞，健脾和胃，使积去胃自和。

第六节　不寐案

案一　酸枣仁汤治疗肝血不足、虚热扰心案

仲某某，女，12 岁，2004 年 5 月 20 日初诊。

主诉：失眠 1 个月。

现病史：患儿 1 个月前无明显诱因开始失眠，难入睡，容易醒，自服酸枣仁未效；又先后于社区及私人诊所就诊，口服柏子养心丸及中药汤剂，未见明显效果，近日症状加重，遂来诊。刻下症见：入睡困难，夜间易醒，时头晕，无心慌、胸闷，纳差，大便偏干，小便正常。查体：精神略烦躁，眼下发青，唇红；心、肺、腹未及异常。舌脉：舌红，苔中黄厚，有剥脱，脉细弦。

中医诊断：不寐。辨证：肝血不足，虚热扰心。

西医诊断：睡眠障碍。

治法：养阴清热，养血安神。

处方：酸枣仁汤加减。炒酸枣仁 24g，茯苓 15g，知母 15g，川芎 6g，浮小麦 30g，生地黄 24g，僵蚕 9g，蝉蜕 9g，炙甘草 6g。7 剂，日 1 剂，水煎服。

二诊（2004年5月27日）：服药后睡眠可，复因学习紧张、功课忙，导致睡眠时间减少，眶下发青。舌红，苔白剥脱。守法继调，上方去浮小麦、生地黄、僵蚕、蝉蜕，加柏子仁、龙眼肉各12g，益智仁、石菖蒲各15g，远志9g，改炒酸枣仁30g，川芎12g，7剂，日1剂，水煎服。

三诊（2004年6月3日）：病情明显减轻，每夜可睡7~8个小时，舌红，苔略剥脱，脉细。守法继调，上方去柏子仁、龙眼肉、益智仁、远志、石菖蒲，加钩藤（后入）、夜交藤各15g，浮小麦30g，蝉蜕12g，改茯苓各12g，7剂，日1剂，水煎服。

四诊（2004年6月10日）：睡眠同前诊，今晨面浮肿，眶周青重于前，舌红，苔少，脉沉细。辨证为肾阴阳两亏，改方为地黄饮子加减。

处方：熟地黄24g，山萸肉12g，炒山药15g，牡丹皮12g，茯苓12g，猪苓12g，炒酸枣仁15g，炙甘草6g。7剂，日1剂，水煎服。

尽剂而愈。

按：

中医学认为失眠是心神失养或不安而致的以经常不能获得正常睡眠为特征的一类病证，又称"不寐""不得眠""不得卧""目不瞑"等。早在《黄帝内经》中就有相关的论述，《灵枢·口问》谓"阳气尽，阴气盛，则目瞑；阴气尽，而阳气盛，则寤矣"。后世医家亦多有阐发，《景岳全书·不寐》载"盖寐本乎阴，神其主也。神安则寐，神不安则不寐。其所以不安者，一由邪气之扰，一由营气之不足耳，有邪者多实，无邪者皆虚"。明代李中梓结合自己的临床经验对不寐证的病因及治疗提出了卓有见识的论述，"不寐之故，大约有五：一曰气虚，六君子汤加酸枣仁、黄芪；一曰阴虚，血少，心烦，酸枣仁一两，生地黄五钱，米二合，煮粥食之；一曰痰滞，温胆汤胆南星、酸枣仁、雄黄末；一曰水停，轻者六君子加菖蒲、远志、苍术，重者控涎丹；一曰胃不和，橘红、甘草、石斛、茯苓、半夏、神曲、山楂之类。大端虽五，虚实寒热，互有不齐，神而明之，存乎其人耳"。清代《风湿锦囊》亦提出"壮年人肾阴强盛，则睡沉熟而长，老年人阴气衰少，则睡轻微易知"，说明不寐与肾阴亦有关系。故失眠的病机为阴阳失调，阳不入阴，临床有虚实之分，虚证多因气血失和、阴血不足、血不养心所致；实证则多由食滞痰阻、心肝火旺、痰火扰心而发。失眠的治疗应"谨察阴阳所在而调之，以平为期"，补虚泻实，因势利导，扶助正气，驱邪外出，调和五脏阴阳，使机体恢复"阴平阳秘"的健康状态。

李师认为失眠的发生主要为心、肝二脏功能的紊乱，气血阴阳失调所致，治疗当调理脏腑气血，平调阴阳。临床可分为心肝气滞证、心肝血瘀证、肝火扰心证、心肝血虚证、阴虚火旺证。本病患儿失眠月余，诊见舌红，苔中黄厚，有剥脱，属中焦有热，兼见阴伤，证属肝血不足，虚热扰心，治宜养阴清热，养血安神，方选酸枣仁汤加减。《金匮要略》载："虚劳虚烦不得眠，酸枣仁汤主之。"方中酸枣仁重用，其养肝血，安心神，使血不虚，则阴能涵阳为君药，并以之为名；茯苓健脾利湿，使三焦无阻，则阳能入阴，且宁心安神，助酸枣仁以安神；知母滋阴，清热除烦，使心神得安，与茯苓共为臣药，与酸枣仁相配，助君药安神除烦；川芎调畅气血，疏达肝气，与酸枣仁相伍，一酸收，一辛散，相反相成，以养血调肝安神为佐药；生地黄甘寒养阴，苦寒泄热，入肾经而滋阴降火，养阴津而泻伏热；浮小麦补心养肝，除烦安神。僵蚕咸平、蝉蜕甘寒，引诸药入肝经；甘草补益和中为佐使。诸药和用，共奏养血安神，清热除烦之效。石菖蒲和胃安神，远志、夜交藤交通心肾，龙眼肉、柏子仁养血安神，随证之异，灵活甄选。

案二　天王补心丹治疗阴血亏虚、热扰心神案

蔡某，女，53岁，2004年12月3日初诊。

主诉：失眠1周。

现病史：患者平素睡眠一般，逢生气、劳累则易于失眠，一般服地西泮片可入睡。近1周以来睡眠极差，入睡困难，且容易醒，甚则整夜不眠，曾尝试意念疗法，亦先后自服七叶安神片、阿胶及地西泮片等药物，效果欠佳，遂来诊。刻下症见：难以入睡，甚则彻夜难眠，伴心慌，乏力，无胸闷及胸痛，偶有头晕，无头痛，口干，纳差，二便尚可。查体：精神一般，面颊红；心、肺未及异常。心电图未见异常。舌脉：舌红，苔白腻，脉弦细。

中医诊断：不寐。辨证：阴血亏虚，热扰心神。

西医诊断：睡眠障碍。

治法：滋阴清热，养血安神。

处方：天王补心丹加减。柏子仁24g，天门冬24g，麦门冬24g，当归12g，生地黄24g，玄参15g，天竺黄24g，炒僵蚕9g，蝉蜕12g，炒酸枣仁30g，夜交藤15g，

钩藤（后入）24g，炙甘草6g。3剂，日1剂，水煎服。

二诊（2004年12月6日）：症状减轻，夜晚12时入睡，能至天明，偶尔心慌、头晕，纳可，二便调。舌红，苔黄，脉细。遵法继调，上方去天竺黄、炒酸枣仁、钩藤，加珍珠母24g，改玄参24g，5剂，日1剂，水煎服。

尽剂而愈。

按：

患者年过半百，身处更年期，且女子有其特殊的生理病理特征，李师结合多年临床经验，认为更年期妇女一般经历了经、孕、产、乳，数伤于血，造成了气有余而血不足，血载气，血少则气机运行不畅，肝木失于条达，内外因素同时导致更年期妇女肝气郁结不畅，日久化火，动血则心悸，火扰元神则心烦不寐或少寐多梦。而肝肾同处下焦，乙癸同源，肾阴不足，水不荣木，肝失濡养，木气偏旺，阴虚阳亢，阳气浮越于上则烘热、头晕、头痛，阳气迫津外泄则汗出。故以失眠为主症的更年期综合征是以肾虚为本，肝郁、阳亢为标。结合舌脉，本案患者证属阴虚血少、神志不安，治宜滋阴清热、养血安神，方选天王补心丹。

天王补心丹出自《摄生秘剖》，为治疗阴虚内热型失眠的代表方剂。据传，本方为唐代僧人道宣所献。道宣晚年居终南山白泉寺，为了创立佛教律宗派，不分昼夜，诵经念佛，但因过于劳心，未完夙愿，四大天王之一的毗沙门天王在道宣梦中授予此方，专于补心，是谓天王补心丹。道宣将此方公之于世，凡劳心之人，尽可服用。现改丹剂为汤剂，剂量稍做调整。方中重用生地黄滋阴养血，为君药。天门冬、麦门冬滋阴清热；酸枣仁、柏子仁养心安神；当归补血润燥，共为臣药。茯苓养心安神，交通心肾；玄参滋阴降火，以制虚火上炎；夜交藤甘平，入心、肝二经，补养阴血，养心安神；僵蚕咸平、蝉蜕甘寒引诸药入肝经；钩藤甘凉，入肝、心包二经，能清肝平肝，与蝉蜕合用能凉肝止惊；诸药合用，共奏滋阴养血、补心安神，兼清内热之功。

案三 柏子养心汤治疗水火不济案

孙某，女，42岁，2005年3月28日初诊。

主诉：失眠10余年。

现病史：患者失眠已逾10年，容易醒，初时多梦，先后服用阿胶、补血口服液及中药汤剂等，效果一般，每难以入睡时，口服地西泮片，时或可效。刻下症见：睡眠差，易醒，多梦，心慌，胸闷，纳一般，便秘，小便调，月经正常。查体：精神一般，面色暗，下眼睑色深略黑；心、肺未及异常。舌脉：舌红，苔薄白，脉细涩。

中医诊断：不寐。辨证：水火不济。

西医诊断：睡眠障碍。

治法：疏肝解郁，交通心肾。

处方：柏子养心汤加减。柏子仁 30g，炒酸枣仁 30g，麦门冬 24g，天门冬 24g，玄参 24g，蝉蜕 12g，炒僵蚕 9g，合欢花 30g，合欢皮 30g，夜交藤 15g，全蝎 9g，炙甘草 6g。14 剂，日 1 剂，水煎服。

二诊（2005 年 4 月 18 日）：症状减轻，夜醒减少，时有梦，纳可，便调，舌红，苔白少津，脉细。守法继调，上方去夜交藤、金蝎，加党参 24g，14 剂，日 1 剂，水煎服。

尽剂而愈。

按：

女性一生经历了经、孕、产、乳，数伤于血，易处于"阴常不足，阳常有余"的状态，所以临床常以肾阴虚居多。妇女将至绝经，肾气渐衰，天癸渐竭，冲任二脉虚衰，易影响心、肝、脾，从而出现诸多证候。

本案患者将至中年，心力交瘁，暗耗心血，心失所养，故见心神不宁；肾水不能上济于心，心肾不交，故见失眠多梦，心悸怔忡；又因肾气虚，天癸竭，阴阳失调，虚火上扰，故见头痛、头晕；患者病史有 10 余年，受失眠困扰，肝气难疏，故可见胸闷；阴虚而肠道失于濡润，故见便秘。治宜滋阴补肾，养心安神，方选柏子养心汤。

柏子养心丸出自《体仁汇编》，主治营血不足、心肾失调之精神恍惚、怔忡惊悸、夜寐多梦、健忘盗汗等。方中柏子仁、酸枣仁养血安神，收敛心气；天门冬、麦门冬甘寒滋润以清虚火除烦；玄参甘寒质润，功能清热生津，滋阴润燥，可用于津伤便秘；夜交藤甘平，入心、肝二经，补养阴血，养心安神。《临证指南医案》载"其初在经在气，久则在络在血"，故加全蝎以通络；僵蚕咸平，蝉蜕甘寒，引诸药入肝经；合欢花、合欢皮，李师经典药对之一，一入肝经气分，一入肝经血分，气血并调，疏肝解郁，悦心安神。诸药合用，既可滋养心肾、补阴血之不足，又疏肝悦心。

附：失眠的病因病机

古代医家对失眠病机的认识，有着丰富的内容，概而言之，主要有以下学说：

1. 营卫不和说

《黄帝内经》提出营卫循行的睡眠理论。《灵枢·营卫生会》说："卫行于阴二十五度，行于阳二十五度，分为昼夜，故气至阳而起，至阴而止，其营气衰少而卫气内伐，故昼不精，夜不寐。"《灵枢·大惑论》曰："卫气不得入于阴，常留于阳，留于阳则阳气满，不得入于阴则阴气虚，故目不得瞑矣。"所以，营卫不和是失眠的重要原因。

2. 阴阳失调说

《灵枢·邪客》曰："今邪气客于五脏六腑，则卫气独卫其外，行于阳，不得入于阴。行于阳则阳气盛，阳气盛则阳跷满，不得入于阴，阴虚故目不瞑。"《医效秘传·不得眠》将病后失眠的病机分析为"夜以阴为主，阴气盛则目闭而安卧，若阴虚为阳所胜，则终夜烦扰而不眠也"。《类证治裁·不寐》载"阳气自动而之静，则寐；阴气自静而之动，则寤；不寐者，病在阳不交阴"，明确指出失眠与机体的阴阳失调有关。

3. 脏腑损伤说

《中藏经》开创了失眠的脏腑辨证论治。《水法有六论》载"病起于六腑者，有痞而不寐者，皆六腑也"，提出了失眠从六腑论治的思想。《论胆虚实寒热生死逆顺脉证之法》亦说："胆者，虚则伤寒，寒则恐惧，头眩，不能独卧；实则伤热，热则惊悸，精神不守，卧起不宁。"《素问·逆调论》载"胃不和则卧不安"，凡是脾胃不和、痰湿、食滞导致失眠者，都属于此。《太平圣惠方》之胆虚不眠为五脏虚邪干淫于心，强调心疾在失眠病中的地位。《辨证录》说："人有昼夜不能寐，心甚躁烦，此心肾不交也，盖日不能寐者，乃肾不交于心，夜不能寐者，乃心不交于肾，今日夜俱不寐，乃心肾两不相交耳。"《普济本事方》云："平人肝不受，故卧则魂不归于肝，神静而不得寐。今肝有邪，魂不得归，是以卧则魂扬若离体也。"

4. 气血紊乱说

《景岳全书·不寐》指出"劳倦思虑太过者，必致血液耗亡，神魂无主，所以不眠"，思虑太过，导致气滞和气结，气结于中，影响了脾胃的升降功能，则气血乏源，心神失养而失眠。清代王清任在《医林改错》血府逐瘀汤所治之症目中指出"夜不安者，将卧则起，坐未稳又欲睡，一夜无宁刻，此血府血瘀。失眠一证乃气血凝滞"，可见血瘀也是导致不寐的病机之一。

5. 神主失用说

《景岳全书·不寐》指出"盖寐本乎阴，神其主也。神安则寐，神不安则不寐"，可见失眠与心神有密切联系。

6. 邪气致病说

《灵枢·淫邪发梦》曰："正邪从外袭内，而未有定舍，反淫于藏，不得定处，与营卫俱行，而与魂魄飞扬，使人卧不得安而喜梦。"《灵枢·邪客》曰："夫邪气之客人也，或令人目不瞑，不卧出者。"这些记载均说明邪气侵袭是失眠的重要原因。

7. 阴阳跷脉说

《灵枢·寒热病》载"阴跷阳跷，阴阳相交，阳入阴，阴出阳，交于目锐眦，阳气盛则瞋目，阴气盛则瞑目"，故阴阳跷脉与人体昼夜节律密切相关，阴阳跷脉气之紊乱导致失眠。张景岳较全面地归纳和总结了不寐的病因病机，《景岳全书·不寐》将本证分为有邪与无邪两种情况，认为"有邪者多实证，无邪者多虚证"。有邪又分外邪、内邪，"凡如伤寒、伤风、疟疾之不寐者，此皆外邪深入之扰也，如痰如火，如寒气水气，如饮食忿怒之不寐者，此皆内邪滞逆之扰也"；无邪是指"思虑劳倦惊恐忧思，及别无所累而常多不寐者，总属真阴精血之不足，阴阳不交，而神有不安其室"。不寐的病机，无论有邪、无邪，均可以概括为"寐本乎阴，神其主也，神安则寐，神不安则不寐。其所以不安者，一由邪气之扰，一由营气之不足"。

第四章　肝系病证医案

第一节　黄疸案

案一　茵陈蒿汤治疗湿热熏蒸案

李某某，男，1 个月，2004 年 8 月 19 日初诊。

主诉：皮肤黄染 20 余日。

现病史：患儿生后 1 周余开始皮肤黄染，就诊于济南市妇幼保健院，先后予口服苯巴比妥片、枯草杆菌二联活菌颗粒、茵栀黄口服液等治疗，黄染减轻但未尽，遂来诊。刻下症见：皮肤黄染，不发热，纳眠可，大便黄，质略稀，日 3 次，小便稍黄。查体：精神可，面颊、额头黄染，色鲜明，前胸略黄染，目睛、手足无黄染，咽略红；心、肺、腹未及异常。舌脉：舌红，苔略黄腻，指纹紫滞。

中医诊断：黄疸。辨证：湿热熏蒸。

西医诊断：高胆红素血症。

治法：清热去湿，利胆退黄。

处方：茵陈蒿汤加减。茵陈 9g，栀子 3g，萹蓄 6g，瞿麦 6g，片姜黄 6g，炒麦芽 6g，炒谷芽 6g，炙甘草 3g。5 剂，日 1 剂，水煎服。

尽剂而愈。

按：

早在《黄帝内经》中即有关于黄疸病名和主要症状的记载。《素问·平人气象论》曰："溺黄赤，安卧者，黄疸……目黄者曰黄疸。"《伤寒杂病论》把黄疸分为黄疸、谷疸、酒疸、女劳疸、黑疸五种，并对黄疸的形成机理、症状特点进行了探讨，如"伤寒，瘀热在里，身必发黄""诸病黄家，但当利小便"等，治疗所用茵陈蒿汤成为历代治疗黄疸的重要方剂。《诸病源候论》《圣济总录》都记载了黄疸的危重证候"急黄"，并提到了"阴黄"一证。《医学心悟》创制茵陈术附汤，至今为治疗阴黄的代表方剂。《景岳全书·黄疸》提出了"胆黄"的病名，认为"胆伤则胆气败，而胆液泄，故为此证"，初步认识到黄疸的发生与胆汁外泄有关。《沈氏尊生书·黄疸》有"天行疫疠，已至发黄者，俗称之为瘟黄，杀人最急"的记载，对黄疸可有传染性及严重的预后转归有所认识。现代多认为黄疸的病机关键是湿，《金匮要略·黄疸病脉证并治第十五》中指出"黄家所得，从湿得之"。病位主要在肝胆，主要病理有湿热和寒湿两端。

本病案以清热利湿退黄之法治疗湿热熏蒸之黄疸。患儿出生10余日后出现黄疸，且持续时间较长，经查血清总胆红素较高，考虑为新生儿病理性黄疸。婴儿时期，脏腑娇嫩，形气未充，脾胃常虚，稍有喂养不慎，即会损伤脾胃，津液输布失常，湿浊内生，郁而化热，湿热熏蒸，胆汁泛溢而发为黄疸。《金匮要略》说："谷气不消，胃中苦浊，浊气下流，小便不通……身体尽黄。"治当清热去湿，利胆退黄，佐以运脾，方选茵陈蒿汤加减。茵陈蒿汤出自《伤寒杂病论》，为阳明瘀热在里，身体发黄而设。湿热在里，当清热利湿，主要通过淡渗利湿达到退黄的目的，必要时还应消食导滞、通利腑气，夹瘀者又当活血。方中茵陈，性寒味苦，具有生发之气，寒能胜热，苦能胜湿，其生发之气能逐内蕴之湿热外出，故为君药；栀子苦寒，能清利下焦肝胆湿热；萹蓄、瞿麦二者皆苦寒，皆具利尿通淋之效，使黄从小便而去，正如仲景认为"诸病黄家，但当利小便"；片姜黄辛散温通，苦泄，能活血行气以去胆络之瘀；炒麦芽、炒谷芽消食健胃，理气助运；炙甘草健脾益气，调和诸药，佐使之用。

案二　茵陈四苓散治疗寒湿内阻案

潘某某，男，4个月，2005年2月21日初诊。

主诉：皮肤黄染3月余。

现病史：患儿出生后半月余患新生儿黄疸，先后于济南市儿童医院及妇幼保健院就诊，予蓝光照射，并口服双歧杆菌、苯巴比妥及茵栀黄口服液等药物，经治疗3周，黄染减轻，血生化检查示：谷草转氨酶356U/L，总胆红素205μmol/L，直接胆红素71μmol/L，间接胆红素134μmol/L。为求中医治疗，遂来诊。刻下症见：面色黄染，不发热，不咳嗽，纳一般，睡眠安稳，大便偏稀，日2～3次，小便调。查体：精神可，面黄少华，目睛不黄，咽不红；心、肺、腹未及异常。舌脉：舌淡，苔白略厚，指纹淡滞。

中医诊断：黄疸。辨证：寒湿内阻。

西医诊断：婴儿肝炎综合征。

治法：温中化湿，健脾退黄。

处方：茵陈四苓散加减。茵陈 12g，茯苓 12g，炒白术 9g，栀子 3g，片姜黄 3g，白扁豆 6g，炒麦芽 6g，炒谷芽 6g，炙甘草 3g。3 剂，日 1 剂，水煎服。

二诊（2005 年 2 月 24 日）：黄染减轻，守法继调，上方去白扁豆、炒麦芽、炒谷芽，加萹蓄 9g，瞿麦、陈皮各 6g，清半夏 3g，改茵陈、茯苓各 9g，片姜黄 6g，7 剂，日 1 剂，水煎服。

三诊（2005 年 3 月 3 日）：黄染减轻，守法继调，上方去炒白术、片姜黄，加炒麦芽、炒谷芽、白扁豆、郁金各 6g，改茵陈 12g，瞿麦 6g，4 剂，日 1 剂，水煎服。

四诊（2005 年 3 月 7 日）：黄染轻微，偶有恶心，复查血生化示转氨酶、胆红素约降低一半。守法继调，上方去栀子、炒麦芽、炒谷芽、白扁豆、萹蓄、瞿麦，加炒白术 9g，生麦芽、片姜黄各 6g，7 剂，日 1 剂，水煎服。

尽剂而愈。

按：

本病案是以温中化湿、健脾退黄之法治疗寒湿内阻型黄疸。《景岳全书·黄疸》说："阴黄证，多由内伤不足，不可以黄为意，专用清利，但宜调补心脾肾之虚，血气复则黄必尽退。"《类证制裁·黄疸》说："阴黄系脾脏寒湿不运，与胆汁浸淫，外渍肌肤，则发而为黄。"《临证指南医案·疸》言："阴黄之作，寒从湿化，脾阳不能化热，胆汁为湿所阻，渍于脾，浸注肌肉，溢于皮肤，色如熏黄。阴主晦，治在脾。"《医学心悟》创制茵陈术附汤，至今仍为治疗阴黄的代表方剂。现在多认为阴黄是由于寒湿瘀滞，中阳不振，脾虚失运，胆液为湿邪所阻而发，治宜温中化湿退黄。

本案患儿年龄较小，经治疗 3 周后黄疸减轻。婴儿脾常不足，脾阳较虚，且正气已受损，易生痰生湿，湿邪所侵，湿从寒化，即成寒湿阻滞之证，治当温中化湿、健脾退黄，方选茵陈四苓散。

方中茵陈苦寒清热化湿，利胆退黄，栀子清利三焦湿热，尤清下焦肝胆湿热，配伍于大剂温药之中，去性留用；茯苓、白术、白扁豆健脾祛湿，瞿麦、萹蓄善于淡渗利湿；李师强调"治黄不治血，非其治也"，且"病久入络""久病必瘀"，故用片姜黄活血化瘀、利胆通络；"脾健贵在运不在补"，一味补脾健脾，恐其呆滞，用陈皮、炒谷芽、炒麦芽芳香入脾，理气助运，消食化积，且芽得春气，善理肝胆；甘草健补中州，又调和诸药。诸药配伍，既给寒湿以出路，又健运中州，去寒湿之源，既运脾土，又利肝胆，法方中的，药用效见。

第二节　抽动障碍案

案一　黄连温胆汤治疗痰热内蕴案

王某某，男，8岁，2007年6月26日初诊。

主诉：挤眉、眨眼、咧嘴4年余。

现病史：患儿自2003年以来，无明显诱因经常出现不自主地咧嘴、眨眼、挤眉，曾于当地医院诊断为抽动秽语综合征，服用苯海索等药物，收效不显，为求中西医结合系统治疗，遂来诊。刻下症见：挤眉，眨眼，皱鼻，咧嘴，无四肢抽动，无耸肩，无注意力不集中及秽语，纳眠可，小便短赤，大便干结。查体：形体肥胖，面色黄，口唇红；心、肺、腹未及异常。脑电图未见异常。舌脉：舌红，苔黄腻，脉滑数。

中医诊断：抽动障碍。辨证：痰热内蕴。

西医诊断：多发性抽动障碍。

治法：清热化痰，平肝熄风。

处方：黄连温胆汤加减。竹茹9g，黄连9g，麸炒枳实9g，麸炒枳壳9g，陈皮9g，清半夏9g，胆南星9g，僵蚕9g，蝉蜕9g，全蝎6g，白蒺藜15g，炙甘草6g。7剂，日1剂，水煎服。嘱忌食羊肉、巧克力、冷饮及辛辣、刺激食物，避免精神紧张。

二诊（2007年7月2日）：症状减轻，仍挤眉、咧嘴，间隔时间明显延长，纳佳，二便调，舌红，苔黄略厚。脾虚湿聚，痰热内蕴仍在，上方继服14剂。

按：

多发性抽动障碍，身体不同部位抽动，伴有喉间怪鸣，主要为"风"与"痰"作祟。《素问·至真要大论》载"诸暴强直，皆属于风"，《素问·阴阳应象大论》载"风胜则动"，故小儿一切抽搐、动摇、震颤、挛急皆由风所致。本病是风从内生，属内风范畴，但内风病证甚广，如心火暴盛，火盛动风；肝亢冲逆，内风扰动；脾虚木亢，肝风内动；肾水不足，水不涵木，虚风内动；或由于阴陷于下，阳亢于上，引动肝风；风动化火，痰壅蔽窍，导致血随气逆，横窜经络，进而形成阴阳不相维系的病理变化。因此，风痰与心、肝、脾、肾四经之阴阳失调均有密切关系。诸多疑难杂症多责之于痰，故有"怪病责之于痰""百病皆由痰作祟"之说。痰是重要的病理产物，是抽动障碍致病因素之一。风与痰在病理方面关系甚为密切，往往风动则火盛，火盛则风动，风火相煽，形成风证；风火熏灼津液而成痰浊，痰浊上壅则气逆而窍闭。故本病既可因风而生痰，亦可因痰而生风，风痰窜动可致搐搦瘛疭；痰阻气道则喉间痰鸣怪叫，形成上盛下虚、阴阳不相维系的病机。

小儿脏腑娇嫩，生机旺盛，故谓"纯阳"；又发育迅速，阳常有余，阴常不足；脾常不足，后天调护不当或久食肥甘厚味，可影响脾的运化，使脾虚失运，水湿内留，时日长久，聚而成痰，上蒙清窍，则神机不利。

患儿形体肥胖，素喜肉食，脾胃损伤，痰湿内蕴，土壅木曲，引动肝风，上扰头目，则见挤眉弄眼，缩鼻张嘴；小便短赤，大便干结，舌红苔黄腻，脉滑数皆为痰热之征象。故选用治痰之黄连温胆汤以清热化痰，佐以平肝熄风，收到较好疗效。

案二　柴胡桂枝汤治疗土虚木亢案

蒿某某，女，7 岁，2004 年 2 月 25 日初诊。

主诉：眨眼、耸肩半年余。

现病史：患儿半年前无明显诱因开始出现眨眼睛，每遇感冒、精神紧张则加重，近日来眨眼较前频繁，并出现耸肩，于山东大学齐鲁医院诊断为多发性抽动障碍，建议西药治疗，因虑其副作用，欲寻求中医药治疗，遂来诊。刻下症见：眨眼，耸肩，无清嗓，不咳嗽，不发热，纳眠可，二便调。查体：精神可，咽稍红；心、肺未及异常。脑电图未见异常。舌脉：舌略红，苔薄白，脉弦。

中医诊断：抽动障碍。辨证：土虚木亢。

西医诊断：多发性抽动障碍。

治法：扶土抑木。

处方：柴胡桂枝汤加减。柴胡 12g，黄芩 9g，清半夏 9g，桂枝 9g，赤芍 12g，白芍 12g，僵蚕 9g，蝉蜕 9g，炒酸枣仁 15g，钩藤（后入）15g，炙甘草 6g。7 剂，日 1 剂，水煎服。

二诊（2004 年 3 月 4 日）：症状稍轻，舌脉同上。遵法继调，上方去赤芍，加天麻 12g，细辛 3g，川芎 9g，7 剂，日 1 剂，水煎服。

三诊（2004 年 3 月 11 日）：眨眼及耸肩减少，腹部抽动也减少，但近期打乒乓球较多，相对劳累，故手腕动作又多，晨起手腕痛，夜间抽鼻子，大便 3 日方下，头干。遵法继调，上方去天麻、细辛、川芎，加羌活、防风各 9g，7 剂，日 1 剂，水煎服。

四诊（2004 年 3 月 18 日）：症状明显减轻，偶咳嗽，无涕，晨起咽干略痛，纳差，舌红苔少，色白略黄，咽红。遵法继调，上方去钩藤、羌活、防风，加白蒺藜、板蓝根各 15g，改柴胡、黄芩各 15g，7 剂，日 1 剂，水煎服。

五诊（2004 年 3 月 25 日）：症状减轻，舌红，苔黄略厚。遵法继调，上方加黄连 6g，7 剂，日 1 剂，水煎服。

尽剂而愈。

按：

抽动障碍是儿童时期最常见的一种行为异常，是以慢性、多发、运动性抽动和（或）发声抽动为特征的神经精神性疾病，常伴有强迫、多动等行为和情绪障碍，患病率近年来有上升的趋势。若不能有效控制，势必影响患儿学习、生活，甚至终生受累。

本案患儿，辨证属土虚木亢，故选柴胡桂枝汤以扶土抑木、调和阴阳。僵蚕、蝉蜕，轻清走上，皆归经入肝，功擅祛风，调达气机；羌活、防风疏散外风，钩藤平肝熄风，白蒺藜既散外风，又息内风；酸枣仁和血养肝，补养肝体，有敛肝之用。

案三 大定风珠治疗阴虚风动案

于某某，男，8 岁，2003 年 12 月 11 日初诊。

主诉：反复眨眼 1 年半，加重半个月。

现病史：患儿曾患多发性抽动障碍 1 年余，经治疗已愈。最近半个月以来又发作，频繁眨眼睛，并伴有注意力不集中，遂来诊。刻下症见：眨眼，皱眉，无清嗓，不咳嗽，纳眠可，二便调。查体：精神可，心、肺未及异常，快速轮替试验、点指试验、指鼻试验、跟膝胫试验阳性。脑电图未见异常。舌脉：舌红，苔少，脉弦细。

中医诊断：抽动障碍。辨证：水不涵木，阴虚风动。

西医诊断：多发性抽动障碍。

治法：滋阴熄风。

处方：大定风珠加减。生地黄 24g，玄参 15g，白芍 12g，山茱萸 12g，菊花 15g，枸杞子 15g，木瓜 12g，僵蚕 9g，蝉蜕 12g，炒酸枣仁 30g，钩藤（后入）15g，炙甘草 6g。4 剂，日 1 剂，水煎服。

二诊（2003 年 12 月 15 日）：眨眼、皱眉症状减轻，舌红苔少，脉弦细。守法继调，上方去玄参、白芍、菊花、枸杞子、木瓜，加夜交藤 15g，地龙 12g，黄精 12g，改生地黄 12g，蝉蜕 9g，炒酸枣仁 15g，14 剂，日 1 剂，水煎服。

三诊（2004 年 1 月 1 日）：症状明显减轻，偶尔眨眼，无皱眉，舌红，苔白，脉弦，证属水火失济、风动拔神，治以滋肾宁心、镇静安神，方选安神定志丸加减。

处方：茯神 15g，远志 9g，石菖蒲 12g，生龙骨 18g，生牡蛎 18g，生地黄 24g，熟地黄 24g，僵蚕 9g，蝉蜕 9g，炙甘草 6g。14 剂，日 1 剂，水煎服。

四诊（2004 年 1 月 15 日）：症状逐渐减轻，现基本不眨眼，声音略哑，舌红苔少，脉略沉。肝风已渐息，阴水仍不足，治当滋阴补肾、滋水涵木，方选六味地黄丸加减。

处方：熟地黄 24g，山茱萸 12g，炒山药 15g，泽泻 12g，牡丹皮 15g，茯苓 15g，僵蚕 9g，蝉蜕 9g，菊花 12g，炙甘草 6g。14 剂，日 1 剂，水煎服。

尽剂而愈。

按：

中医古典医籍中无抽动障碍病名，根据其临床症状，分属"肝风""抽搐""慢惊风""瘛疭""筋惕肉"等证的范畴，且有相同症状的文献记载，如《素问·至真要大论》载"风盛则动"，《张氏医通》载"瘛者，筋脉拘急也；疭者，筋脉弛纵也，俗谓之抽"，《温病条辨·痉病瘛疭总论》载"痉者，强直之谓，后人所谓角弓反张，古人所谓痉也。瘛者，蠕动引缩之谓，后人所谓抽掣、搐搦，古人所谓瘛也"等。

本案患儿证属水不涵木、阴虚风动，故治以滋阴熄风，方选大定风珠。方中生地黄、山茱萸、枸杞子补肝肾，以滋阴息风；白芍、木瓜滋阴柔肝，且木瓜能舒筋通络；菊花辛甘微寒，入肝经，能平抑肝阳，清肝明目；钩藤甘凉，主入肝经，能息风止痉；僵蚕、蝉蜕利咽通络；酸枣仁甘酸平，入心、肝二经，能养心益肝、安神；炙甘草调和诸药。诸药合用，共奏补肝肾、育阴息风之功。

案四 五虎追风汤治疗肝风内动案

孔某某，男，7岁，2004年5月9日初诊。

主诉：眨眼1年余，加重1个月。

现病史：患儿1年前无明显诱因开始出现眨眼，间断口服中药治疗（具体不详），病情时轻时重。近1个月来，患儿病情加重，并出现甩手、收腹动作，遂来诊。刻下症见：眨眼，双手及腹部抽动，偶清嗓，不咳嗽，无鼻塞、流涕，纳差，眠安，二便调。查体：咽不红；心、肺未及异常。脑电图未见异常。舌脉：舌淡红，苔薄白，脉弦。

中医诊断：抽动障碍。辨证：肝风内动。

西医诊断：多发性抽动障碍。

治法：通络息风，平肝止痉。

处方：五虎追风汤加减。蝉蜕9g，炒僵蚕9g，全蝎9g，胆南星9g，天麻12g，白蒺藜15g，炒酸枣仁15g，白芍15g，桑枝12g，炙甘草6g。14剂，日1剂，水煎服。

二诊（2004年5月23日）：双手及腹部抽动明显减轻，仍眨眼、清嗓，纳差，舌淡红，苔薄白。守法继调，上方去白芍、桑枝，14剂，日1剂，水煎服。

三诊（2004年6月6日）：症状明显减轻，偶尔眨眼，舌淡，苔薄白。守法继调，上方加钩藤（后入）15g，14剂，日1剂，水煎服。

按：

本病患儿眨眼1年余，加重1个月，诊见眨眼，双手及腹部抽动，偶清嗓，不咳嗽等，抽动障碍诊断成立。《素问·痿论》载"脾主身之肌肉"，《素问·风论》载"风者，善行而数变"，本病抽动部位常有游走、变化之特点，甚合风"善行而数变"之特性。《素问·阴阳应象大论》载"风胜则动"，故就脏腑病位而言，虽涉及较广，主要在肝与脾。抽动属风，肝主筋、主动，抽动归于肝，肝五行属木。木根于土，扶摇直上，愈上愈易动，故其症状以上部多见。又肝开窍于目，肝风亢动则出现眨眼、努嘴、摇头、扭颈等肝风内动的表现；足厥阴肝经循喉咙、入颃颡，肝阴不足，颃颡失濡，则见喉中出声；肝藏血，血舍魂，阴血不足，筋脉失养，则四肢抽搐。治宜平肝息风，兼以柔肝，方选五虎追风汤加减。

五虎追风散原是史傅恩先生祖传治疗破伤风的秘方。方中以蝉蜕、僵蚕、全蝎等虫类药物组成，具有平肝息风、通络止痉的作用。胆南星辛凉，入肝、胆二经，能息风定惊；白蒺藜、天麻能平肝息风；炒酸枣仁、白芍苦酸微寒，能柔肝、平肝，且白芍合甘草能酸甘敛阴；桑枝归肝经，善达四肢经络，能通利关节；甘草补益和中，调和诸药。

附一：李燕宁教授辨治小儿抽动障碍经验

李师结合多年临床经验，认为本病病位主要在心、肝，涉及肾、脾等脏，临床多见阳亢风动、气郁化火、脾虚痰聚、阴虚风动等证候，所以治宜从虚、风、痰、火方面辨证施治。

小儿时期，脏腑娇嫩，肝常有余，肾常虚，肝阳易亢，正常情况下，肝肾之阴阳相互制约，处于动态的平衡状态，即《素问·生气通天论》载"阴平阳秘，精神乃治"。肾阴常虚，无以制约肝阳，肝肾阴阳失衡，而致阴虚阳亢，虚风内动，则可见性情执拗、冲动任性、秽语失聪、烦躁不安等肝气有余之象。肝主筋，开窍于目，肝风亢动，则出现眨眼、努嘴、摇头、扭颈等肝风内动的表现；足厥阴肝经循喉咙、入颃颡，肝阴不足，颃颡失濡，则见喉中出声；肝藏血，血舍魂，阴血不足，筋脉失养，则四肢抽搐；肝血不足则魂不守舍，而出现梦呓、梦游等兼症，正如《素问·至真要大论》所载"诸风掉眩，皆属于肝"。故肝肾阴虚、虚风内动者，治宜养心柔肝，息风止痉。

中医认为，"怪病多责之于痰""百病皆由痰作祟"。"脾为生痰之源"，饮食不当，有所偏嗜，中气受损，脾失健运，痰湿内生，窜阻经络，引动肝风而致肌肉抽动。风痰上扰咽喉则怪声连连，上扰神窍则秽语不休。脾虚则易聚湿生痰，痰与风邪相携，易阻滞脏腑孔窍之经络，若风痰鼓动，上犯清窍，则挤眉弄眼；横窜经络，则发生头颈、四肢肌肉抽搐；痰阻气道则胸闷、痰鸣；上壅咽喉则咽痒不适、怪声连连，或语声不断；流窜经络则肢体抽动。故李师认为，脾虚痰浊阻滞心窍也是抽动障碍的重要病机。痰浊阻窍为主者，治宜健脾祛湿，化痰息风。

小儿精神怯弱，若课业繁重，劳伤心脾，心不能藏神亦可致神志飞扬不定，秽语难控，少寐多动。本病病变广涉五脏，表现为多脏功能失调，而以肝、脾为主。因小儿脾常不足，肝常有余，土虚木乘，则肝风内动。故病机主要为肝亢脾虚，风动痰扰，属本虚标实之证。"风为百病之长，善行而数变"，且最易挟痰，而"顽疾怪症多由痰作祟"，风痰合邪横窜经络，可使气阻窍闭而发病，故此证之痰乃风痰也。《兰室秘藏·小儿门》载"风木旺必克脾胃，当先实其土，后泻其木"，故平肝息风、健脾化痰是处方的关键。肝藏血而主筋，肝血不足，筋脉失养，则血虚风动，故养血柔肝亦为平肝之常法。心主血脉而藏神，《灵枢·口问》载"悲哀愁忧则心动，心动则五脏六腑皆摇"。心属火为阳脏，小儿生机旺盛，阳常有余，心火多亢，临床易出现心阴不足、心火有余、心神不守的病理改变，故清心养心、安神定志是本病必须兼顾的治法。

附二：李燕宁教授从肝脾论治小儿抽动障碍经验

中医学多将抽动障碍归属于"瘛疭""筋惕肉瞤""痉病""慢惊"等范畴，现代医家将本病归结为"肝风证"范畴，对于本病的辨证论治多有论述。李师对儿童抽动障碍采用辨病与辨证相结合的方法，从阴阳、五行、脏腑着手，兼顾小儿生理特性，以柴胡桂枝汤为主方，疗效显著。

1. 阴阳失和、肝脾失和，土壅木郁、土松木摇为主要病机

多发性抽动障碍，有人认为是本虚标实，阴虚阳亢，也有人认为是风、痰、气所致，虽论理坚实，然尚存疑惑。但凡本病诊断确立，病程皆需持续至少半年，而来诊患儿大多并无乏力倦怠、汗多消瘦、面白眩晕、口渴烦热或肢冷畏寒等气、血、阴、阳不足之征，何来本虚之谈？亦未皆见昏谵、胸闷、纳呆、苔腻、脉滑等痰症，何以言之？

本病就脏腑病位而言，虽涉及较广，但主要在肝与脾。《素问·痿论》载"脾主身之肌肉"，眨眼、皱眉、耸鼻、清嗓、努嘴、扭脖、歪颈、点头、收腹、甩手等抽动之症，或在面肌、眼肌、喉肌，甚或胸肌、腹肌等，或兼而有之，皆脾脏所主，五行属土。《素问·风论》载"风者，善行而数变"，本病抽动部位常有游走、变化之特点，甚合风"善行而数变"之特性；《素问·阴阳应象大论》载"风胜则动"，《素问·至真要大论》载"诸风掉眩，皆属于肝"，抽动属风，肝主筋、主动，抽动归于肝，五行属木。木根于土，扶摇直上，愈上愈易动，故其症状以上部多见。

心藏神，肝舍魂，脾主意。抽动醒而发作，自知而不能自控，间而发作者，心藏神无恙而肝舍魂不牢也。《素问·五脏生成论》载"人卧血归于肝"，入夜卧寐，

血归于肝，阴体得养，魂舍充实，魂不外越，故症不见。此外，临床上，本病常因外感风邪、情绪紧张而发作或加重。感受外邪，由表入里，必经半表半里，影响少阳之木；感召外风，内应肝木，风动则木摇；紧张则担忧思虑，内则困扰脾土；病久不愈，父母责罚、师生鄙嫌等又会令患儿抑郁、忧虑，导致肝郁脾滞。肝脾失和，土木失藏，魂意游弋，故临证常见多动、强迫等行为及情绪障碍。显而易见，本病病位在肝木脾土，土壅则木郁，土松则木动，反之亦然。此不和之态，为本病病机关键之一。

本病有清醒而作、入睡消失的特点，夜间阳气收敛，阴气渐盛，故静谧安和；日间阳气渐盛释放，阴气内收，故而发作。因此，究其病机，阴阳失和乃关键之一。小儿稚阴稚阳，又阳常有余、阴常不足，更易出现阴阳失和。

2. 调和阴阳，调和肝脾，扶土疏土、舒木稳木为主要治法

细究本病，非阳亢妄动，非飓风撼木；芽孢小儿，体属纯阳，禀少阳升发之性，故能蓬勃发育，渐壮实，臻成熟。因此，治疗时不宜克伐其未充之阳，不宜妄镇其少阳肝木，未见虚象亦勿随意补益，应首选和法。和法是中医传统常用八法之一，主要用于邪在半表半里、脏腑气血不和、寒热错杂、虚实并见等证。《广雅》载"和，谐也"，《老子》载"道生一，一生二，二生三，三生万物。万物负阴而抱阳，冲气以为和，"阐释了"和"是阴阳二气矛盾统一，是生成万物的内在依据或存在状态。"和"者，平也，缓也，与"列"相对，是通过其特有的和缓、和解、疏通、调和、平衡等作用调其偏胜、扶其不足，使邪祛、病消、人安。本病病机为阴阳、肝脾失和，当以调和阴阳、和解肝脾为主要治法。虽然小儿脾常不足，肝常有余，临床未必即表现为脾虚肝亢之证，根据见证，土松不坚当扶，土壅不畅当疏；木郁失展当舒，木枝摇动当稳。

3. 柴胡桂枝汤为首选主方

柴胡桂枝汤为《伤寒论》少阳病变治疗之方，"伤寒六七日，发热，微恶寒，支节烦疼，微呕，心下支结，外证未去者，柴胡桂枝汤主之。"外邪侵入太阳少阳，正邪相争，需切中病机。情志久郁则气机不宣，转枢不利，营卫出入不畅。

柴胡桂枝汤由小柴胡汤合桂枝汤各半量而组成，桂枝汤调和阴阳之功早已为医家共识，如柯琴《伤寒论附翼》赞其"为仲景群方之魁，乃滋阴和阳，调和营卫，解肌发汗之总方也"，清代医家徐彬《金匮要略论注》高度概括其"外证得之，解肌

和营卫；内证得之，化气和阴阳"。小柴胡汤是和法的代表方剂之一，功效主要是和解少阳，和胃降逆，扶正祛邪。小柴胡汤升清降浊，通调经腑，和其表里，以转枢机。

除整体功效之外，柴胡桂枝汤方中的药物，配伍应用，能顺土木之性。肝木体阴而用阳、喜条达而恶抑郁，方中柴胡微寒辛苦，归肝、胆经，有和解、疏肝、升阳之功效，张锡纯谓"禀少阳生发之气，为足少阳主药，而兼治足厥阴"，能助肝之用、达木之郁，又合小儿少阳之体。方中白芍性凉微寒、味苦酸，具有养血敛阴、平肝柔肝之功，可补肝之体、助木之稳。桂枝，《神农本草经》列为上品，载其"味辛温，主上气逆，结气喉痹……补中益气"，可知桂枝能补扶脾土；此外，《本草备要》载"桂能平肝"，《本草求真》载"风本属于肝……当以桂枝入肝平之"，《长沙药解》载"入肝家血分，走经络而达荣郁……最调木气"，诸家均言桂枝可调肝平风，由此可见，桂枝可补脾调肝、扶土舒木，甚切病机。以五行之理，木能疏土，诚如《素问·宝命全形论》所载"土得木而达"，方中柴、桂陈列，肝木调达则必无脾土壅滞之虑。黄芩苦寒，能入肝胆，张锡纯谓其"善入肝胆清热，治少阳寒热往来（大小柴胡汤皆用之），兼能调气，无论何脏腑，其气郁而作热者，皆能宣通之"。半夏性温辛苦，能燥湿而健脾和胃，古人又认为半夏生于夏至后十天左右，夏至一阴生，此自然界阴阳二气盛衰开始变更之时，故半夏从阴至阳，能交通阴阳。人参甘温，补气健脾；大枣甘温，益气养血、补中缓急、调和营卫；甘草甘平，补中缓急。参、枣、草益中扶土，姜、枣和营卫，且张锡纯谓生姜"具生发之气"，亦合少阳小儿，切勿随意弃之。

经方组合，成新经方，共奏调和营卫、燮理阴阳、和理土木之功，肯切中机，是为首选。

4. 临证求效，灵活加味

理清本病机要，确立相应治法，效方不难择选，临证尚需灵活，适当配伍，以求更效。本病抽动多以头面部为主，常加入僵蚕、蝉蜕，取法升降散，调达气机，且均轻清走上，皆归经入肝，善达木梢。其眼部症状明显者，加菊花、谷精草、白蒺藜入肝明目；动以口为主者，加土鳖虫、赤芍通经活络；鼻居面中央而属肺窍，鼻症主见者，入藿香、辛夷、苍耳子醒脾宣肺；咽喉症状明显者，酌加桔梗、射干、重楼、升麻上利咽喉。项肩扭耸者，择选葛根、桑枝横行肩背；累及胸腹者，增白芍、甘草缓急解痉；病及四肢者，用蜈蚣、全蝎通行经络。

总之，抽动障碍的病机为阴阳、肝脾失和，土木之壅松、郁摇，治疗应当以"和"为贵、"达兴土木"，柴胡桂枝汤为治疗本病的首选经方、验方。经方构思巧妙、配伍严谨，历经千载而不衰，用治今病，疗效斐然。言古方不能治今病者，非其不效也，未得其髓也。柴胡桂枝汤为经方典范，用治儿童抽动障碍，甚为合拍，适增配伍，兼顾更全。

第三节　眩晕案

川芎茶调散治疗风动木摇案

张某某，男，16 岁，2003 年 12 月 11 日初诊。

主诉：头晕、流清涕 10 余天。

现病史：患儿 10 余天前受凉后头晕、流涕，时有咳嗽，自服感冒清热颗粒、急支糖浆，咳嗽缓解；又服辛芩颗粒，仍头晕、流清涕，遂来诊。刻下症见：头晕，时头痛，时轻时重，晨起视物旋转，闭目稍轻，无耳鸣，纳可，无恶心、呕吐，入睡困难，二便正常。查体：血压 110/70mmHg，精神欠振，咽略红；心、肺未及异常。血常规、尿常规未见异常。舌脉：舌红，苔薄黄腻，脉弦。

中医诊断：眩晕。辨证：太阳、少阳合病。

西医诊断：上呼吸道感染。

治法：疏散太阳，和解少阳。

处方：柴胡桂枝汤加减。柴胡 15g，黄芩 15g，清半夏 9g，桂枝 9g，白芍 9g，僵蚕 9g，蝉蜕 9g，胆南星 9g，天麻 12g，炙甘草 6g。3 剂，日 1 剂，水煎服。

二诊（2003 年 12 月 14 日）：服药后症状减轻，昨夜又头晕，伴恶心，时流清涕，睡眠差，多梦，舌红，苔薄白微黄。风邪扰动，木摇不定，治以疏风解表清热，方选川芎茶调散加减。

处方：川芎 12g，荆芥 12g，防风 12g，细辛 3g，白芷 15g，羌活 12g，薄荷（后入）9g，僵蚕 9g，蝉蜕 9g，紫苏梗 12g，炙甘草 6g。4 剂，日 1 剂，水煎服。嘱煎药时加绿茶。

三诊（2003 年 12 月 18 日）：症状减轻，上方继服 6 剂。

四诊（2003 年 12 月 24 日）：症状明显减轻，无头晕、头痛，不恶心，偶流清涕，舌苔薄白，脉平。守法继调，上方去薄荷、僵蚕、蝉蜕、紫苏梗，加旱莲草 30g，金银花 24g，红花 9g，4 剂，日 1 剂，水煎服。嘱煎药时加绿茶。

尽剂而愈。

按：

眩晕是以目眩、头晕为主要特征的一类疾病，病位在头窍，然其病因、病机则变化多端。《素问·至真要大论》载"诸风掉眩，皆属于肝"，认为肝木旺，风气甚，则头目眩晕。张元素在《素问玄机病原式·五运主病》中言"所谓风气甚而头目眩晕者，由风木旺，必是金衰不能制木，木复生火，风火皆属阳，多为兼化，阳主乎动，两动相搏，则为之旋转"，他所主张的风火立论与《黄帝内经》一脉相承。张仲景认为，痰饮是眩晕的重要致病因素之一，《金匮要略·痰饮咳嗽病脉证并治》载"心下有支饮，其人苦眩冒，泽泻汤主之"。朱丹溪则进一步提出了痰水致眩学说，认为"无痰不作眩"，《丹溪心法·头眩》载"头眩，痰加气虚并火，治痰为主，加补气药及降火药。无痰则不作眩，痰因火动"。此外，亦有"无虚不作眩"之论，如《灵枢·海论》载"髓海不足，则脑转耳鸣，胫酸眩冒，目无所见，懈怠安卧"，《景岳全书·眩晕》载"原病之由，有气虚者，乃清气不能上升，或汗多亡阳而致，当升阳补气；有血虚者，乃亡血过多，阳无所依附而然，当益阴补血，此皆不足之证也"，《医学正传·眩晕》载"大抵肥白而作眩者，治宜清痰降火为先，而兼补气之药；人黑瘦而作眩者，治宜滋阴降火为要，而带抑肝之剂"。

眩晕之病机虽有上述多种，但其基本病理变化，不外虚实两端。虚者为髓海不足或气血亏虚，清窍失养；实者为风、火、痰扰乱清空。其病变脏腑与肝、脾、肾三脏相关。肝乃风木之脏，其性主升、主动，若肝肾阴亏，水不涵木，阴不维阳，阳亢于上，或气血暴升，上扰头目，则发为眩晕。脾胃为后天之本，气血生化之源，若脾胃虚弱，气血亏虚，清窍失养，或脾失健运，痰浊中阻，或风阳加痰，上扰清空，均可发为眩晕。肾主骨生髓，脑为髓海，肾精亏虚，髓海失充，亦可发为眩晕。

然本案患儿所述与上述病机不同，其就诊前有外感病史，而无风、火、痰等病机表现。患儿晨起有视物旋转之症，又有流清涕等表证，似符合《伤寒论》所载"少阳之为病，口苦，咽干，目眩也"及"伤寒中风，有柴胡证，但见一证便是，不必悉具"。患儿感受外邪，由表入里，必经半表半里，影响少阳之木；感召外风，内应肝木，风动则木摇。故予柴胡桂枝汤和解少阳，兼解太阳表邪。然予药后，头晕之症虽减，仍流清涕，又出现恶心、多梦、眠差等，无恶寒等表现，结合头晕、目眩等症，考虑为风邪所致。风为阳邪，头为诸阳之会，清空之府。风邪外袭，循经上犯头目，阻遏清阳之气，故头痛、目眩；鼻为肺窍，风邪侵袭，肺气不利，故见流涕，治当疏风止痛定眩，方选川芎茶调散加减。川芎茶调散出自《太平惠民和剂局方》，原书言："治丈夫、妇人诸风上攻，头目昏重，偏正头痛，鼻塞声重。"方中川芎辛温香窜，为血中气药，上行头目，为治诸经头痛之要药，善于祛风活血而止痛；荆芥、防风辛散上行，助川芎疏风止痛之功；羌活长于治太阳经头痛，白芷长于治阳明经头痛，李东垣谓"头痛须用川芎。如不愈，各加引经药，太阳羌活，阳明白芷"；细辛祛风止痛，善治少阴头痛，并能宣通鼻窍；薄荷辛凉，可制诸药之温燥，又能兼顾风邪易化热化燥之特点；紫苏梗宽胸利膈以止胃气上逆；僵蚕辛散咸平，入肝、肺二经，有祛外风、散风热、止痛之功；蝉蜕甘寒，能散肝经风热，又可息风止痉，《本草纲目》言其"治头风眩晕"；炙甘草益气和中，调和诸药。

第四节　头风案

柴胡桂枝汤治疗风邪阻络案

李某，女，17岁，2009年10月5日初诊。

主诉：反复头痛1年余。

现病史：患者时有偏头痛发作，常在感冒、劳累、情绪波动后诱发，5天前受凉，服感冒药症状好转，仍头痛，遂来诊。刻下症见：右侧头痛，呈跳痛，纳差，伴恶心欲吐，流清浊相兼涕，不发热，无咳嗽，睡眠欠安，二便调，月经正常。查体：精神不振，心、肺未及异常。血压80/115mmHg。舌脉：舌红，苔白略厚，脉细弦。

中医诊断：头风。辨证：风邪阻络。

西医诊断：偏头痛。

治法：疏风散邪，通络利窍。

处方：柴胡桂枝汤加减。柴胡 15g，黄芩 12g，清半夏 9g，桂枝 9g，赤芍 12g，白芍 12g，炒僵蚕 9g，蝉蜕 9g，川芎 9g，炙甘草 6g。7 剂，日 1 剂，水煎服。

二诊（2009 年 10 月 12 日）：症状大为好转，上方继服 14 剂。

尽剂而愈。

按：

偏头痛、偏头风多属内伤头痛，多因风、火、痰、瘀及肝、脾、胃、肾等脏腑功能失调，复感外邪而诱发。本病为虚实夹杂之证，发作期以实证为主，缓解期虚实并存。

小儿"脏腑薄，藩篱疏"，易于感触外邪，且"肝常有余"，又"肌薄神怯，经络脏腑嫩小，不耐三气发泄"，感邪后易由表及里，扰及少阳胆经，且往往表邪未解，邪已入里，出现表里同病、太少合病的临床表现。《灵枢·经脉》载"胆足少阳之脉，起于目锐眦，上抵头角，下耳后……从耳后，入耳中，出走耳前，至目锐眦后……别锐眦，下大迎，合于手少阳"，可见足少阳胆经与侧头部的关系十分密切，故在临床上，李师多辨此病为太少合病，少阳经气不通，多以表里双解、枢转少阳气机为治疗原则。太少双解，用桂枝汤疏风解表、调和营卫，祛发病之诱因，小柴胡汤和解少阳、枢转气机治发病之本，佐以僵蚕、蝉蜕疏风解痉，川芎引药直达病所。

第五节　癫痫案

柴胡桂枝汤治疗木壅土虚、阴阳失调案

刘某，女，12 岁，2008 年 6 月 23 日初诊。

主诉：间断抽搐 1 年余。

现病史：患儿平素沉默寡言，素有癫痫，近日因感冒致病情加重，1 日内大发作 1 ~ 2 次。遂来诊。刻下症见：头晕，乏力，偶有清嗓，流清涕，纳欠佳，眠尚可，二便正常。查体：精神不振；心、肺未及异常。脑电图未见异常。舌脉：舌红，苔黄略厚，脉浮弦。

中医诊断：癫痫。辨证：肝郁脾虚，津液不化，痰浊壅滞，阴阳失调。

西医诊断：癫痫。

治法：疏肝理脾，调和阴阳。

处方：柴胡桂枝汤加减。柴胡 15g，黄芩 12g，清半夏 9g，桂枝 9g，白芍 12g，僵蚕 9g，蝉蜕 9g，全蝎 9g，炒酸枣仁 12g，炙甘草 6g。14 剂，日 1 剂，水煎服。

二诊（2008 年 7 月 7 日）：服药后症状缓解，上方继服 20 剂。

尽剂而愈，随访 3 个月未再发作。

按：

本病病机为脏腑失调，痰浊阻滞，气机逆乱，风阳内动。七情不遂、气机不畅而致肝郁，肝郁乘脾，脾虚生痰，痰迷心窍，或者痰湿化火、火极生风、痰迷心窍均可致神昏抽搐。

李师认为癫痫之关键在于风、痰、气，小儿之癫痫多为外风诱发，外邪由表及里而影响少阳气机，枢机不利，引起肝风内动，风痰阻窍而发病。小柴胡汤和解少阳，理枢机；桂枝汤解表祛风，调和营卫气血。癫痫因于风，病主在肝，当治肝为主，柴胡疏肝，桂枝平肝，黄芩泻肝，白芍柔肝，酸枣仁养肝，蝉蜕清肝，全蝎镇肝，兼顾全面。僵蚕祛经络之风痰，解痰之结；半夏祛痰和胃，杜痰之源。僵蚕、蝉蜕配对，均入肝经，既能疏散外风，又能平息内风，无论发作期，还是缓解期，均可使用。全蝎入络，长于镇静熄风、通络止痉，病久顽固者可酌加使用。

第五章　肾系病证医案

第一节　遗尿案

案一　龙胆泻肝汤治疗肝经郁热案

宋某某，女，10 岁，2007 年 4 月 3 日初诊。

主诉：遗尿 1 年余。

现病史：患儿 1 年前出现夜间尿床，甚至一夜数次，经控制夜间饮水量及服中西药物治疗后均无效，随来诊。刻下症见：患儿平日性情急躁，每晚尿床 1～2 次，小便黄而少，伴口苦，时有腹胀，纳少，眠欠安，大便调。查体：神志清，精神可，口唇红。尿常规未见异常。腰骶部 X 线摄片：隐性脊柱裂。舌脉：舌红，苔黄，脉滑数。

中医诊断：遗尿。辨证：肝经郁热。

西医诊断：遗尿病。

治法：疏肝泻火，缓急止遗。

处方：龙胆泻肝汤加减。龙胆草 6g，栀子 9g，黄芩 9g，柴胡 9g，生地黄 12g，车前草 12g，泽泻 9g，炒酸枣仁 24g，炙甘草 6g。7 剂，日 1 剂，水煎服。嘱家长勿使患儿白天玩耍过度，睡前饮水太多，每晚按时唤醒患儿排尿，逐渐养成孩子自控的排尿习惯。

二诊（2007 年 4 月 10 日）：患儿自上次就诊后共尿床 2 次，小便黄而少，睡眠改善，纳可，大便调。口唇红，舌红，苔黄，脉滑偏数。肝经郁热之征象未尽除。效不更方，上方继服 14 剂。

三诊（2007 年 4 月 24 日）：诊后尿床 1 次，小便黄而少，无口苦、腹胀，纳眠可，大便调。口唇红，舌红，苔黄，脉略滑数。肝经郁热之征象未尽除。效不更方，上方继服 14 剂。

尽剂而愈。

按：

肝为刚脏，体阴而用阳。肝主藏血，血为阴，故肝体为阴，肝依赖血的滋养以发挥正常的生理作用。肝用指肝的一切活动，包括生理性和病理性的。生理上，肝有疏泄功能，调节气机，主升，主动，并促进脾胃的运化、血和津液的运行；病理上，肝的病变以阳动为主，或肝气易郁，久郁化火，"气有余便是火"，肝又藏有相火，故易化火。肝著右胁下，胆附其中，两者互为表里。肝喜条达而恶抑郁。"胆者，中精之腑"，以通降为顺。肝胆气机调畅，则脾胃升降受纳不失其常。若患儿平素性情急躁，肝气不疏，久而不解，则易化火，亦可导致胆气不利，胆汁瘀滞，化为湿热。肝气乘脾，脾失健运，水谷不化，湿停中焦，无论化热与否，皆可加剧肝郁。如此恶性循环，乃肝火常挟湿热之理也。肝主疏泄，肝之经脉循阴器，抵少腹，若湿热之邪蕴郁肝经，肝疏泄失司而致遗尿。

　　本案湿热蕴结肝胆，疏泄失职，胆气随之上溢，故见口苦；肝木横逆侮土，脾胃受病，运化失健，则出现纳少、腹胀；湿热下注，膀胱气化失司，故见小便短赤。证属肝经郁热，治宜疏肝泻火。肝经郁热治疗宜疏、宜泻，疏其气机，泻其有余，清肝泻火，郁热一去则诸症自除。但不用攻伐，应注意导邪外出，才能事半功倍。本案选用龙胆泻肝汤加减治疗。方中以"凉肝猛药"大苦大寒的龙胆草为君，龙胆草归肝、胆经，上清肝胆实火，下利肝胆湿热，泻火除湿两擅其功，切中病情；黄芩苦寒，归肝、胆经，为泻实火、清湿热之要药，二者相伍功效显著，再与苦寒之栀子相伍，更能增强泻三焦实火及湿热之效，兼能解热郁，行结气。泽泻甘淡利尿，能除肾与膀胱湿热；车前子甘寒，利尿通淋，与泽泻配伍可增强清热利湿之力，使邪从小便而出。"木郁达之，火郁发之"，气郁化火，故用柴胡达之、发之。综观全方，药物配伍严谨，主次分明，清中寓疏，降中寓升，泻中寓补，乃治疗肝经郁热遗尿之良方。

案二　五子衍宗丸治疗肾气不足案

范某，男，6岁，2007年7月6日初诊。

主诉：遗尿3年余。

现病史：自3周岁时遗尿，每夜遗尿，甚至一夜数次，控制夜间饮水量，服中西药物治疗均无效，遂来诊。刻下症见：每晚尿床1～2次，伴全身乏力，肢凉怕冷，纳少，眠佳，夜间眠时不易唤醒，大便调。查体：神志清，精神可，营养一般，口唇淡红，扁桃体无肿大；心、肺、腹未及异常。腰骶部X线摄片：隐性脊柱裂。尿常规无异常。舌脉：舌淡，苔薄白，脉沉细无力。

中医诊断：遗尿。辨证：肾气不足。

西医诊断：遗尿病。

治法：温补肾阳，固涩小便。

处方：五子衍宗丸加减。菟丝子12g，枸杞子12g，覆盆子12g，桑椹子12g，五味子12g，益智仁12g，金樱子12g，生麻黄6g，石菖蒲9g，炙甘草6g。7剂，日1剂，水煎服。嘱家长夜间定时唤醒患儿排尿。

二诊（2007年7月13日）：患儿自上次就诊以来，共尿床2次，现乏力，肢凉怕冷，纳少，眠佳，大便调。舌淡，苔薄白，脉沉细无力。脾肾阳虚、肾气不足之征象未尽除，上方继服14剂。

患儿依法治疗3个月后，遗尿症状消失，饮食增加，生长发育良好。

按：

遗尿是小儿常见病，男女均可发病，但以男孩为多见，预后大多良好，未经治疗的遗尿，每年约有15%的儿童自行缓解，但若病程长、反复不愈，可严重影响患儿的身心健康与生长发育。遗尿病因主要有脾肾虚寒，肾气不足，脾肺气虚，膀胱失约。

本案患儿除遗尿外，还伴有全身乏力、肢凉怕冷、舌淡、苔薄白、脉沉细无力等，证属肾气不足、气化不利、膀胱失约。方选五子衍宗丸加减，方中菟丝子、覆盆子、金樱子补肝养肾而固精，枸杞子、桑椹子补益肝肾，五味子滋阴涩精，生麻黄、石菖蒲醒神开窍，共奏温补肾阳、固涩小便之功。现代药理研究证明麻黄具有较强的大脑皮层兴奋作用，对排尿中枢的控制有一定的影响，从而增强膀胱括约肌功能，膀胱开阖有节，遗尿自愈。

案三 缩泉丸治疗肾精不足案

陈某，男，12岁，2005年1月3日初诊。

主诉：遗尿9年。

现病史：患儿3岁后一直尿床，轻则每周1次，重则每周数次，既往未重视。近两年患儿年龄渐长，断续服中药治疗，效果不明显，遂来诊。刻下症见：间断尿床，尿味不甚，口干，多饮，纳可，眠安，大便调。查体：面色白，唇淡红，咽无充血；心、肺、腹未及异常，前后二阴未及异常。尿常规未见异常。骶椎正位片：第一骶椎隐裂。舌脉：舌红，苔薄白，脉沉细。

中医诊断：遗尿。辨证：肾精不足，膀胱失约。

西医诊断：继发性遗尿。

治法：填精壮骨，缩尿止遗。

处方：缩泉丸加减。桑螵蛸 15g，益智仁 15g，金樱子 15g，续断 15g，狗脊 15g，熟地黄 15g，山茱萸 12g，黄精 15g，五味子 9g，炙甘草 6g。7 剂，日 1 剂，水煎服。

按：

第一骶椎隐裂是一种先天畸形，发生于胚胎时期，临床表现差异较大，轻者可无症状，或伴有遗尿、记忆力下降、不能久坐。遗尿的年长患儿约半数以上伴有隐裂，而且遗尿比较顽固。中医属于先天不足，肾"其充在骨"，只有肾精充足，骨髓生化有源，骨骼得到髓的滋养，才能坚固有力。

缩泉丸出自《校注妇人良方》，由乌药、益智仁、淮山药组成，具有温肾祛寒、缩尿止遗的功效，临床用于肾气虚寒而致的小便频数、遗尿等，历用不衰。宗其缩尿止遗之意，方中桑螵蛸、益智仁、金樱子固精缩尿，续断、狗脊补肝肾、强腰坚骨，熟地黄、黄精填精益髓，山茱萸、五味子补肾止遗，甘草调和诸药。现代实验研究表明，缩泉丸可通过提高血浆肾素活性直接刺激醛固酮的分泌而调节钠平衡，促进钠的重吸收，从而促进水的重吸收以减少尿量；可通过调节肾素-血管紧张素-醛固酮系统的功能，从而发挥调节人体正常水液代谢的作用。

附：李燕宁教授辨治遗尿经验

对于遗尿的中医治疗，李燕宁教授在临证时有以下几点体会：

（1）"塞流""澄源"并举。"澄源"者健脾益肾，"塞流"者缩尿固脬，脾肾同调，三焦气化正常而使病除，不可偏废。

（2）酌加开窍醒神之品。遗尿无论辨证属于何型，均有一个共同点，即夜间睡眠过沉，呼之难醒。酌加开窍醒神之品，如生麻黄、石菖蒲，能提高大脑皮层的兴奋性，使睡眠深度减弱，能及时接收来自膀胱的充盈刺激而易觉醒。

（3）应坚守疗程。治疗起效后继续坚持 2～3 个月，以帮助患儿建立大脑的警觉性，切勿中病即止。

（4）重视非药物治疗。心理疏导、睡前限水、劳逸适度等均不可忽视，培养良好的排尿习惯甚为重要。

第二节　尿频案

案一　导赤散治疗小肠火案

王某某，女，4岁，2003年12月25日初诊。

主诉：尿频1周余。

现病史：患儿1周前开始尿频，家长予竹叶水、头孢克洛颗粒等药物口服，并清洗外阴，症状稍轻未愈，遂来诊。刻下症见：尿频，色黄，无尿痛，不发热，纳可，眠欠安，大便调。查体：咽红；心、肺、腹及前后二阴未及异常。血常规、尿常规未见异常。舌脉：舌红，苔少黄染，脉细数。

中医诊断：尿频。辨证：小肠火。

西医诊断：急性单纯性膀胱炎。

治法：清热养阴，利水通淋。

处方：导赤散加减。生地黄24g，淡竹叶12g，灯心草3g，石韦15g，威灵仙12g，生甘草6g。4剂，日1剂，水煎服。

尽剂而愈。

按：

小肠泌别清浊，在吸收水谷精微的同时，还吸收大量多余的水液，多余的水液经肾脏的气化渗入膀胱，形成尿液，由尿道排出体外。由于小肠在泌别清浊过程中参与了水液代谢，故有"小肠主液"之说。《灵枢·经水》载"手太阳……内属小肠，而水道出焉"，《诸病源候论·诸淋候》载"水入小肠，下于胞，行于阴，为溲便也"。小肠禀气于三焦，小肠失化，上为口糜，下为淋痛。治当清热养阴，利水通淋。方选《小儿药证直诀》导赤散，导心经之热从小便而出，原治"小儿心热"，后经《奇效良方》《删补名医方论》等扩大了应用范围，用治小便赤涩淋痛等。方中生地黄凉血滋阴清热；淡竹叶淡渗利窍；灯心草、石韦利尿通淋；威灵仙解痉祛风，通行十二经，上开脑窍，下行血海，旁达四肢；甘草清热解毒，通淋止痛，并调和诸药。

案二　七味白术散治疗土不制水案

李某某，女，6岁，2003年6月12日初诊。

主诉：尿频年余，加重3天。

现病史：患儿平素尿频，近2～3天加重，每15～20分钟1次，每次量少，色黄，遂来诊。刻下症见：小便频，色黄量少，味不甚，无尿痛，不发热，无咳嗽，不流涕，纳差，眠欠安，大便软，日1次。查体：咽不红；心、肺、腹及前后二阴未及异常。尿常规未见异常。舌脉：舌红，苔白厚，脉缓。

中医诊断：尿频。辨证：脾虚气弱，土不制水。

西医诊断：泌尿系感染。

治法：健脾益气，培土制水。

处方：七味白术散加减。葛根15g，炒白术12g，白扁豆12g，茯苓12g，炒山药15g，砂仁（后入）9g，益智仁12g，桑螵蛸15g，金樱子12g，炙甘草6g。4剂，日1剂，水煎服。

二诊（2003年6月16日）：病情减轻，睡前小便3次，每次间隔2～3分钟，偶有腹痛。遵法继调，上方加蝉蜕、陈皮各9g，炒谷芽、炒麦芽各15g，7剂，日1剂，水煎服。

尽剂而愈。

按：

脾为中土，主运化而制水，脾气虚则中气下陷，运化失健，水失制约。《灵枢·口问》载"中气不足，溲便为之变"，故脾虚可使膀胱失约，排尿功能失去控制而产生尿频。治宜健脾益气、培土制水，方选七味白术散加减。

张山雷先生在《小儿药证直诀笺正》中评述，"白术散一方，养胃生津，鼓舞中州清阳之气，而不升提以摇动肾肝，脾胃家之良方，当在东垣之上，多服为佳"，又言"七味白术，健脾升清，芳香醒胃，全从中土着手，所谓培中央以灌溉四旁者，最是幼科和平培补之妙药……看似一个板方，轻微淡远，何能起病？实是苦心斟酌，惨淡经营。用法之灵，选方之当，推为圣手，吾无间然"，犹觉言未尽意，还谓"钱氏七味白术散，扶脾胃而生津液，合芳香之气以振动之，最是平补中州之良剂。小儿阴阳俱弱，以此安和中气，而鼓舞其清阳。居中而驭四旁，大有六辔在手，一尘不惊之态，此仲阳方之上乘禅也"。只要识得本方"养胃生津鼓舞中阳"，是"平补中州之良剂",便可广泛用于临床。方中葛根升发清阳,鼓舞脾胃清阳之气上升而止遗;白扁豆、茯苓、山药、甘草益气健脾,以培土制水;砂仁调气畅中;益智仁、桑螵蛸、金樱子功能补肾,补火助土,固精缩尿。

案三　当归芍药散治疗湿注瘀阻案

朱某某,女,58 岁,2003 年 11 月 25 日初诊。

主诉:尿频 3 月余。

现病史:患者 3 个多月以来小便较频,自服三金片、妇炎康、左氧氟沙星、头孢类抗生素等药物,病未缓解,遂来诊。刻下症见:尿频,微痛,腹部坠胀,不发热,口干、口苦、口臭,纳略少,手足心热,睡眠较浅,大便尚可。查体:精神可,面黄唇红,口气重;心、肺未及异常。尿常规示潜血(+++),蛋白微量。舌脉:舌红,边有齿痕,苔白,脉细弦。

中医诊断:尿频。辨证:心经火盛,阴津不足。

西医诊断:泌尿系感染。

治法:清心泻火,养阴生津。

处方:导赤散加减。生地黄 24g,淡竹叶 12g,灯心草 3g,莲子心 9g,黄连 9g,栀子 12g,天花粉 30g,葛根 30g,生甘草 6g。5 剂,日 1 剂,水煎服。

二诊(2003 年 11 月 30 日):症状稍减轻,仍口干,口苦,小便数,微痛,舌暗红,边有齿痕,苔白厚,脉弦涩。复查尿常规示潜血(++),蛋白阴性。证属血瘀夹湿热蕴阻,当活血化瘀、清利湿热,方选当归芍药散加减。

处方:当归 15g,白芍 15g,川芎 12g,茯苓 24g,炒白术 24g,泽泻 15g,大蓟 15g,小蓟 15g,威灵仙 15g,淡竹叶 12g,炙甘草 6g。5 剂,日 1 剂,水煎服。

三诊(2003 年 12 月 4 日):症状减轻,无小便频数,无腹部下坠,仍口干,口苦,舌红,边有齿痕,苔白厚腻,脉稍弦。复查尿常规示潜血(+++),蛋白微量。遵法继调,上方去威灵仙、淡竹叶,加赤芍 15g,马鞭草 30g,改川芎、茯苓、炒白术各 15g,大蓟、小蓟各 30g,泽泻 12g,7 剂,日 1 剂,水煎服。

四诊(2003 年 12 月 11 日):诸症减轻,仍口干,喑哑。舌红,苔薄黄,脉浮。复查尿常规示潜血(+),蛋白阴性。调方为泻白散加减,尽剂而愈。

按：

患者瘀血阻，湿热蕴，膀胱气化不利，故小便频出；血阻湿郁，津液运行失常，不能上承，故口干、口苦。《金匮要略·妇人妊娠病脉证并治》载"腹中疞痛，当归芍药散主之"，当归芍药散为四物汤去地黄，加白术、茯苓、泽泻，功能活血补血、健脾祛湿，适于如妇科病、前列腺疾病、静脉曲张等属于血瘀夹湿之证的疾病。当归、芍药、川芎，补血活血；白术、茯苓、泽泻，培土制水，功似五苓散，李师强调，经方五苓散治疗膀胱气化不利，非仅水肿尿少可用，小便频出、气化不利者亦可用；大蓟、小蓟均甘苦、性凉，入心、肝经，凉血止血，兼能利尿，善治血尿；威灵仙解痉祛风除湿，通行十二经，上开脑窍，下行血海，旁达四肢；芍药、甘草，善于缓急，无论是腹急、腓急、气急，抑或尿急，均可使用。

案四 知柏地黄丸治疗肾精亏虚、气不化津案

朱某某，女，43 岁，2003 年 12 月 25 日初诊。

主诉：尿频 1 个月，加重 3 天。

现病史：患者 1 个月前出现尿频，自服阿莫西林、头孢呋辛、三金片等药物，未见明显效果，近 3 天病情加重，遂来诊。刻下症见：尿频，不发热，口干，纳差，眠欠安，大便尚可。查体：精神欠振；心、肺未及异常。尿常规白细胞（++），红细胞（+）。舌脉：舌红，苔白厚，脉弦细。

中医诊断：尿频。辨证：肾精亏虚，气不化津。

西医诊断：泌尿系感染。

治法：补肾填精，清利水道。

处方：知柏地黄丸加减。知母 24g，黄柏 15g，生地黄 24g，山茱萸 12g，炒山药 30g，泽泻 15g，牡丹皮 15g，茯苓 24g，猪苓 24g，炙甘草 6g。4 剂，日 1 剂，水煎服。

二诊（2003 年 12 月 29 日）：病情减轻，小便仍频，口干而苦，口臭减轻，大便稀，每日清晨 5 时、晨起活动后、早餐后共 3 次，下肢肿，入夜手足心热，舌红，苔白微厚，中部略黄。查尿常规白细胞（+），红细胞（+）。守法继调，上方改知母 15g，炒山药 24g，4 剂，日 1 剂，水煎服。

三诊（2004 年 1 月 2 日）：病情减轻，尿仍稍频，口干而苦，下肢仍肿。守法继调，上方去山茱萸、牡丹皮，加川芎 12g，蒲公英 30g，三七粉（冲）2g，改茯苓

30g，猪苓 15g，知母 24g，炒山药 30g，4 剂，日 1 剂，水煎服。

尽剂而愈。

按：

尿频日久不愈，湿热久恋不去，可损伤肾阴；脾肾阳虚，日久阳损及阴，而至肾阴不足；初为阳虚而过用辛温，损伤肾阴；素为阴虚体质，肾阴不足，虚热内生，虚火客于膀胱，膀胱失约。本案患者，迁延日久，久则致虚；入夜手足心热为阴虚内热，虚热内扰；口干、口苦，阴虚内热，热灼津液；大便稀、下肢水肿乃湿热久恋不去。肾主一身之阳，无明显寒象，辨属阴虚；患者阵发性汗出，结合舌脉，乃相火旺。

知柏地黄丸出自《医宗金鉴》，又名知柏八味丸，方中生地黄清热滋阴补肾，填精益髓；山茱萸滋养肝肾，收敛固涩止小便；炒山药益精气，健脾胃，止泄利；泽泻泻肾利湿；牡丹皮清热凉血，并制山茱萸之酸收；茯苓、猪苓淡渗利湿；知母、黄柏增强滋肾阴、清相火的作用。

第三节　尿血案

案一　利咽汤治疗湿热瘀阻案

徐某某，女，12 岁，2007 年 4 月 19 日初诊。

主诉：血尿 3 个月。

现病史：患儿 3 个多月前受凉后发热，咽痛，1 周后出现双眼睑浮肿，小便色红，状如洗肉水样，在当地医院查尿常规示：蛋白（++），管型（0～1），红细胞（++++），抗链球菌溶血素"O"（+），血沉 75mm/h，诊断为急性肾小球肾炎，住院治疗 30 天，诸症消失，但镜下血尿持续不消，遂来诊。刻下症见：四肢无浮肿，无皮疹，纳少，眠可，小便短赤，大便正常。查体：面色少华，口唇红，咽红，扁桃体 I 度肿大；心、肺、腹未及异常。尿常规示：蛋白（－），管型（0～1），红细胞（+++）。舌脉：舌红，苔白厚，脉滑数。

中医诊断：尿血。辨证：湿热内侵，瘀血阻络。

西医诊断：迁延性肾小球肾炎。

治法：清热解毒，化瘀止血。

处方：利咽汤加减。金银花 24g，连翘 15g，板蓝根 15g，炒牛蒡子 12g，玄参 12g，麦门冬 12g，大蓟 15g，小蓟 15g，白茅根 30g，马鞭草 15g，白花蛇舌草 15g，三七粉（冲服）3g，炙甘草 6g。7 剂，日 1 剂，水煎服。

万应胶囊，每次 1 粒，每日 3 次，口服。嘱饮食清淡，忌食油腻、生冷食物，预防感冒。

二诊（2007 年 4 月 25 日）：纳可，小便色黄，量可，大便调。舌红，苔薄白。尿常规示：蛋白（－），管型（0～1），红细胞（＋）。湿热内侵，瘀血阻络。效不更方，上方继服 30 剂。

三诊（2007 年 5 月 25 日）：小便色清，量可，大便调。舌淡红，苔薄白。尿常规示：蛋白（－），管型（0～1），红细胞（－）。湿热内侵，余邪未尽。效不更方，上方继服 30 剂。

尽剂而愈。

按：

肾炎属于西医病名，中医归属"水肿""尿血"范畴。李师认为本病病因主要为风热外袭或湿热毒邪内侵，致肺、脾、肾三脏功能失调而发病。病理主要责之于风、湿、毒、瘀。急性风水相搏者，以浮肿为主，兼有上呼吸道感染症状，治以宣肺利水；湿热内蕴者，以血尿为主，多兼皮肤感染，治以清热凉血利湿。水邪泛滥是本病的关键，故利湿乃治疗大法，或以淡渗，或以清利，使邪有出路，邪去正安；而瘀为离经之血，为湿热伤络所致，治以清热凉血止血，佐以活血，使血止而不留瘀。慢性者多表现为正虚邪恋，其特点是临床症状不明显，仅有镜检血尿或蛋白尿，因经过宣肺清热利湿等治疗后，邪气已衰，但余邪留恋，损伤肺脾之气，治疗应以健脾益气为主，但不可重用温补或滋腻之品，以防敛邪。

本案患儿，因受凉致肺气郁遏，宣降失司，上不能宣发水津，下不能通调水道，上泛颜面而致水肿；湿郁化热，湿热下注，伤及下焦血络，而致尿血。病程虽较长，但口唇红，咽红，扁桃体红肿，乃热毒内蕴留而未去，治疗必须清热解毒，清利咽喉，邪毒不尽则病疾不愈，因此处方利咽汤，选金银花、连翘、牛蒡子、板蓝根、玄参、白花蛇舌草等。同时，兼以凉血活血，故用大蓟、小蓟、白茅根、三七等。临证表明，以清热解毒法治疗小儿肾小球肾炎持续血尿疗效确切。

案二 小蓟饮子治疗下焦瘀热案

郑某，男，9 岁，2004 年 7 月 18 日初诊。

主诉：尿常规潜血阳性 2 天。

现病史：患儿 2 个月前患过敏性紫癜，经口服芦丁片、氯雷他定、维生素 C 等治疗后，皮疹消退。其后，定期检查尿常规，未见异常。2 天前患儿复查尿常规发现潜血呈阳性，遂来诊。刻下症见：尿色不红，无泡沫，无尿频、尿急及尿痛，不发热，纳可，眠安，大便正常。查体：精神可，周身皮肤黏膜未见黄染、皮疹及出血点，咽不红；心、肺、腹未及异常。尿沉渣示潜血（＋），大便常规及潜血未见异常。舌脉：舌红，苔白略少，脉数。

中医诊断：尿血。辨证：下焦瘀热。

西医诊断：紫癜性肾炎。

治法：清热凉血止血。

处方：小蓟饮子加减。大蓟 15g，小蓟 15g，蒲黄（包）9g，生地黄 12g，茜草 15g，马鞭草 15g，旱莲草 15g，芡实 12g，莪术 9g，三七粉（冲）1g，炙甘草 6g。7 剂，日 1 剂，水煎服。

二诊（2004 年 7 月 25 日）：患儿咳嗽，有痰难咯，舌红，苔薄白，尿沉渣示潜血（＋）。遵法继调，上方去茜草、旱莲草、芡实、莪术、三七粉，加白茅根、当归各 12g，黄芪 15g，桃仁、红花各 9g，7 剂，日 1 剂，水煎服。

三诊（2004 年 8 月 1 日）：不咳嗽，无流涕，舌红，苔白，尿沉渣示潜血（＋）。遵法继调，上方去蒲黄、生地黄、黄芪、桃仁、红花、当归，加赤芍、白芍、牡丹皮、紫草各 15g，三七粉（冲）1g，改白茅根 30g，7 剂，日 1 剂，水煎服。

四诊（2004 年 12 月 20 日）：无明显不适，舌红，苔薄白，尿沉渣未见异常。遵法继调，上方去白茅根、赤芍、白芍、紫草、三七粉，加藕节 15g，生蒲黄（包）9g，生地黄 18g，桃仁、红花各 9g，黄芪 24g，7 剂，日 1 剂，水煎服。

尽剂而愈。

按：

瘀热结于下焦所致的尿血由于热聚膀胱或心火移于膀胱，损伤血络，血渗于脬中，血随尿出。出血之后，离经为瘀，瘀血又会妨碍新血的生成及气血的正常运行，使出血反复、难止。治当以凉血止血为先，兼以清热去瘀，方选小蓟饮子加减。

小蓟饮子首载于《严氏济生方》，其方药最早见于《玉机微义》，主要治疗下焦结热之血淋，症见尿中带血、小便频数、赤涩热痛、舌红、脉数等。方中大蓟、小蓟凉血止血；蒲黄、茜草凉血止血，兼能化瘀，既祛瘀热，又防血止留瘀；马鞭草清热解毒，活血散瘀；生地黄、旱莲草滋阴益肾，凉血止血；芡实益肾固精；莪术破血祛瘀；三七祛瘀止血兼有补益之功；甘草调和诸药。

附：李燕宁教授治疗血尿的经验撷述

对于肾炎等镜下血尿的治疗，李师体会如下：

（1）清热解毒为第一要务，用药时间应至咽部症状完全消失为止，切不可拘泥时间或顾及药物性味等，必须做到"祛邪务尽"。

（2）血尿为主者，应止血与利尿并举，以防止血留瘀之弊。

（3）治疗本病，不宜过早应用温补药物，以免留邪而迁延不愈，应掌握补益不助邪、祛邪不伤正的原则。

大量资料表明，清热解毒利湿类药物具有消炎杀菌、控制病灶、利尿消肿等作用，可减轻水肿，改善肾脏功能；活血化瘀药物具有改善肾脏微循环、抗凝、抗变态反应等作用，可减轻免疫损伤，消除炎症。

第四节　水肿案

真武汤治疗阳虚水泛案

安某，女，33岁，2004年6月17日初诊。

主诉：遍身浮肿1年。

现病史：患者1年前开始出现身体浮肿，先后于社区门诊、私人诊所就诊，口服中药汤剂等，病势迁延，浮肿未愈，遂来诊。刻下症见：颜面、四肢浮肿，头晕，乏力，懒言，无心慌、胸闷，畏寒，手指、足跟剧痛，多梦，月经量多，经期7～10天。查体：精神欠振，面色㿠白，泪水汪汪，四肢欠温；心、肺未及异常。心电图、尿常规未见异常。舌脉：舌淡，苔薄白，脉沉细无力。

中医诊断：水肿。辨证：阳虚水泛。

西医诊断：慢性肾炎。

治法：温阳利水。

处方：真武汤加减。制附子 9g，肉桂 9g，茯苓 30g，炒白术 30g，赤芍 12g，白芍 12g，当归 15g，猪苓 30g，炙甘草 6g。7 剂，日 1 剂，水煎服。嘱煎药时加生姜 3 片、大枣 5 枚。

二诊（2004 年 6 月 27 日）：仍肿，手足部关节痛减轻，仍觉发胀、发麻，头晕乏力，腹中胀气，失眠多梦，发怪梦，舌红，苔白。辨证肝经虚寒，治以温经散寒，利水清肿，上方合五皮饮。

处方：制附子 9g，茯苓 15g，炒白术 15g，当归 15g，川芎 12g，猪苓 30g，大腹皮 30g，桑白皮 15g，陈皮 12g，炒酸枣仁 30g，炙甘草 6g。7 剂，日 1 剂，水煎服。嘱煎药时加生姜 3 片、大枣 5 枚。

按：

水肿乃肺、脾、肾三脏相干之病，盖水为至阴，故其本在肾，水化于气，故其标在肺，水惟畏土，故其制在脾。肺虚不能宣通水气，脾虚不能制水，故水气盈溢，渗液皮肤，流遍四肢，所以通身肿也。久病伤阳，故见头晕、乏力、懒言、畏寒、面色㿠白；水邪凝滞阻其血络，久则失养，因而手指、足跟剧痛；脾肾阳虚，不能摄血，则月经量多，经期延长。治宜温阳利水，方选真武汤加减。方中附子、肉桂温肾助阳，以化气行水，兼暖脾土，以温运制水；炒白术、茯苓、猪苓健脾渗湿以利水；赤芍活血通络；白芍利小便，敛阴缓急止痛；当归养血活血；生姜、大枣健胃和中；甘草调和诸药。二诊中加用陈皮、桑皮、大腹皮、川芎行气健脾利水，炒酸枣仁养血安神。

第六章　传染病案

第一节 奶麻案

升麻葛根汤治疗风热夹湿案

任某某，女，8个半月，2005年5月19日初诊。

主诉：发热4天。

现病史：患儿4天前无明显诱因开始发热，体温最高39.2℃，于济南市妇幼保健院就诊，予布洛芬混悬液、蒲地蓝消炎口服液、利巴韦林颗粒口服，热势反复、稍减，咳嗽，流涕，今晨体温37.5℃，伴有皮疹，遂来诊。刻下症见：暂不发热，偶尔咳嗽，鼻塞，偶流清涕，纳欠佳，眠欠安，平素大便干结，今大便稀。查体：体温36.6℃，面部淡红色丘疹，余处未见皮疹，咽稍红，听诊双肺呼吸音清；心、腹未及异常。血常规未见异常。舌脉：舌红，苔黄略厚腻，指纹紫。

中医诊断：奶麻。辨证：风热夹湿。

西医诊断：幼儿急疹。

治法：解肌清热，祛湿透疹。

处方：升麻葛根汤加减。升麻9g，葛根15g，黄芩12g，牡丹皮12g，青蒿12g，秦艽15g，浮萍12g，紫草9g，生甘草6g。3剂，日1剂，水煎服。

尽剂而愈。

按：

奶麻是婴幼儿时期的一种急性出疹性疾病，为感受风热时邪所致，病机为时邪疫毒，郁于肌表，搏于气血，外泄肌肤。临床以骤起高热，持续3～4天后体温骤降，热退后肌肤出现玫瑰色、细散皮疹为主要表现。由于本病皮疹形态类似麻疹，故又名"假麻"，西医称为幼儿急疹。

本案患儿，风热邪毒，侵袭肌表，邪正相争，清肃失职，故见身热、鼻塞、流涕、咳嗽等肺卫症状；湿热内蕴，脾运失职，故便稀、舌苔厚腻；邪毒外透，外泄肌肤，故皮疹显现。治当辛凉解肌，清热祛湿，透疹解毒。升麻葛根汤出自《太平惠民和剂局方》，原用于麻疹初起，疹发不出，身热头痛，咳嗽，目赤流泪，口渴，舌红，苔薄而干，脉浮数等。方中升麻辛甘、性寒，入肺、胃经，解肌透疹，清热解毒；葛根味辛甘、性凉，入胃经，解肌透疹，生津除热。二药相配，轻扬升散，通行肌表内外，对疹毒欲透未透、病势向外者，因势利导，为透达疹毒的常用组合，且二者都能升清止泻，于本案患儿颇为适宜。牡丹皮、紫草入血分，清热凉血之中兼能活血，用以解血络热毒；浮萍升浮于水，长于辛散发汗、疏风透疹；黄芩、青蒿、秦艽清热祛湿；甘草调和药性。

第二节　风疹案

消风散治疗风热犯肺案

刘某某，男，5岁，2008年3月10日初诊。

主诉：发热3天，全身皮疹1天。

现病史：患儿3天前去公园游玩，回家后出现发热，体温38.5℃，微恶风寒，咳嗽咽痛，口服羚羊角颗粒无好转，昨日全身出现淡红色斑丘疹，疹点稀疏细小，分布均匀，伴有轻度瘙痒，遂来诊。刻下症见：发热，打喷嚏、流涕，咳嗽，咽痛，伴乏力，无腹痛、腹胀，无吐泻，纳眠可，二便调。查体：体温38.1℃，精神可，面色少华，耳后及枕部淋巴结肿大，全身有散在皮疹，疹点稀疏细小，色淡红，分布均匀，伴有轻度瘙痒，口唇红，咽红；听诊双肺呼吸音清，心、腹未及异常。血常规：白细胞总数5.2×10^9/L，中性粒细胞百分比63%，淋巴细胞百分比34%。舌脉：舌红，苔薄白，脉浮数。

中医诊断：风疹。辨证：风热犯肺，湿邪壅滞。

西医诊断：风疹。

治法：疏风解表，除湿止痒。

处方：消风散加减。当归15g，生地黄15g，荆芥9g，防风9g，苦参15g，苍耳子9g，苍术12g，炒牛蒡子12g，紫草15g，地肤子9g，蛇床子9g，炙甘草6g。5剂，日1剂，水煎服。嘱卧床休息，饮食清淡，富含营养，少食多餐，忌食肥甘厚腻的食物。

二诊（2008 年 3 月 16 日）：患儿偶咳，无打喷嚏、流涕，无乏力，纳眠可，二便调。无皮疹，淋巴结无肿大；心、肺未及异常。风疹时邪已退，效不更方，继服3 剂。

尽剂而愈。

按：

本病案为以疏风解表、除湿止痒法治疗风热犯肺、湿邪壅滞之风疹。外中风邪，多因腠理空疏，卫外不密，风邪乘虚侵袭以致经脉失和，气血凝涩，出现脉挛、筋弛、气滞、血瘀、痰凝、湿阻等。若风邪客于半表半里，外不得疏，内不得泄，刺激膜原，加之脉络挛急，血行不畅，即呈风疹。风自外来，当祛之使出；正气自虚，宜扶助正气；气血津液升降出入障碍，应使其恢复营运。治疗此类病变，应当消风祛湿，以去除致病之源；益气活血，以达"血行风自灭"之功；振奋阳气，调其气血，通其津液，恢复脏腑经络之常。

肺主皮毛，开窍于鼻，属卫司表，患儿感受风疹时邪，时邪自口鼻而入，与气血相搏，正邪相争，外泄于肌肤；邪毒外泄则皮疹泛发，色泽淡红；邪毒阻滞少阳经络，则耳后、枕部瘰核肿胀；时邪犯于肺卫，蕴于肌腠，故见恶风、发热、咳嗽、流涕等症状。方选《外科正宗》消风散，主治风疹、湿疹。风毒浸淫而痒，止痒必先祛风解毒，故以苦参解毒，消除病因；荆芥、防风、牛蒡子开泄腠理，宣通毛窍，而使毒无存身之所，使风从外出。风毒浸淫而生湿热，故以苍术辛温燥湿，使湿从内泄。病性属热，故用生地黄凉血分之热，当归行血络之滞，两药并用活血凉血。在原方基础上加用苍耳子祛风，紫草解毒凉血活血，地肤子、蛇床子清热利湿止痒。综观全方，既有疏风清热、除湿止痒之功，又有凉血润燥、活血消疹之效。

第三节　水痘案

甘露消毒丹治疗风热夹湿、蕴于肺脾案

林某某，男，10 岁，2007 年 2 月 19 日初诊。

主诉：全身泛发丘疱疹伴发热 1 天。

现病史：患儿前日突然发热，并伴皮疹，初起头面躯干散见红色斑丘疹，继而

全身泛发水疱样痘疹，参差不齐，周围有红晕，或灌以稀浆，或见破溃，瘙痒异常，遂来诊。刻下症见：发热，鼻流浊涕，咳嗽作呛，喉闻痰鸣，纳差，眠不安，小便短赤，大便干。查体：体温 38.2℃，头面、胸背较多水疱疹，大小不一，局部痘疹破溃流黄水，咽充血，扁桃体 I 度肿大；听诊双肺呼吸音清，心、腹未及异常。血常规：白细胞总数 7.5×10^9/L，淋巴细胞百分比 54.8%，中性粒细胞百分比 46%。舌脉：舌红，苔薄黄腻，脉数。

中医诊断：水痘。辨证：风热夹湿，蕴于肺脾。

西医诊断：水痘。

治法：辛凉清透，凉血解毒，祛湿止痒。

处方：甘露消毒丹加减。金银花 24g，连翘 15g，黄芩 12g，黄连 9g，栀子 9g，藿香 9g，牡丹皮 12g，白鲜皮 15g，炒牛蒡子 12g，地肤子 12g，紫草 15g，生甘草 6g。4 剂，日 1 剂，水煎服。嘱饮食清淡，忌食油腻、生冷的食物，避风隔离，切忌搔抓。

二诊（2007 年 2 月 23 日）：患儿用药后发热渐退，水痘渐次结痂，无鼻塞、流涕，纳少，二便调。舌红，苔薄白。热病后期，余邪未清。遵法继调，上方去黄芩、黄连，加玄参、麦门冬各 12g，3 剂，日 1 剂，水煎服。

尽剂而愈。

按：

水痘多因时邪病毒与湿邪相搏，蕴于肺脾，外发肌肤所致。临床表现为同一时期丘疹、疱疹、结痂并见，痘疹根部红晕，疱浆清亮，多为热郁湿盛；甚者水痘疱浆黄浊，多为毒热内蕴。因水痘时邪性热，兼有风、湿、毒性，故治当清热解毒，佐以利湿祛风。

患儿感受时邪病毒与湿邪相搏，蕴于肺脾，外发肌肤，见皮肤泛发丘疹、疱疹，舌红、苔薄黄腻、脉数为风热夹湿之征，方选甘露消毒丹。方中金银花、连翘疏散风热，黄芩、黄连、栀子清热解毒，牛蒡子解毒利咽，白鲜皮、地肤子、紫草清热凉血，利湿止痒，甘草调和诸药。全方共收疏表透邪、清热解毒、凉血活血、祛湿止痒之功。

水痘在治疗过程中要注意以下问题：①要从清解伏热着手，用药不可过温，温之则痂盖难落而成烂疮。②不宜苦温燥湿，苦温燥湿影响结痂。③忌食发物，发物之性守而不走，易引起疱疹破溃瘙痒，形成疮疡。

第四节　手足口病案

甘露消毒丹治疗邪犯肺脾案

吴某某，女，6 岁，2007 年 4 月 23 日初诊。

主诉：发热伴皮疹 2 天。

现病史：患儿 2 天前无明显诱因开始发热，伴流涕，口角流涎而拒食，烦躁不安，曾服对乙酰氨基酚混悬滴剂、头孢类抗生素，病情如故，遂来诊。刻下症见：发热，无咳嗽，咽痛，稍流涕，流涎，厌食，恶心，睡眠欠安，大便 2 日未通，小便偏少。查体：体温 38.8℃，神志清，精神欠佳，双手掌、手指背部和侧缘、臀部、两膝、足跟、足底等处皮肤，见圆形、椭圆形米粒大小的小疱疹，疱壁薄，内容珠白色、澄清样疱浆，口腔黏膜及舌面散见小疱疹和溃疡面，咽红，扁桃体 I 度肿大；心、肺、腹未及异常。血常规：白细胞总数 4.7×10^9/L，中性粒细胞百分比 36.4%，淋巴细胞百分比 63.2%。舌脉：舌质及舌边红，苔黄厚，脉滑数。

中医诊断：手足口病。辨证：邪犯肺脾。

西医诊断：手足口病。

治法：宣肺解表，清热化湿。

处方：甘露消毒丹加减。金银花 18g，连翘 15g，黄连 9g，黄芩 12g，藿香 12g，厚朴 9g，浮萍 12g，紫草 12g，地肤子 12g，白鲜皮 12g，生甘草 6g。3 剂，日 1 剂，水煎服。

黄栀花口服液，每次 1 支，每日 3 次，口服。嘱避风隔离，饮食清淡，忌食油腻、生冷及辛辣的食物。

二诊（2007 年 4 月 26 日）：发热渐退，手足部皮疹大减，臀部、膝部皮疹薄痂，口腔黏膜疱疹消失，溃疡面基本愈合，无流涎，纳增，眠安，二便调，舌淡，苔薄黄腻，脉滑数。病机同上，遵法继调，上方去黄连、黄芩，3 剂，日 1 剂，水煎服。

尽剂而愈。

按：

手足口病是儿童较常见的一种病毒性传染病，临床主要以发热、口腔炎、手足疱疹为特征，多属中医学"温病""湿温""时疫"等范畴。

患儿感受时行湿毒之邪，由口鼻而入，侵犯肺脾，肺气失宣，卫阳被遏，则发热、流涕；脾气失健，胃失和降，则纳差、恶心；肺脾受损，水湿内停，与时行邪毒相搏，蕴蒸于外，外发于四末、口腔，故见斑疹、疱疹。患儿属手足口病之轻证，病机为手足口时邪侵犯肺脾两脏，属湿温病之湿热并重证，用甘露消毒丹加减宣肺解表、清热化湿，全方清中有透，切中病机，疗效确切。

附：李燕宁教授辨治手足口病经验

李师认为手足口病属中医学"湿温"范畴，本病病因多为外感湿热疫毒，病机为外感时邪疫毒或湿热邪毒，卫表被遏，肺气失宣，故可发热，出现表证；湿热内蕴，心经火盛，心火上蒸于口舌，脾胃湿热熏蒸于四肢，循经发为疱疹；如邪毒耗气伤阴，可见心悸、胸闷、气短；若邪毒炽盛，内陷厥阴，可见壮热、神昏、抽搐等。

病因为外感湿热疫毒，湿邪为主者，所致皮肤病变以疱疹为主；热毒重者，多致皮肤斑丘疹，可伴发热。故临床辨证时，要识清湿重还是热重。湿重于热者，斑疹色淡红，疱疹周围红晕不著，口病较轻，可无发热，舌淡红苔白；热重于湿者，斑疹色红，疱疹周围红晕显著，口腔肌膜潮红，口病较甚，多有发热，舌红苔黄。临床辨别热重、湿重的程度，李师常从以下几个方面着手进行辨别：

（1）热势：身热持续，壮热不已，属热重；身热不扬，潮热不解，属湿重。

（2）口渴：口渴喜冷饮，属热重；口渴不喜饮，属湿重。

（3）大便：大便干，属热重；大便黏滞不爽，属湿重。

（4）精神：烦躁，属热重；不振，属湿重。

（5）两者兼有，属湿热并重。

治疗上常以解毒化湿为主，佐以疏风清热凉血或益气养阴等法，可明显减轻症状，缩短病程，减少并发症的发生。

第五节 痄腮案

普济消毒饮治疗热毒蕴结案

刘某，男，5岁，2007年3月3日初诊。

主诉：右侧腮部肿胀作痛2天。

现病史：患儿2天前出门游玩后出现右侧腮部肿胀疼痛，发热，体温最高38.8℃，头痛，自服羚羊角颗粒、复方蒲芩片无好转，遂来诊。刻下症见：患儿腮部漫肿，张口疼痛，咀嚼困难，腮肿坚硬拒按，发热，头痛，口渴，纳少，眠差，小便短赤，大便秘结。查体：体温38.5℃，精神烦躁，面色红赤，口唇红，右侧腮腺肿大，不红，无波动感，咽红，扁桃体Ⅰ度肿大，颊内腮腺管口红肿；心、肺、腹未及异常。血常规：白细胞总数5.4×10^9/L，淋巴细胞百分比60.5%，中性粒细胞百分比37.7%。舌脉：舌红，苔薄黄，脉数有力。

中医诊断：痄腮。辨证：热毒蕴结。

西医诊断：流行性腮腺炎。

治法：清热解毒，软坚散结。

处方：普济消毒饮加减。黄芩15g，黄连9g，金银花24g，连翘15g，玄参15g，马勃（包）6g，炒牛蒡子12g，僵蚕9g，升麻9g，柴胡9g，生甘草6g。5剂，日1剂，水煎服。嘱隔离休息，清淡饮食，保证营养，忌食酸性、肥甘厚腻的食物。

二诊（2007年3月8日）：腮肿消退，无发热，无头痛，无其他不适，纳眠可，二便调。风温邪毒已清，效不更方，上方继服3剂。

尽剂而愈。

按：

痄腮即流行性腮腺炎，是感受风温邪毒，壅阻少阳经脉引起的时行疾病，临床以发热、耳下腮部漫肿疼痛为主要特征。本病一年四季都可发生，冬春易于流行。学龄儿童发病率高，能在儿童群体中流行。一般预后良好，少数儿童由于病情严重，可出现昏迷、惊厥等变证，年长儿可见少腹疼痛、睾丸肿痛等症。

痄腮在温病学属"温毒"，温毒的含义有二，一是指病因，二是指病名，前者是温热毒邪的简称，后者是指感受温热时毒病邪引起的一类具有独特表现的急性热病的总称。温毒有两个显著特点，其一，温毒是感受温热时毒所致，有明显的毒热症状；其二，因火性上炎，温热毒邪善攻头面咽喉，故有头面咽喉的症状。

痄腮的主要病机为邪毒壅阻少阳经脉，与气血相搏，凝滞耳下腮部。风温邪毒从口鼻肌表而入，侵犯足少阳胆经，少阳受邪，毒热循经上攻腮颊，与气血相搏，气滞血郁，运行不畅，凝滞腮颊，故局部漫肿、疼痛。热甚化火，出现高热不退，烦躁头痛，经脉失和，机关不利，故张口咀嚼困难。温毒的病因是感受温热时毒病邪，病变部位在上焦头面咽喉，局部特点为局部红肿，故温毒的治疗原则是升阳散火，清热解毒，消肿散结。临床需辨证论治，邪犯少阳者，宜选银翘散加减；热毒壅盛者，宜选普济消毒饮加减。

本案是以清热解毒、软坚散结法治疗热毒蕴结之痄腮。热毒炽盛，则高热不退；邪热扰心，则烦躁不安、眠差；热毒内扰脾胃，则纳少；热邪伤津则见口渴、尿少而黄；舌红，苔薄黄亦为热毒蕴结之象。方选普济消毒饮，全方由三组药物组成，即升提药、解毒药和散结消肿药。温毒致病表现出明显的毒热症状，疫毒之邪宜清解，故方中主以清热解毒之品，如黄芩、黄连、连翘、板蓝根、金银花、生甘草等。方中少佐透邪升提之品，风热疫毒上壅，病发上焦，风热之邪宜疏散，火郁之邪宜发之，故在使用大量清热解毒药物的基础上配伍牛蒡子、僵蚕辛凉疏散，既可清利咽喉，又有增强清热解毒的作用；再配升麻升阳散火，疏散风热，发散郁火，即"火郁发之"之意，可使郁热疫毒之邪宣散透发，协助诸药上达，如舟楫之用，升麻又善清解时令疫疠之毒。热毒与气血搏结形成，局部红肿有硬结，故配伍消肿散结之品，如马勃、僵蚕、玄参，清热散结。诸药配伍，大量清热解毒药得升阳散火药之引，直达病所清解降泻上焦热毒，且无凉遏之弊；升阳散火药得清热解毒药之苦降，不致发散太过。两组药物配伍，一升一降，一清一散，相反相成，有利于疫毒的清解、风热的疏散，再酌加消肿散结之品，共奏疏风散邪、清热解毒、消肿散结之功，是治疗温毒之主方。

第七章 其他临证医案

第一节 面瘫案

大秦艽汤治疗风寒阻络案

秦某某，男，3岁，2010年11月10日初诊。

主诉：口眼歪斜2天。

现病史：患儿2天前夜间面部受凉，次晨哭闹时，家长发现其口眼向左侧歪斜，右侧上眼睑下垂，右眼闭合不全，鼻唇沟变浅，口角流涎，语言尚可，鼓颊困难。于院外门诊以针灸治疗1次，并服西药（具体不详），症状无明显改善，遂来诊。刻下症见：口角、眼角向左侧歪斜，右侧上眼睑下垂，右眼睑闭合不全，鼻唇沟变浅，口角流涎，不发热，无咳嗽，纳眠可，二便调。查体：神情淡漠，面色白，瞳孔等圆，对光反射存在，口角、眼角向左侧歪斜，右侧上眼睑下垂，右眼睑闭合不全，右眼裂增宽，皱眉试验（+），闭眼试验（+），鼓腮试验（+）；心、肺、腹未及异常。颅脑CT未见异常。舌脉：舌红，苔薄白，脉浮缓。

中医诊断：面瘫。辨证：风寒阻络。

西医诊断：面神经麻痹。

治法：祛风通络。

处方：大秦艽汤加减。秦艽12g，羌活6g，独活6g，细辛1g，白芷6g，赤芍6g，白芍6g，生地黄9g，当归6g，焦山楂6g，焦神曲6g，焦麦芽6g，炙甘草3g。4剂，日1剂，水煎服。

二诊（2010年11月14日）：患儿右眼睑闭合改善，口眼歪斜好转，口角流涎减轻。守法继调，上方去白芷，加全蝎3g，丹参6g，7剂，日1剂，水煎服。

三诊（2010年11月21日）：患儿服药后诸症明显减轻，右眼睑闭合明显改善，口歪已不明显，无流涎，纳眠、二便均正常。辨证为气血不足、瘀阻经络，治以益气补血、活血通络，改用补阳还五汤善后。

处方：黄芪15g，地龙9g，当归9g，川芎9g，桃仁6g，红花6g，赤芍6g，白芍6g，鸡血藤15g，炙甘草6g。7剂，日1剂，水煎服。

尽剂而愈。

按：

李师治疗面瘫，常分期论治。本案初诊病在早期，外感风寒，阻于头面经络，用大秦艽汤祛风通络。二诊病久，加全蝎搜风通络。三诊病至中后期，气血不足，筋络失养，用补阳还五汤益气活血通络，加鸡血藤等补血活血、善通经络之品。

附：李燕宁教授辨治小儿面瘫经验

特发性面神经麻痹即面神经炎、贝尔麻痹，俗称"面瘫""歪嘴巴""吊线风"等，是指原因不明、急性发病的茎乳孔内急性非化脓性炎症引起的周围性面神经麻痹，是以面部表情肌群运动功能障碍为主要特征的一种常见病、多发病，我国面瘫的年发病率为（20～42.5）/10万，年患病率为258/10万。一般以口眼㖞斜为主要症状。发病不受年龄限制，好发于成年人，青壮年发病率高，小儿也较为常见，病程长者治疗困难且易留后遗症。

李师对于小儿面瘫，常分期论治。

1. 早期风邪客络，治以祛风通络

面瘫之发病乃因脉络空虚，风寒风热侵袭，客于面部，气血失和，筋肉弛缓不用而致，如《灵枢·刺节真邪》云："虚邪偏客于身，其入深，内居营卫，营卫稍衰则真气失，邪气独留，发为偏枯。"面部是阳经经气汇聚之处，而风为阳邪，其性开泄，易袭阳位，阳气与阳邪相搏，引起筋肉弛缓，亦有感受风寒之邪，寒性收引，腠理、经络、筋脉收缩而挛急。

李师在早期治疗时，首辨寒热。

风寒证，选用《太平惠民和剂局方》川芎茶调散或《素问病机气宜保命集》大秦艽汤加减，可酌加苍耳子、青风藤、海风藤、僵蚕等药物。

风热证，选用丁甘仁先生的丁氏清络饮加减，可酌加连翘、忍冬藤、络石藤、钩藤、薄荷、僵蚕、蝉蜕、蔓荆子、牛蒡子、地龙、羚羊角等药物。

2. 中期气血瘀滞，治以活血通络

李师认为，面瘫中期，因外邪入里，正气渐虚，气血瘀滞，经脉痹阻，面颊筋肉失养而纵缓不收。症见面部麻木不仁，面肌萎弱无力，舌紫黯或可见瘀点，脉细涩。病机主要为气血瘀滞，经脉失养，筋肉挛急。

头面为诸阳经之会，面瘫诸症与三阳经有关，三阳经是多气多血之经，李师结合中期气虚病机，提出祛邪与扶正并重之法，在活血通络的基础上补气养血，也是"治风先治血"之意，选用《医林改错》补阳还五汤，酌加全蝎、莪术、川牛膝、川芎等通络活血，僵蚕、蝉蜕、升麻等引药上行，黄芪、当归等补气活血，共奏补气活血通络之效。

3. 后期痰郁阻络，治以祛痰通络

病久形盛气弱，中气亏虚，脾失健运，聚湿生痰，痰郁化热，阻滞经络，而致㖞僻不遂。

李师多从祛痰通络入手，再根据病久多虚、多瘀的特点，在《杨氏家藏方》牵正散的基础上，加用补气养血药物，往往取到事半功倍之效。

恢复期气血亏虚，阴阳两虚，可选用《圣济总录》地黄饮子，酌加鸡血藤、桑寄生、龟甲、丹参等药物养血通络，以达到阴阳双补，开窍化痰。

此外，李师强调，面瘫病在头面，属上部，故选药需能上行头面，方可直达病所，如川芎、白芷、细辛、蔓荆子、苍耳子、藁本、白附子、葛根、升麻、薄荷等，可辨证选用。

第二节　头痛及偏头风案

案一　芎芷石膏汤治疗风热袭络头痛案

宋某，女，14 岁，2007 年 6 月 21 日初诊。

主诉：头痛 3 天。

现病史：患儿 3 天前受凉后出现鼻塞、流涕，伴头痛，于当地医院诊断为急性上呼吸道感染，给予抗炎、药物滴鼻等治疗后，鼻塞减轻，头痛未减轻，遂来诊。刻下症见：头痛，前额痛甚，呈跳痛，鼻塞时加重，伴流浊涕，平卧时偶咳，无发热，纳少，眠可，二便调。查体：精神欠佳，口唇红，咽红，扁桃体 Ⅱ 度肿大；心、肺未及异常。血常规：白细胞总数 5.5×10^9/L，红细胞总数 4.65×10^{12}/L，淋巴细胞百分比 62.8%。舌脉：舌红，苔薄黄腻，脉数。

中医诊断：头痛。辨证：风热头痛。

西医诊断：急性上呼吸道感染。

治法：疏风清热，和络止痛。

处方：芎芷石膏汤加减。川芎12g，白芷15g，生石膏30g，黄芩15g，牡丹皮12g，僵蚕9g，蝉蜕9g，苍耳子9g，辛夷（包，后入）9g，生甘草6g。4剂，日1剂，水煎服。嘱避免感冒，饮食清淡，忌食油腻、生冷及不易消化的食物。

二诊（2007年6月25日）：头痛缓解，日间偶咳嗽，仍流涕，无发热，纳偏少，二便调。舌红，苔薄白，脉稍数。病机同上，遵法继调，上方加红花9g，3剂，日1剂，水煎服。

尽剂而愈。

按：

中医认为"头为诸阳之会""清阳之府"，又为髓海所在，五脏六腑之精气皆上注于头，经络皆系于脑，故六淫外袭，皆可随风而犯巅顶致头痛，所谓"伤于风者，上先受之"。外感头痛多由感受外邪引起，以风寒、风热、风湿三种为常见。风寒之邪伤于络脉，营血失和则头痛作；风热之邪易于化火，邪火热毒侵扰清空则发头痛；风湿之邪易蒙清阳，浊阴不降而头脑胀痛。此外，邪火热毒上冲于脑也会发头痛。内伤可因肝失疏泄，郁而化火上扰清窍，或者肝肾阴亏，肝阳上亢，或者禀赋不足，髓海空虚或清阳不展而致头痛；可因脾虚生化乏源，或者脾失健运，聚湿生痰上扰清窍，或者外伤后瘀血不去，阻络而致头痛。治疗当辨证论治，外感头痛当辨风寒、风热、风湿之不同，分别施用川芎茶调散、芎芷石膏汤、羌活胜湿汤；内伤头痛当辨明是肝阳上亢、肾虚、气血亏虚，还是痰浊或瘀血，分别投用天麻钩藤饮、大补元煎、八珍汤、半夏白术天麻汤或通窍活血汤。然临床病机变化多端，有时可数证兼夹，内外相通而发，只能随证参治，针对不同病因治疗是根治的关键。

本案患儿系风热之邪循口鼻入侵肺胃两经而发病。咽喉为肺胃之门户，邪热郁结咽喉，脉络受阻，气血壅滞而见咽痛、发热；邪热灼伤肌膜腐败成脓，伤及肺胃之津，则口渴喜饮；舌红，苔薄黄腻，脉数均符合肺胃热盛之象。治疗用芎芷石膏汤，方中川芎活血通窍，疏风止痛；生石膏清热和络；白芷散风通窍而止痛；苍耳子、辛夷宣通鼻窍；黄芩、牡丹皮清热凉血，寓"血不利则为水"之意；僵蚕、蝉蜕轻清走上，疏风止痛。全方共奏疏风清热、和络止痛之功，切中病机而愈。

案二 柴胡桂枝汤合升降散加减治疗风邪上扰偏头风案

王某，女，7岁，学生，2012年5月17日初诊。

主诉：头痛5天，加重3天。

现病史：患儿数日前为准备学校组织的数学竞赛，常学习至23点左右，5天前无明显诱因开始出现鼻塞、流涕、头痛，太阳穴处为主，伴干呕，家长予感冒清热颗粒口服2天，症状加重，遂来诊。刻下症见：头痛，以右侧太阳穴处搏动性跳痛为主，伴干呕，无头晕，无发热，咳嗽，咯痰色黄黏稠，咽痛，鼻塞，流涕黄稠，纳差，眠欠安，二便调。查体：咽红；听诊双肺呼吸音粗，心、腹未及异常。脑血流图：双侧椎动脉血流速度增快。舌脉：舌红，苔薄黄，脉弦滑。

中医诊断：偏头风。辨证：风邪上扰。

西医诊断：血管神经性头痛。

治法：疏风解表，通络止痛。

处方：柴胡桂枝汤合升降散加减。柴胡15g，黄芩12g，白芍12g，桂枝12g，蔓荆子9g，清半夏6g，蝉蜕6g，僵蚕6g，炙甘草6g。6剂，日1剂，水煎服。嘱忌食鸡肉。

二诊（2012年5月24日）：患儿服药后头痛大减，舌红，苔薄黄，脉略弦，效不更方，再进6剂。

尽剂头痛消失，随访1年未再复发。

按：

本案患儿先见太阳表证，迁延5日不解，后因学习压力大，情绪紧张出现右侧太阳穴处搏动性跳痛。病位为足少阳胆经所过，且表证仍在，为太阳与少阳合病，证属风邪上扰，治以疏风解表、通络止痛，选用柴胡桂枝汤合升降散。方中柴胡气味轻清，善于宣透，能外散少阳之邪；黄芩苦寒，善于清热，能内清少阳之火；柴、芩合用，可解少阳半表半里之邪。桂枝解肌散寒，温经通脉；白芍养阴和营；桂、芍合用，可调和营卫，化瘀通络。半夏开结气，与生姜合用，可调和脾胃，降逆止呕；大枣、甘草益气和中，辅助正气；配以僵蚕、蝉蜕，取升降散之意，使气机得以疏散，降浊阴，升清阳；蔓荆子入足太阳膀胱经，体轻而浮，主头风。

附：李燕宁教授辨治血管神经性头痛经验

近年来，血管神经性头痛在儿童中的发病率逐年增高，其中以中小学生及学龄前儿童发病较多。本病临床以反复发作的一侧或两侧头痛为特征，头痛以尖锐的跳痛、刺痛或胀痛为主，伴有头晕、恶心及颈功能障碍。儿童血管神经性头痛多为外感邪气或情志失调所致，表现为发热、鼻塞、流涕、头痛，伴干呕、纳差。西医以消炎镇痛和扩张血管为治则，效果多不理想。李师根据小儿病理生理特点，从治疗少阳与太阳疾病的柴胡桂枝汤着手，收到良好的治疗效果。

柴胡桂枝汤中，桂枝汤"外证得之解表和营卫，内证得之化气和阴阳"，小柴胡汤是治疗少阳胆经病的主方，给邪以出路，使之仍从太阳而解，又可调理脾胃、降逆止呕。且血管神经性头痛的反复发作性与少阳病"往来寒热，休作有时"之发病特点有相似之处。小柴胡汤可调气机、疏肝解郁，在治疗儿童血管神经性头痛上，既可疏散在表之邪，又可疏解外邪所致的少阳经脉气滞，兼可疏解肝气郁滞。现代医学研究表明，小柴胡汤对中枢神经系统5-羟色胺能神经元及多巴胺能神经元具有激活作用。

李师多年临床经验发现，儿童血管神经性头痛难治易反复，其发生与情绪因素有很大的关系。儿童不善于调控自己的情绪，容易紧张、焦虑，而致肝气有余，"气有余便是火"，肝气从阳化火而发为头痛。且本病与进食鸡肉有密切的相关性，鸡肉性温助火，为发物，易产湿生痰，痰火上扰清空，瘀阻脉络而致头痛。故在药物治疗的同时常需配以心理疏导，并忌食鸡肉，方可起到事半功倍的效果。

第三节 痉病案

案一 葛根汤治疗太阳伏邪颈项痛案

胥某某，男，10岁，2004年8月16日初诊。

主诉：项痛、鼻塞1年余。

现病史：患儿1年前曾患感冒，后项部疼痛，肌肉紧张，常伴鼻塞，间断服用感冒药，尝试针灸、推拿等治疗，效果欠佳，遂来诊。刻下症见：项痛，自觉发紧，僵硬不舒，鼻塞，无涕，偶打喷嚏，纳眠可，二便调。查体：颈部活动度可，心、肺、腹未及异常。血常规、血沉、抗链球菌溶血素"O"及颈椎正侧位片均未见异常。舌脉：舌淡红，苔白，脉缓。

中医诊断：痉病，鼻窒。辨证：太阳伏邪。

西医诊断：颈肌劳损，鼻炎。

治法：祛风通络，生津舒筋。

处方：葛根汤加减。葛根 30g，炙麻黄 9g，桂枝 9g，赤芍 15g，白芍 15g，羌活 12g，伸筋草 15g，红藤 12g，络石藤 30g，川芎 12g，炙甘草 3g。7 剂，日 1 剂，水煎服。嘱煎药时加生姜 3 片、大枣 3 枚。

二诊（2004 年 8 月 23 日）：头痛减轻，鼻塞改善，近两日咽痛，咳嗽有痰。舌红，苔黄染。遵法继调，上方去炙麻黄、红藤、络石藤，加生麻黄 6g，片姜黄 12g，改葛根 15g，7 剂，日 1 剂，水煎服。嘱煎药时加生姜 3 片、大枣 3 枚。

尽剂而愈。

按：

《黄帝内经》认为肢体强直皆风邪所致；汉代张仲景认识到外感风寒之邪或热病误汗、误下耗伤津液，皆可致痉；元代朱丹溪认为痉证非外来风邪所引起，而是气虚所致；明代张景岳认为阴虚少血不能荣养筋脉可致痉；清代叶天士强调痉证与肝风内动的关系，治疗上有新的发展；王清任阐明痉证的病机是气虚血瘀的观点。

本案痉病，项部疼痛并伴紧张感，鼻塞不通，属邪伏太阳经络。《伤寒论》葛根汤，具有发汗解毒、生津舒筋之功，主治太阳病，亦治太阳阳明合病下利，临床多用于感冒、流行性感冒、麻疹、痢疾及关节痛等证属外感风寒表实者，症见恶寒发热，头痛，项背强几几，身痛无汗，腹微痛，或下利，或干呕，或微喘，舌淡苔白，脉浮紧者。焦树德老先生常用本方加减治疗颈椎病。方中葛根重用，生津液、濡筋脉；麻黄、桂枝，疏散风寒、发汗解表，且桂枝温通经脉；芍药、甘草生津养液、缓急止痛，赤芍、白芍同用，更善调和气血；生姜、大枣调和脾胃，鼓舞脾胃生发之气。羌活善行上部，川芎上行头面，伸筋草祛风除湿、舒筋活血，红藤、络石藤，取藤属善通经络之功。诸药合用，共奏发汗解表、生津舒筋之功。

案二　葛根汤治疗风湿久伏、太阳失濡颈腰不适案

杨某某，女，38岁，2004年1月1日初诊。

主诉：颈腰不适5年余。

现病史：患者颈腰不适5年有余，曾先后行针灸推拿、频谱理疗，口服大活络丹、颈复康等药物，病情时轻时重，遂来诊。刻下症见：流清涕，咳嗽，痰白兼黄，颈部紧，颈下至腰部酸痛，纳一般，眠欠安，二便尚可。查体：面色少华，唇淡；心、肺未及异常。舌脉：舌红，苔黄厚，脉弦。

中医诊断：痉病。辨证：风湿久伏，太阳失濡。

治法：通络祛风，舒筋缓急。

处方：葛根汤加减。葛根30g，生麻黄6g，桂枝9g，白芍12g，炒苦杏仁9g，羌活12g，独活12g，炙甘草6g。7剂，日1剂，水煎服。

二诊（2004年1月8日）：颈部舒缓，腰无疼痛，流涕、咳嗽均减轻，痰黄，今晨起床后背部酸痛，稍胸闷，舌红，苔黄略厚腻，脉滑。太阳伏邪渐解，痰湿未去，治以解肌祛风、祛湿化痰，改瓜蒌桂枝汤加减。

处方：瓜蒌30g，桂枝9g，白芍9g，葛根30g，麸炒枳实12g，橘红12g，川芎12g，片姜黄9g，炙甘草6g。7剂，日1剂，水煎服。

按：

本案是以通络祛风、舒筋缓急法治疗痉病，葛根汤如前所述，乃麻黄汤加桂枝、葛根而成，又入羌活善行上部，独活善行下部，两者活络止痛，祛一身上下之湿。诸药合用，共奏通络祛风、舒筋缓急之功。

二诊调方瓜蒌桂枝汤加减，瓜蒌桂枝汤出自《金匮要略》，原文载"太阳病，其证备，身体强，几几然，脉反沉迟，此为痉"，功能解肌发表、生津舒筋。《金匮要略论注》评："其原由筋素失养而湿复挟风以燥之，故以桂枝汤为风伤卫主治，加栝楼根以清气分之热而大润其太阳经既耗之液，则经气流通，风邪自解，湿气自行，筋不燥而痉愈矣。"此方较首方去独活、羌活祛湿之药，多加瓜蒌生津舒筋，枳实、橘红、川芎通理一身之气。诸药合用，共奏舒络缓筋、行气止痛之功。

瓜蒌桂枝汤与葛根汤同根同源，出自《伤寒杂病论》，葛根汤乃麻黄汤加味，瓜蒌桂枝汤是桂枝汤加瓜蒌根而成，所治之证，为痉病之柔痉，即外有表邪，经络受

阻，经脉拘急不舒，复因表虚汗出，津液不得濡润。方中用桂枝汤外解风寒，加入瓜蒌根甘寒润燥而通津液，并且善通经络。配合成方，可收解表生津并重之效，表证解，津液通，经脉濡，而痉亦自愈。

细观二诊，虽调方为瓜蒌桂枝汤，但其中还有桂枝加葛根汤。桂枝加葛根汤、瓜蒌桂枝汤与葛根汤，太阳伤寒、太阳中风，皆太阳病而津液未伤，若津液素亏，又感风寒，则属太阳温病，当成上三方之证。是以太阳中风、太阳伤寒其人必口不燥渴，太阳温病津液内伤，其人必口燥渴，不能润泽肌肉则兼见项背强几几，甚则项背反张，身体强几几而成刚痉、柔痉。是以有桂枝汤证又见口燥渴、项背强几几时则用桂枝加葛根汤，更甚者则用瓜蒌桂枝汤，有麻黄汤之证又见口燥渴、项背强几几者，当用葛根汤。

第四节　痹证案

案一　桂枝芍药知母汤治疗着痹案

王某某，男，8 岁 8 个月，2008 年 8 月 22 日初诊。

主诉：反复关节肿痛 8 个月，左踝关节肿痛 5 天。

现病史：患儿 8 个月前无明显原因出现双膝关节肿痛，伴弛张热，在当地医院先后诊治 4~5 个月（具体治疗方案不详），热退，仍关节疼痛肿胀，时轻时重；3 个月前来我院，诊断为幼年类风湿病，予布洛芬等药物治疗，好转后出院。出院后一直服用布洛芬、益肾蠲痹丸、胃膜素胶囊、氨甲蝶呤片（5mg/ 周）至今，病情明显好转。5 天前患儿扭伤左踝部，出现左踝肿痛，跛行，晨僵明显，为系统治疗，收入我病区。刻下症见：左踝关节疼痛略肿，跛行，晨僵明显，无发热，无头痛、头晕，乏力，纳差，眠可，二便调。查体：体温 36.8℃，面色萎黄，形体消瘦，心率 84 次 / 分，心尖部可闻及 2/6 级收缩期吹风样杂音，不传导。左踝关节略肿，疼痛，皮温高于右侧。类风湿因子阳性，血沉 46mm/h，C 反应蛋白 20.4mg/L。舌脉：舌淡红，边有齿痕，苔白腻，脉滑。

中医诊断：痹证。辨证：着痹。

西医诊断：幼年类风湿性关节炎。

治法：祛风散寒，除湿活络，兼以清热。

处方：桂枝芍药知母汤加减。桂枝 9g，白芍 9g，知母 12g，生白术 15g，制附子 9g，生麻黄 6g，苍术 12g，独活 9g，红藤 12g，炙甘草 6g。7 剂，日 1 剂，水煎服。

二诊（2008 年 8 月 29 日）：症状无明显改变。病机同上，上方加川牛膝 9g，土茯苓 15g，7 剂，日 1 剂，水煎服。

三诊（2008 年 9 月 5 日）：患儿左踝疼痛减轻，跛行不明显，左踝皮温降低，肿消，舌淡，苔白厚腻。湿热之象不显，痹证日久，内舍肝肾，耗伤阴血，关节失养，当以培本为要。治以滋补肝肾，疏风通络，方选独活寄生汤加减。

处方：独活 12g，桑寄生 18g，秦艽 12g，防风 12g，杜仲 15g，怀牛膝 18g，桂枝 9g，白芍 15g，生地黄 12g，茯苓 15g，当归 12g，炙甘草 6g。7 剂，日 1 剂，水煎服。

四诊（2008 年 9 月 12 日）：患儿左踝疼痛消失，左踝皮温正常，四末欠温，跛行不著，晨僵不显，舌淡，苔白腻。患儿素体阳虚，寒伤肝肾，阳气不能与营血达于四末，故见四末不温。治以温经舒脉，调血通滞，方选当归四逆汤加减。

处方：当归 15g，桂枝 9g，白芍 9g，细辛 3g，青风藤 15g，海风藤 15g，独活 9g，鸡血藤 15g，怀牛膝 9g，通草 6g，苍术 9g，炙甘草 6g。6 剂，日 1 剂，水煎服。

五诊（2008 年 9 月 17 日）：尽剂后改服丸药，治以补肝肾、强筋骨、祛风湿，方选独活寄生汤加减。

处方：独活 90g，桑寄生 150g，防风 90g，桂枝 90g，白芍 90g，青风藤 150g，海风藤 150g，川续断 150g，黄芪 240g，苍术 150g，薏苡仁 150g，鸡血藤 150g。上药共为细末，炼蜜为丸，每丸 6g，每次 1 丸，每日 2 次。

尽剂而愈。

按：

小儿痹证的病因有内、外之分，内因与先天禀赋关系密切，外因责之于风、寒、湿、热之邪。本案是以祛风散寒、除湿活络法治疗着痹。着痹以湿邪偏盛为主，如《素问·痹论》载"湿气胜者为着痹"。其特点是肢体、关节、筋骨、肌肉感到疼痛和沉重，行动不便，好像带有重物，或有局部肿胀或顽麻不仁。

患儿素体阳虚，感受风寒湿邪，初起邪在表，故可见恶寒发热。外邪由浅入深，寒主收引，风性善行，湿性重浊，壅滞关节，以致气滞血瘀，故见关节疼痛，固定不移；痹阻日久，邪郁化热，见关节肿热；阴盛阳弱，阳气不能充于四末，致晨起关节僵硬，活动受限；舌淡，边有齿痕，苔白腻，脉滑均为寒湿之象。患儿疼痛不剧，略肿微热，不见红赤，为寒湿痹阻经络，略有化热之象。痹阻日久，气血匮乏，湿瘀并存，是虚中夹实证之渐进性慢性疾病，治疗须标本兼顾，祛邪并扶正，才能使气血通畅，痛楚消除。方选《金匮要略》桂枝芍药知母汤加减，麻黄、桂枝疏散外邪而宣痹，白芍、知母养阴血，制附子、白术温阳益气，苍术燥湿行气，红藤活血通络。全方共奏温阳益气、养阴舒筋、祛邪宣痹之功。

案二　蠲痹汤治疗风寒湿痹案

刘某某，女，53岁，2004年4月4日初诊。

主诉：肩臂痛半年余。

现病史：患者半年前开始出现肩臂痛，遇风、遇冷加重，热敷稍缓解，先后口服大活络丹、中草药等，外用伤湿止痛膏、麝香虎骨膏等药物，并用周林频谱仪等仪器治疗，未见明显效果，遂来诊。刻下症见：肩臂痛，怕冷喜暖，手指时麻，遇冷头晕，恶心，纳眠差，大便欲下不得。查体：心、肺未及异常。舌脉：舌淡，边有齿痕，脉沉细。

中医诊断：痹证。辨证：风寒湿痹。

西医诊断：风湿性关节炎。

治法：益气和营，祛风胜湿。

处方：蠲痹汤加减。黄芪30g，羌活12g，防风12g，当归15g，桂枝9g，白芍9g，片姜黄12g，僵蚕9g，蝉蜕12g，炒酸枣仁30g，合欢花30g，合欢皮30g，炙甘草6g。7剂，日1剂，水煎服。

二诊（2004年4月11日）：肩臂痛及手指麻木均减轻，夜汗多，烘热，睡眠好转，纳差，二便调，舌红，苔根黄厚，脉细。改大补阴丸加减。

处方：知母24g，黄柏12g，熟地黄30g，玄参24g，浮小麦30g，紫石英15g，灯心草3g，莲子心9g，炙甘草6g。7剂，日1剂，水煎服。

按：

本病案方选蠲痹汤是以益气和营、祛风胜湿法治疗风寒湿外侵的风湿性关节炎。

患者平素体虚，阳气不足，卫外不固，腠理空虚，易为风、寒、湿之邪乘虚侵袭，痹阻筋脉、肌肉、骨节，而致营卫行涩，经络不通，发生疼痛、肿胀、酸楚、麻木，或肢体活动欠利。

蠲痹汤出自《医学心悟》，具有祛风、除湿、散寒、活血、通络、止痛之功，是临床治疗风寒湿痹的常用方剂，黄芪益气实卫，防风祛风散寒，当归和营活血，羌活散寒通络，白芍通脉络之痹，片姜黄通痹，甘草和药性。桂枝、白芍、姜枣调和营卫气血；僵蚕、蝉蜕、片姜黄取升降散之意，调理气机；合欢花、合欢皮安神祛湿。

本案处方中也含有黄芪桂枝五物汤，该方具有益气温经、和血通痹之功效，《金匮要略·血痹虚劳病脉证并治第六》载"血痹阴阳俱微，寸口关上微，尺中小紧，外证身体不仁，如风痹状，黄芪桂枝五物汤主之"，《素问·痹论》载"营气虚，则不仁"，故立益气祛风、温通经脉、和血通痹之法。方中黄芪为君，甘温益气，补在表之卫气，又能通滞；桂枝辛甘、性温，散风寒而温经通脉，与黄芪配伍，益气温阳，和血通经。桂枝得黄芪，益气而振奋卫阳；黄芪得桂枝，固表而不致留邪。芍药养血和营而通血痹，与桂枝合用，调营卫而和表里，两药为臣。生姜辛温，疏散风邪，以助桂枝之力；大枣甘温，养血益气，以资黄芪、芍药之功，与生姜为伍，又能和营卫；甘草调诸药，以为佐使。方药五味，配伍精当，共奏益气温经、和血通痹之功。《金匮要略论注》述："此由全体风湿血相搏，痹其阳气，使之不仁。故以桂枝壮气行阳，芍药和阴，姜、枣和上焦荣卫，协力祛风，则病原拔，而所入微邪亦为强弩之末矣。此即桂枝汤去草加芪也，立法之意，重在引阳，故嫌甘草之缓小。若黄芪之强有力耳。"全方共奏益气和营、祛风胜湿之功。

案三 桂枝加葛根汤治疗太阳表虚案

吴某，女，45岁，2005年4月18日初诊。

主诉：周身酸痛3天。

现病史：患者既往患类风湿关节炎10余年，3天前外受风寒，全身酸痛加重，先后口服布洛芬缓释胶囊、小柴胡片等药物，症状未明显减轻，遂来诊。刻下症见：全身酸痛，恶风，头痛，头晕，手掌肿胀，指端、足跟麻木，时打喷嚏，有汗，月经期延长，今已持续 10 余日，二便调。查体：精神可，咽红，手掌肿胀；心、肺未及异常。舌脉：舌淡，苔薄白，脉浮细。

中医诊断：痹证。辨证：太阳表虚，筋脉不舒。

西医诊断：类风湿关节炎。

治法：调和营卫，解肌舒筋。

方药：桂枝加葛根汤加减。

处方：桂枝 9g，白芍 12g，赤芍 12g，葛根 30g，茯苓 15g，天麻 12g，威灵仙 15g，炒牛蒡子 12g，炙甘草 6g。14 剂，日 1 剂，水煎服。嘱煎药时加生姜 3 片、大枣 5 枚。

二诊（2005 年 5 月 3 日）：全身酸痛明显减轻，手提重物时肿胀，指端、足跟麻，近日晨起眼睑及手肿。舌红，苔前少、后薄白，脉细。守法继调，上方去天麻、炒牛蒡子，加川芎 12g，伸筋草 15g，桑枝 30g，改白芍、赤芍各 15g，14 剂，日 1 剂，水煎服。嘱煎药时加生姜 3 片、大枣 5 枚。

尽剂未复。

按：

本案患者，外感风寒，太阳经气不舒，津液不能敷布，经脉失于濡养，故全身酸痛，项背强几几；汗出、恶风，是太阳中风表虚证。故方选桂枝加葛根汤，调和营卫，解肌舒筋。用桂枝汤减少桂枝、芍药的用量，加葛根，取其解肌发表、生津舒筋之功，主治风寒客于太阳经输、营卫不和及桂枝汤证兼项背强而不舒者。《用药心法》载："茯苓，淡能利窍，甘以助阳，除湿之圣药也。味甘平补阳，益脾逐水，生津导气。"此患者头晕而痛，依黄煌先生《张仲景 50 味药证》中述，茯苓主治"眩"之眩晕，乃"苓桂剂"的核心。此外，茯苓与方中之药，亦含苓桂甘枣汤。二诊，患者营卫渐和，仍浮肿，风湿阻络明显，随证加减。桑枝，《本草撮要》谓"功专去风湿拘挛，得桂枝治肩臂痹痛"，《现代实用中药》载"嫩枝及叶熬膏服，治高血压、手足麻木"；伸筋草祛风除湿，舒筋活络，《本草拾遗》谓"主久患风痹，脚膝疼冷，皮肤不仁，气力衰弱"；威灵仙祛风湿，通经络，长于走窜。上三味均为痹证常用之品，随证参选。

第五节 湿疹案

羌活胜湿汤治疗风湿袭表案

于某某，女，5个月，2007年8月24日初诊。

主诉：头面部斑丘疹3天。

现病史：患儿3天前头面部开始出现淡红色斑丘疹，家长予红霉素软膏外用，症状未缓解，遂来诊。刻下症见：患儿前额可见小片状淡红色斑丘疹，有渗出，瘙痒，无咳嗽，流清涕，无发热，纳欠佳，眠可，二便调。查体：精神可，前额小片状淡红色斑丘疹，有渗出，有抓痕，咽不红；心、肺、腹未及异常。舌脉：舌淡红，苔白腻，指纹滞。

中医诊断：奶癣。辨证：风湿袭表。

西医诊断：婴儿湿疹。

治法：祛风胜湿止痒。

处方：羌活胜湿汤加减。羌活12g，防风12g，独活6g，川芎6g，白鲜皮9g，苦参9g，地肤子6g，紫草9g，炙甘草6g。4剂，日1剂，水煎服。嘱忌用肥皂洗脸，避免搔抓，母亲忌食辛辣食物及牛羊肉等发物。

二诊（2007年8月28日）：患儿头面部湿疹数量明显减少，无渗出，无鼻塞、打喷嚏、流涕，二便调，纳眠可。湿邪渐去，上方去紫草，4剂，日1剂，水煎服。

尽剂而愈。

按：

婴儿湿疹是小儿的一种多发病和常见病，近年发病率呈上升趋势，可归属于中医学"浸淫疮""胎疮""奶癣""胎毒"等范畴，《外科正宗》载"头面遍身发为奶癣，流滋成片，睡卧不安，瘙痒不绝"。湿疹病因复杂，好发于头面部，也可出现在躯干、四肢等部位，临床表现为多形性皮疹，通常伴有剧烈的瘙痒，严重者会导致婴儿哭闹不安，影响其食欲、睡眠和身体发育。西医治疗多外用糖皮质激素制剂，虽收效明显，但易反复，临床治愈率较低。中医将本病分为湿热内蕴、脾虚湿盛、血虚风燥等证型，择选消风散、消风导赤汤、四妙散等方。

本案是以祛风胜湿止痒法治疗湿邪内蕴的婴儿湿疹。小儿脏腑尚未发育健全，脾胃较弱，加之饮食失节，伤及脾胃，脾失健运，则湿浊内生。又复感风热之邪，内外两邪相搏，充于腠理，浸淫肌肤，故前额见淡红色斑丘疹，部分渗出，伴有瘙痒；感受风邪，肺气失宣，故出现流清涕；脾为湿困，健运失职，故纳欠佳；舌红，苔白腻俱为湿邪内蕴之象。症状虽然表现在皮肤，但其病根内连脏腑，病机为素体脾虚，又外受风湿热邪，外邪客于皮肤，郁结于腠理，发于肌表而致，治疗要从"湿"入手，重在祛风胜湿止痒。羌活胜湿汤出自《内外伤辨惑论》，原方主治寒湿在表，头痛、头重，腰背重痛，或一身尽痛，不能转侧之证。此处羌活气清属阳，善行气分，舒而不敛，升而不沉，善于祛风胜湿，治疗上焦风湿；独活善于理下焦风湿，两药合用共祛周身之湿。防风取其"风能胜湿"之意，川芎活血调营，白鲜皮、苦参、地肤子清热利湿止痒，紫草活血透疹。全方共奏祛风胜湿止痒之功。

第六节　紫癜案

补中益气汤治疗气陷失摄案

某某，男，9岁，1991年11月4日初诊。

主诉：皮肤紫癜、瘀斑3个月余。

现病史：患儿3个月前患感冒，继而出现双下肢紫斑，腹痛阵作。在某市级医院检查，诊断为过敏性紫癜，收入院治疗2月余，经用泼尼松、维生素C、钙片、氯苯那敏等药物，症状未完全控制，遂来诊。刻下症见：双下肢及臀部皮肤紫癜，略高起皮肤，色泽暗红，不发热，无流涕，无腹痛、关节痛，纳差，二便正常。查体：精神可，神疲肢倦，面黄，双下肢及臀部皮肤紫癜，略高起于皮肤，色泽暗红，按之不褪色；心、肺、腹未及异常。血常规、尿常规未见异常。舌脉：舌淡，边有齿痕，苔薄白，脉弱。

中医诊断：紫癜。辨证：中气下陷，血失统摄。

西医诊断：过敏性紫癜。

治法：升补中气，止血活血。

处方：补中益气汤加减。黄芪 15g，党参 12g，炒白术 9g，升麻 9g，柴胡 9g，当归 12g，仙鹤草 12g，桃仁 9g，红花 9g，焦山楂 12g，炙甘草 3g。18 剂，日 1 剂，水煎服。

服药后紫癜消失，继服 20 余剂，余症悉除。停药后随访半年无复发。

按：

患儿发病前 1～3 周有上呼吸道感染史，发病时除见双下肢对称性皮肤紫癜、腹痛、关节肿痛、尿血及便血等症状外，尚可见不同程度的体倦、神疲、纳差、面色萎黄、大便不调、舌淡苔白等脾虚证候，故其发病乃感邪引起的脾脏受损、气虚下陷、血失统摄、溢出脉外所致。脾为后天之本，主四肢肌肉，开窍于口，"四季脾旺不受邪"，邪气或由皮毛而入，或由口鼻而入，均可致脾气亏虚。脾主升，统血，脾虚升举无力而下陷，血失统摄，故出现双下肢皮肤紫癜、尿血及便血等，诚如《景岳全书·血证篇》所言"盖脾统血，脾气虚则不能收摄，脾化血，脾气虚则不能运化，是皆血无所主，因而脱陷妄行"。因此，本病应以升补中气、止血活血为治则。方中黄芪、党参、白术、甘草补气健脾；升麻、柴胡升阳举陷，与前药相伍使下陷之脾气得以升提，并能轻轻疏散以达表；气生于血，气虚运血无力可致血瘀，故配当归、桃仁、红花补血活血；仙鹤草止血健胃，与活血药相伍，有止血而不留瘀之功。诸药相合，共奏升补中气、止血活血之功。据现代药理研究，方中诸药均有不同程度的免疫调节、抑制变态反应过程、改善毛细血管脆性的作用，故用治本病，可收良效。

附：李燕宁教授辨治紫癜经验

过敏性紫癜，为血液溢于皮肤黏膜之下，临床表现为皮肤黏膜出现青紫色瘀点、瘀斑、血肿，常伴鼻衄、齿衄、呕血、便血、尿血等出血证，是小儿出血性疾病中的常见病证，属中医学"葡萄疫""发斑""肌衄"等范畴，《医宗金鉴·外科心法要诀》载"此证多因婴儿感受疫疠之气，郁于皮肤，凝结而成。大小青紫斑点，色状若葡萄，发于遍身，唯腿胫居多"，其描述颇似过敏性紫癜。

李师治疗紫癜，主张辨病与辨证相结合，主从风、热、湿、瘀、虚，其皮疹形态多样，高起皮肤、伴有瘙痒，病情多变者，以风为主，"风性善行而数变""风盛则痒"；紫癜红赤密集者，以热为重；伴有腹痛、关节痛者，多有瘀，为"不通则痛"；下肢分布较多，多为湿邪或气虚下陷，因湿性趋下，中气主升提、统摄血液。

临床可分型论治，风邪伤络者，可用消风散；偏于风热者，可用银翘散；血热妄行者，可用犀角地黄汤或化斑汤；湿热阻络者，可用四妙散；瘀血阻络者，可用桃红四物汤或血府逐瘀汤；气虚不摄而下陷者，可用补中益气汤。

第七节　痤疮案

案一　五味消毒饮治疗肺胃湿热案

朱某某，男，17岁，2007年11月11日初诊。

主诉：面部痤疮3年。

现病史：患儿2年前面部出现红色丘疹，曾多次服用甲硝唑、中药汤剂，外敷消毒膏等，效果不明显。近来面部丘疹密集，并伴有瘙痒、疼痛，遂来诊。刻下症见：面部潮红，有红色粉刺、丘疹，灼热刺痒，微痛，平素易怒，纳眠可，二便调。查体：精神可，面部潮红，额部及两颧部有密集红色丘疹，形如黍籽，无脓点、无瘢痕损害，散在褐色色素沉着；心、肺、腹未及异常。舌脉：舌红，苔薄黄，脉滑数。

中医诊断：痤疮。辨证：肺胃湿热。

西医诊断：寻常型痤疮。

治法：清热解毒，凉血活血，消肿散结。

处方：五味消毒饮加减。金银花24g，连翘15g，蒲公英30g，紫花地丁15g，炒牛蒡子12g，夏枯草15g，牡丹皮15g，紫草15g，白鲜皮15g，地肤子12g，炙甘草6g。7剂，日1剂，水煎服。

二诊（3月30日）：面部轻微潮红，丘疹减少，无瘙痒感。纳眠可，大便偏稀，小便可。舌红，苔薄白。遵法继调，上方去地肤子，7剂，日1剂，水煎服。

尽剂而愈。

按：

本病多因皮脂腺的分泌量增加或排出不畅，皮脂积聚于毛囊口内，腺口阻塞形成脂栓，继发细菌感染所致。本病在中医古籍中多有记载，如《素问·生气通天论》载"劳汗当风，寒薄为皶，郁乃痤"，晋代葛洪《肘后备急方》载"年少气充，而生痤疮"。本病辨证多属肺胃积热，热血蕴结，熏蒸于面。治当清肺胃之热以治本，凉血、祛风、利湿以治标，治疗原则为清热解毒、凉血活血、消肿散结。临床可将痤疮辨证分为肺经风热、胃肠湿热、痰湿瘀滞、冲任失调等证型，一般多从肺论治。

本案患儿素体阳盛，营血偏热，以致肺经血热，熏蒸头面，蕴阻肌肤而生痤疮；平时因过食辛辣、油腻之品，脾胃化湿生热，湿热循经上熏，阻于肌肤而成，病久热毒入血，致热毒血瘀为患。辨证属肺胃湿热，治疗用清热解毒、凉血活血、消肿散结法，方选《医宗金鉴》五味消毒饮加减。金银花、蒲公英、连翘、紫花地丁具有清热解毒的作用，其中金银花入肺、胃、心经，可清中、上焦之热，解卫、气、营、血之毒，为方中主药；蒲公英归肝、胃经，长于泻火解毒、解郁散结，兼能利水通淋；紫花地丁清热解毒作用较强，为治痈疮疔毒之要药，且能杀虫止痒，合用有气血同清、三焦并治、清热解毒、杀虫止痒、利湿消肿的作用。夏枯草、牛蒡子、连翘化痰散结；病久热毒入血，致热毒血瘀为患，故在清热解毒的同时，加入丹参、紫草凉血活血；地肤子、白鲜皮祛风利湿止痒，颇合本案患儿的病情特点。

案二　丹栀逍遥散治疗肝经湿热案

杜某，女，21 岁，2003 年 11 月 28 日初诊。

主诉：面部痘疹 4 年余。

现病史：患者青春期开始出现面部痘疹，经口服药物及外用祛痘化妆品等治疗，反复不愈，遂来诊。刻下症见：面部丘疹，色红、坚硬，不痛不痒，纳眠可，大便偏干，小便调，性情略急躁，月经经期正常，色红，量可，常伴腰腹疼痛。查体：面部散布丘疹，色红、坚硬；心、肺、腹未及异常。舌脉：舌红，苔白厚腻，脉弦数。

中医诊断：痤疮，痛经。辨证：湿热毒邪，蕴结肝胃。

西医诊断：痤疮。

治法：清热解毒，凉血消疮。

处方：五味消毒饮加减。金银花 24g，连翘 15g，蒲公英 30g，紫花地丁 15g，夏枯草 15g，炒牛蒡子 12g，赤芍 12g，紫草 15g，白鲜皮 30g，牡丹皮 15g，炙甘草 6g。7 剂，日 1 剂，水煎服。

二诊（2003 年 12 月 4 日）：痘疹减轻，面色好转，舌红，苔微黄略厚，脉弦数。

胃火渐撤，肝经湿热，治以清肝泻火、解毒活血，方选丹栀逍遥散加减。

处方：牡丹皮24g，焦栀子12g，柴胡12g，赤芍15g，白芍15g，当归15g，香附12g，僵蚕15g，蒲公英30g，紫花地丁24g，炒牛蒡子12g，炙甘草6g。7剂，日1剂，水煎服。

三诊（2003年12月11日）：症状明显减轻，皮肤好，舌红，苔黄，脉弦。守法继调，上方去香附、僵蚕、紫花地丁、炒牛蒡子，加茯苓、地肤子、紫草各15g，桃仁、红花、川芎各12g，改牡丹皮12g，蒲公英、柴胡各15g，7剂，日1剂，水煎服。

尽剂而愈。

按：

依据辨证思路，本案患者，初诊皮疹色红、坚硬，大便干，辨属湿热内蕴，肝胃热毒炽盛，治以清热解毒为主，方选五味消毒饮；复诊时，热毒减轻，肝郁湿热未尽，方选丹栀逍遥散。青年女性痤疮与肝密切相关，肝藏血，主疏泄，体阴用阳，体用协调，则郁火不生，月经调和。然女性青春期痤疮多因素体肝经有热，或素性急躁，情志不舒，加之嗜食辛辣肥甘之品，则肝体失于柔和，致肝郁血虚，气郁化热化火，上冲颜面，溢于肌肤而生痤疮，并常伴月经不调。丹栀逍遥散之功用恰与这一病机吻合，故疗效突出。现代药理研究证实逍遥散具有明显的镇静等神经药理活性，对性腺功能有明显的影响，具有温和的雌激素样活性，故临床灵活运用，能达到以内养外、调节冲任、消除痤疮的满意效果。

附：李燕宁教授辨治痤疮经验

对于治疗青春痘、痤疮的治疗，李师临证经验丰富，临床常循以下思路：

1. 分证型辨治

（1）热毒型：轻者，选五味消毒饮；重者，选黄连解毒汤。

（2）湿热型：轻者，选清肺枇杷饮，该方乃治痤疮经典方；重者，选甘露消毒丹。

（3）寒凝型：轻者，选桂枝茯苓丸；重者，选羌活胜湿汤。

（4）瘀阻型：随月经周期变化，选桂枝茯苓丸、血府逐瘀汤。

（5）肝郁型：肝经湿热者，选丹栀逍遥散。

2. **辨部位论治**

（1）头面部：宜轻清走上之品，多用祛风药。

（2）躯干部：多用行气药。

（3）下肢：多用利湿燥湿药。

3. **辨病涉脏腑**

痤疮乃皮肤病变，主要在肺，皮毛病变先责之于肺，因肺主皮毛，居上焦，风、火可及，风性开泄，火灼阴液以致伤阴。

第八节 脱发案

荆防四物汤治疗血分受风案

陈某某，男，15 岁，2004 年 8 月 9 日初诊。

主诉：毛发脱落 8 年余。

现病史：患儿六七岁开始脱发，初为钱币大小，1 个月内头发全部脱落，眉毛亦脱落，家长带患儿多方求医，经口服复合维生素、补锌制品及中药汤剂、中成药，外涂章光 101 等生发制品治疗，效果不明显，遂来诊。刻下症见：毛发脱落，头顶及眉部有稀疏、细小、黄色绒毛，无瘙痒，无鼻塞、流涕，不咳嗽，无发热，纳眠可，二便调。查体：精神可，面唇淡红；心、肺、腹未及异常。舌脉：舌红，苔薄白，脉细弦。

中医诊断：油风。辨证：血分受风。

西医诊断：斑秃。

方药：荆防四物汤加减。

处方：荆芥 12g，防风 12g，生地黄 24g，川芎 12g，当归 15g，牡丹皮 15g，黑芝麻 15g，制何首乌 12g，枸杞子 15g，炙甘草 6g。14 剂，日 1 剂，水煎服。嘱勿乱涂抹，以防破坏毛囊。

二诊（2004 年 8 月 23 日）：头部及眉部可见绒毛生长，初露黑茬，舌红，苔白厚，脉细弦。守法继调，上方去牡丹皮、枸杞子，加熟地黄、赤芍、白芍、黄精各 15g，威灵仙 12g，改生地黄、川芎、制何首乌各 15g，14 剂，日 1 剂，水煎服。

三诊（2004 年 9 月 6 日）：头发生长，绒毛开始变黑。舌红，边有齿痕，苔黄，脉细弦。守法继调，上方去熟地黄、黄精、威灵仙，加补骨脂 30g，枸杞子 15g，改生地黄 24g，黑芝麻 30g，14 剂，日 1 剂，水煎服。

四诊（2004 年 9 月 20 日）：病情好转，可见黑色绒毛，舌红，苔黄，脉细弦。守法继调，上方去补骨脂，加熟地黄 24g，黑大豆 12g，14 剂，日 1 剂，水煎服。

尽剂而愈。

按：

脱发是比较常见的皮肤科疾病，《黄帝内经》称"毛拔""毛坠"，《难经》称"毛落"，《诸病源候论》称"鬼舔头"，《外科正宗》称"油风"，明清以后一直沿用此名。临床上本病可分型论治。肝肾亏虚型者，多因先天禀赋不足，白发多从少年开始有，常有家族史；或大病久病之后，元气大伤，脏腑虚竭，头发从花白渐至全部白发，兼有稀疏脱落，头发纤细无光泽，或脆弱易断，伴头晕眼花、耳鸣耳聋、腰膝酸软、不任劳作、舌淡红、苔白薄，脉沉细弱，治当滋补肝肾，养血乌发，方选《医方集解》七宝美髯丹加减。营血虚热型以青少年多见，表现为头发花白、干燥、瘙痒，有白屑脱落，伴五心烦热、心悸失眠、多梦、口干舌燥、舌红苔少、脉细数等，治当滋阴凉血乌发，方选草还丹加减。

本案属血虚有风，方选荆防四物汤加减，取其养血和血、祛风之功。荆防四物汤乃四物汤加荆芥、防风而成。《黄帝内经》载"发为血之余"，《诸病源候论》载"气血衰弱经脉虚竭，须发脱落"，毛发脱落治先调血，四物汤是中医补血、养血的经典方，最早见于晚唐蔺道人所著《仙授理伤续断秘方》，用于外伤瘀血作痛，后被载于《太平惠民和剂局方》。张秉成《成方便读》曰："一切补血诸方，又当从此四物而化也。"王晋三《古方选注》曰："四物汤，物，类也，四者相类而仍各具一性，各建一功，并行不悖，芎归入少阳主升，芍地入阴主降，芎䓖郁者达之，当归虚者补之，芍药实者泻之，地黄急者缓之。"荆芥祛风力胜，偏入血分，在理血剂当中多用荆芥，《本草图经》载"治头风，虚劳，疮疥，妇人血风"。防风微温不燥，《本草汇言》载"防风……与当归治血风……大人中风、小儿惊风，防风尽能去之"。何首乌与黑芝麻均补肝肾、益精血、能润燥，治疗肝肾不足或气血亏虚之须发早白、脱落，为专病专药。何首乌苦甘涩，微温，入肝、肾经，补肝益肾，养血滋阴，祛风乌发,《开宝本草》谓"疗头面风疮……益血气,黑髭鬓,悦颜色",《本草求真》载"首乌入通于肝,为阴中之阳药,故专入肝经以为益血祛风之用,其兼补肾者,亦因补肝而兼及也……况补血之中,尚有化阳之力",阴药兼阳性,补精血而不呆滞。黑豆味甘、性微寒,能健脾补肾益阴,色黑入肾,养颜美发。"肾之合骨也,其荣发也",发为血之余、肾之华,且小儿"肾常虚",故小儿脱发临证除补益精血外,再择选枸杞子、黄精、补骨脂等补益肝肾药物。

现代药理研究显示,丹参和黄芪都能加强毛发营养,促进毛发再生,具有明显的雌激素样作用;何首乌、女贞子煎剂能在一定程度上抑制猪毛囊细胞凋亡,延缓生长期毛囊进入退缩期;侧柏叶中总黄酮主要在于激活毛母细胞和促进血液循环,使毛发生长能力衰退的毛囊复活,并且促进血液循环后补充营养成分,从而发挥养发、生发的作用。

第九节　白疕案

清燥救肺汤治疗肺燥津亏案

张某,男,12岁,2008年7月3日初诊。

主诉:皮疹半年余。

现病史:患儿2008年初曾患水痘,经西药治愈后不久,全身出现皮疹,多方治疗无效,病情逐渐加重,遂来诊。刻下症见:全身泛发性皮疹,斑片状,融合成片,浸润明显,色深红,皮温高,皮肤干燥无光泽,乏汗,大量银白色鳞屑,薄膜现象,瘙痒剧烈,可见抓痕,烦躁,纳可,眠欠安,二便调。舌脉:舌红绛,苔白厚。

中医诊断:白疕。辨证:热毒瘀结血分。

西医诊断:银屑病。

治法:清热解毒,活血化瘀。

处方:黄连解毒汤合桃红四物汤加减。黄芩9g,黄连6g,黄柏6g,炒栀子9g,桃仁9g,红花6g,川芎6g,当归12g,赤芍12g,白芍12g,生地黄15g,地肤子12g,浮萍9g,白鲜皮15g,炙甘草6g。7剂,日1剂,水煎服。

二诊（2008 年 7 月 10 日）：患儿症状加重，全身皮疹鲜红，鳞屑减少，乏汗，皮肤干燥加重、皲裂，张口、睁眼不自如。近 3 天低热，体温 37.4℃~37.8℃，夜间体温正常，大便质稀，日 3 次。舌红，苔薄黄，白睛泛红。辨属肺燥阴亏，治以养阴润燥祛风，更方清燥救肺汤加减。

处方：生石膏 30g，石斛 30g，白蒺藜 30g，紫草 30g，炙枇杷叶 15g，玄参 15g，牡丹皮 15g，麦门冬 15g，桑叶 12g，炒苦杏仁 9g，生地黄 18g，炙甘草 6g。14 剂，日 1 剂，水煎服。

三诊（2008 年 7 月 24 日）：症状减轻，周身皮疹色淡，脱屑减轻，皮肤绷紧感减轻，张口自如，恶风寒，仍发热，体温最高 37.7℃，眠欠安，水样便，日 2 次，舌红，苔薄黄腻。守法继调，上方加夏枯草 15g，龙胆草 6g，14 剂，日 1 剂，水煎服。

四诊（2008 年 8 月 7 日）：周身皮疹大大减轻，胸腹散在皮疹，色淡有光泽，无脱屑及色素沉着，体温复常，无烦躁，大便仍稀，日 2 次，舌红苔白厚。守方继服14 剂。

尽剂而愈。

按：

本案首诊从"血分"论治银屑病，据"热""毒""瘀"辨证用药，选用黄连解毒汤合桃红四物汤，但患儿病情反而加重。二诊时抓住皮肤干燥脱屑、张口睁眼不能等症，辨其属"燥证"范畴。以肺合于皮毛，为水之上源，若肺为燥邪所伤，不能宣发肃降，精津匮乏，失布于皮肤腠理，则皮毛干枯脱屑为理，以脏腑辨证，从肺论治为法，方选清燥救肺汤加减。

清燥救肺汤出自《医门法律·伤燥门》，有清宣燥热、养阴益气之功，主治温燥伤肺、津气亏损诸证，临床多用治温燥犯肺之咳。本案去阿胶、人参、胡麻仁，加玄参、石斛等，盖因此时"燥邪导致津亏"为主，血热为辅，属实证，此时单纯用清热解毒活血方药已难达效，且脏腑辨证定位于肺，故以生石膏清解肺热，天门冬、麦门冬滋润肺阴，石斛益胃生津，滋阴清热。燥邪犯肺，肺气郁而不宣，逆而不降，故用炒杏仁、炙枇杷叶宣降肺气，桑叶轻宣肺气，辅以清润。此时邪实为主，祛邪为要，故去人参、阿胶、胡麻仁。重用白蒺藜，辛散苦泄，入肝经，疏肝散郁结，祛风止痒；生地黄、玄参、牡丹皮、紫草清热凉血；生地黄滋阴降火，养阴生津而泻伏热；玄参泻火解毒；牡丹皮透阴分伏热，活血祛瘀，以减血热淤滞；重用紫草解毒透疹。白蒺藜、紫草也是李师调治皮肤病惯用之品。后根据患儿病情加龙胆草、夏枯草以清热燥湿、泻肝胆火，加强解气郁、散郁热之功。诸药合用，滋阴润燥，调气解郁，清热凉血，从肺论治，抓住"燥"为病机关键，兼顾因"燥"而致"郁""热"的病理特点，恢复肺功能，"若雾露之溉""输精于皮毛""熏肤、充身、泽毛"，获得满意疗效。

第十节 月经不调案

案一 泻黄散治疗湿蕴胞宫案

吕某，女，16 岁，2004 年 7 月 8 日初诊。

主诉：月经量多 1 年余。

现病史：患儿 3 年前开始来月经，经期不稳定，量偏多，时有腹痛。近 1 年来，经期稳定，但经量一直偏多，曾服逍遥丸、乌鸡白凤丸等中成药，未见明显效果，遂来诊。刻下症见：月经量多，色可，白带多，味不甚，无腹痛，纳可，眠差，多梦，二便正常。查体：心、肺未及异常。舌脉：舌红，苔黄腻，脉弦。

中医诊断：经水过多。辨证：湿热内蕴，胞宫失调。

西医诊断：功能性子宫出血。

治法：清热祛湿。

处方：泻黄散加减。藿香 12g，石膏 18g，防风 9g，栀子 12g，柴胡 12g，侧柏叶 15g，茜草 12g，益母草 12g，黄柏 15g，炙甘草 6g。7 剂，日 1 剂，水煎服。

二诊（2004 年 7 月 15 日）：患儿月经量较前明显减少，基本正常，白带明显减少。舌红苔薄白，脉细弦。证属肾阴亏虚，湿热蕴阻，治以养阴补肾，填精祛湿，方选左归饮加减。

处方：熟地黄 24g，山茱萸 12g，炒山药 15g，枸杞子 15g，黄精 15g，菟丝子 15g，桑椹 15g，芡实 12g，淫羊藿 15g，炙甘草 6g。7 剂，日 1 剂，水煎服。

按：

月经不调在青春期颇为常见，其天癸初成，经带不调，发育使然。经年之后，仍不规律，当明辨其因。本案患儿湿热蕴阻胞宫，难分难解，胶滞难化。湿偏重时，壅滞胞宫，阻遏冲任，则月事不能以时而下，故月经后期或月经过少，甚则闭经；热偏重时，蕴蒸胞宫，燔灼冲任，血热火盛，迫血妄行，又可致月经先期或月经量多，甚则瘀血成块。治以清热祛湿，方选泻黄散加减。肝藏血、主疏泄，调节血量分配，是月经按期而至的重要环节，女子以肝为先天，肝喜条达而恶抑郁，故用柴胡疏肝解郁；热盛血多，需凉血止血，不能留瘀，故用茜草、益母草、侧柏叶。

病稳之后，不再从脾清湿热，改补肾为主。妇科病证，中医治疗当遵循"少年治肾，中年治肝，老年治脾"之则。青春期发育导致阴阳失衡，阴虚不敛阳气，导致月经不调，阴虚失养则失眠多梦，阴虚阳亢也可出现多动、抽动等表现。治以养阴补肾、填精祛湿，方选左归饮加减。左归饮，《血证论》言"《难经》谓左肾属水，右肾属火，景岳此方，取其滋水，故名左归，方取枣皮酸以入肝，使子不盗母之气；枸杞赤以入心，使火不为水之仇；使熟地一味，滋肾之水阴；使茯苓一味，利肾之水质；有形之水质不去，无形之水阴亦不生也。然肾水实仰给于胃，故用甘草、山药，从中宫以输水于肾"，左归饮可补益肝肾、滋阴止血，临床用于肝肾阴虚之月经量多等。所加黄精、桑椹、芡实之属，功能补肾，兼可"填精祛湿"；淫羊藿可"燮理阴阳"，功在阳中求阴。

案二　五子衍宗丸治疗冲任不足案

谭某，女，14岁，2004年12月8日初诊。

主诉：停经2个月。

现病史：患者11岁时月经初潮，经行未稳，伴有腹痛。近期将考，学习紧张，月经2个月未行，遂来诊。刻下症见：无腹痛，不发热，无咳嗽，纳眠可，二便调。查体：精神可；心、肺未及异常。舌脉：舌淡，苔薄白，脉细涩。

诊断：月经不调。辨证：冲任不足，气滞血瘀。

西医诊断：月经不调。

治法：补肾填冲，理气活血。

处方：五子衍宗丸加减。枸杞子15g，菟丝子15g，覆盆子15g，桑椹15g，淫羊藿15g，川牛膝18g，桃仁12g，红花12g，香附12g，当归15g，炙甘草6g。7剂，日1剂，水煎服。嘱经至即停药。

尽剂而愈。

按：

男以气为用，女以血为本，月经之本是血，血之生成需精化血、中焦受气取汁变化生血、营气注于脉中为血，相关脏腑为藏精之肾及中焦脾胃，故脾肾为月信之源泉。《素问·上古天真论》说："女子七岁，肾气盛，齿更发长；二七而天癸至，任脉通，太冲脉盛，月事以时下，故有子……"本案患者，二七芳华，天癸已至，然肾精未充，肝木易郁而失于疏达，月信不能如期而至；精血不足故舌淡、脉细，气机不畅则脉涩。李师强调，妇科疾病当遵"少年治肾，中年治肝，老年治脾"，其治疗宜补肾填精，调补冲任，调经理血，当"有子"之龄，故选五子衍宗丸。

五子衍宗丸出自《摄生众妙方》，功能补肾益精，用于肾虚精亏所致的阳痿不育、遗精早泄、腰痛、尿后余沥等。本方用药皆为植物种仁，味厚质润，既滋补阴血，又蕴含生生之气，性平偏温，擅于益气温阳。方中菟丝子温肾壮阳力强；枸杞子填精补血见长；五味子五味皆备，而酸味最浓，补中寓涩，敛肺补肾；覆盆子甘酸微温，固精益肾。古谓本方有填精、补髓、益肾的作用，称之为种子方。王肯堂《妇科准绳》云："嘉靖丁亥得于广信郑中函宅，药止五味，为繁衍宗嗣种子第一方也，故名。"本方五药皆用"种子"，取"以子补子"之义，有填精补肾、助繁衍宗嗣的作用，故称"五子衍宗丸"。桑椹色青黑，入补肝肾，滋阴养血；桃仁、红花、牛膝、当归活血化瘀；香附疏肝解郁、行气止痛，为妇科调经要药。

第十一节　乳汁不行案

下乳涌泉散治疗血少气弱案

邵某某，女，28岁，2004年9月22日初诊。

主诉：少乳1个月。

现病史：患者4个月前顺利产子，产后乳汁偏少。近1个月以来，乳汁减少明显，先后服猪蹄汤、阿胶，行推乳等治疗，效果不明显，遂来诊。刻下症见：乳汁少，质稀不稠，无乳房胀痛感，纳可，眠欠安，二便调。查体：精神可，情绪略急躁，口唇色淡，面白少华；心、肺未及异常。舌脉：舌淡，苔薄白，脉细弱。

中医诊断：乳汁不行。辨证：血少气弱。

西医诊断：产后缺乳。

治法：益气补血，通络下乳。

处方：下乳涌泉散加减。黄芪 30g，当归 15g，炒山药 24g，生地黄 12g，王不留行 12g，炮穿山甲 9g，路路通 9g，赤芍 15g，白芍 15g，生麦芽 15g，炙甘草 6g。7 剂，日 1 剂，水煎服，嘱煎药时加大枣 5 枚，调畅情绪。

尽剂而愈。

按：

产后乳汁甚少或全无，称为乳汁不行，亦称乳汁不足或缺乳。乳汁不行不仅影响婴儿的健康成长，而且对母体产后的复原、母婴的亲情也有影响。

乳汁来源于脏腑、血气、冲任，《胎产心法》载"产妇冲任血旺、脾胃气旺则乳足"，薛立斋谓"血者，水谷之清气也，和调五脏，洒陈六腑，在男子则化为精；在妇人上为乳汁，下为血海"，这说明产妇的乳汁是否充足与脾胃血气强健有密切关系。乳汁由气血化生，赖肝气疏泄与调节，故缺乳多为气血虚弱、肝郁气滞所致，也有因痰气壅滞而致者。

缺乳辨证首分虚实，虚者，乳汁清稀、量少，乳房松软不胀；实者，乳汁稠浓、量少，乳房胀满而痛。缺乳治疗以通乳为原则，虚者补而通之，实者疏而通之。

本案患者主因气血不足，选《清太医院配方》下乳涌泉散，由当归、川芎、天花粉、白芍、生地黄、柴胡、青皮、漏芦、桔梗、白芷、木通、通草、穿山甲、王不留行、甘草组成，乃治产后乳汁不行之验方、效方。乳乃气血所化而成，古人讲"乳为血化美如饴"，欲得乳汁，需气血充足，无血故不能生乳汁，无气亦不能生乳汁，血之化乳，又不若气之所化为尤速，气旺则乳汁旺，气衰则乳汁衰，气涸则乳汁亦涸。方中黄芪、当归，益气补血，意取当归补血汤；乳房属胃经，乳汁源于气血，脾胃为气血生化之源，《类证治裁》载"乳汁为气血所化，而源出于胃，实水谷之精华也，惟冲脉隶于胃，故升而为乳，降而为经"，乃合山药、生地黄、甘草，健脾益气补血，以充乳源。欲乳泌出，尚需经络通畅，穿山甲、王不留行、路路通，长于通络下乳以行乳路，《医学衷中参西录》载"穿山甲气腥而窜，其气窜之性，无微不至，故能宣通脏腑，贯彻经络透达关窍，凡血凝血聚为病皆能开之"。乳头属肝经，肝体阴而用阳，调理全身气机，乳少母急，肝气抑郁，故用白芍、麦芽柔肝、疏肝，麦芽又和胃，促药力吸收。

第十二节　针眼案

泻青丸治疗肝经风热案

方某某，男，2 岁，2005 年 2 月 28 日初诊。

主诉：眼睑红肿 1 天。

现病史：患儿 1 天前出现眼睑红肿，伴烦躁、纳差，遂来诊。刻下症见：右侧眼睑红肿，可见一红色凸起，不发热，轻微咳嗽，有痰，无鼻塞、流涕，纳差，眠欠安，大便头干，日 3～4 次，小便调。查体：精神可，咽红；听诊双肺呼吸音清，心、腹未及异常。血常规未见异常。舌脉：舌红，苔薄白，指纹紫滞。

中医诊断：针眼。辨证：肝经风热。

西医诊断：睑腺炎。

治法：清肝泻火，疏风清热。

处方：泻青丸加减。龙胆草 6g，当归 9g，栀子 9g，菊花 12g，夏枯草 12g，牡丹皮 12g，赤芍 9g，白芍 9g，青葙子 9g，僵蚕 9g，生甘草 6g。4 剂，日 1 剂，水煎，少量多次服。

尽剂而愈。

按：

睑腺炎，俗称麦粒肿，中医成为针眼，是睫毛毛囊附近的皮脂腺或睑板腺的急性化脓性炎症。麦粒肿根据受累腺组织不同而分为外麦粒肿和内麦粒肿。外麦粒肿系睫毛毛囊及其所属皮脂腺发炎，内麦粒肿为睑板腺的急性化脓性炎症。本病多由葡萄球菌感染所致，患者以青少年多见，症状是眼睑局限红、肿、热、痛，发生在外眦部可伴外侧球结膜水肿。发病 3～5 天，脓点形成，外麦粒肿脓点在皮肤面，内麦粒肿脓点在睑结膜面，脓点自行破溃后炎症迅速消退。重者常伴耳前或颌下淋巴肿大。

中医认为针眼的病因病机主要为风邪外袭，客于胞睑而化热，风热壅阻于胞睑皮肤肌腠之间，灼烁津液，变生疮疖；或过食辛辣炙煿，脾胃积热，循经上攻胞睑，致营卫失调，气血凝滞，局部化热酿脓；或余邪未清，热毒蕴伏，或素体虚弱，卫外不固，易感风邪者，常反复发作。《银海精微》将其病机归为"阳明胃经之毒"，提出"先宜服用退赤散，后用通精散、泻肺饮"的内治方法。元末倪维德在《原机启微》中首先提出了挑刺疗法，清代吴谦《医宗金鉴·外科心法要诀》提出了外治疗法，"初起轻者，宜用如意金黄散，盐汤冲洗，脓不成即消矣……脓已成也，候熟针之，贴黄连膏"。

根据五轮学说，胞睑属肉轮，内应于脾，脾与胃相表里，故胞睑疾病，首当责之脾胃。小儿"肝常有余，脾常不足"，肝经风热，乘克脾土，故而发病。泻青丸功专清肝泻火，龙胆草、夏枯草清热泻火，菊花、青葙子疏风清热、清肝明目；栀子清泻三焦热毒；牡丹皮、赤芍、当归凉血活血；僵蚕祛风通络散结；甘草生用，解毒和药。

第十三节　梅核丹案

二妙散治疗风湿热瘀案

秦某某，女，54岁，2003年10月9日初诊。

主诉：皮肤红痒、硬肿1年余。

现病史：患者1年多前出现皮肤色红而硬肿，最初硬币大小，后渐变大，并瘙痒，于山东大学齐鲁医院行活检确诊为脂膜炎，予泼尼松口服治疗，效果不明显，遂来诊。刻下症见：全身瘙痒，下肢皮肤红、肿、硬，纳一般，眠欠安，大便不爽，小便可。查体：精神略压抑，下肢皮肤红、肿、硬；心、肺未及异常。血常规及尿常规未见异常。舌脉：舌红，苔黄腻，脉滑数。

中医诊断：梅核丹。辨证：风湿热瘀，阻滞经络。

西医诊断：脂膜炎。

治法：清热祛湿，祛风通络。

处方：二妙散加减。苍术 12g，黄柏 12g，炒牛蒡子 12g，苦参 30g，地肤子 15g，白蒺藜 30g，紫草 30g，牡丹皮 15g，乌梢蛇 12g，金银花 24g，全蝎 9g，生甘草 6g。4 剂，日 1 剂，水煎服。

二诊（2003 年 10 月 12 日）：症状减轻，色暗红，小腿下部外侧为主，舌红苔腻略黄，脉滑。湿热未尽，守法继调，上方继服 7 剂。

按：

脂膜炎是原发于脂肪层的炎症，以皮下结节为主要特征，好发于青壮年女性，呈对称性分布。发病时表面皮肤颜色无改变，经数周或数月后，结节可以自行消退，结节大小不等，中等硬度，活动度小，有明显的触痛和自发痛，多见于双下肢，但躯干和面颊部也可出现。目前，此病的发病原因仍然不明，有学者认为可能与脂肪代谢障碍或者影响脂肪代谢过程中某些酶的异常有关。

中医古籍中对脂膜炎无明确记载，从其症状、体征来看，可归于"痰核""痰痹""恶核""梅核丹"等范畴。《诸病源候论》云："恶核者，肉里忽有核，累累如梅李，小如豆粒，皮肉燥痛，左右走身中，卒然而起……不即治，毒入腹，烦闷恶寒即杀人。久不瘥，则变作瘘。"书中认为恶核多风邪夹毒而成，阐述了本病的发生发展过程。中医认为脂膜炎系热毒内蕴，外受寒湿，造成经络受阻，气血凝滞，营卫失调所致。李师主张治宜清热解毒，化湿通络，活血化瘀。

本案属湿热瘀滞皮腠经络，方选《丹溪心法》二妙散，其清热燥湿之力较强，为治疗湿热下注所致痿、痹、脚气、带下、湿疮等证的基础方，临床以足膝肿痛、小便短赤、舌苔黄腻等为辨证要点。徐大椿《医略六书》载"苍术燥湿升阳，阳运则枢机自利；黄柏清热燥湿，湿化则真气得行。为散，酒调，使湿热运行则经气清利"，黄柏、苍术、苦参清热燥湿；白蒺藜、地肤子祛风湿、止瘙痒；紫草、丹皮凉血活血；乌梢蛇、全蝎长于祛风湿、通经络、解毒止痒；金银花清热解毒，善治疮疡，为外科常用之品，对辨证属"阳证"而有红肿热痛的疮痈肿毒，颇为适宜。

图书在版编目（CIP）数据

李燕宁临证医案辑录/吴金勇，周朋，袭雷鸣主编. -- 北京 : 华夏出版社有限公司， 2020.8

（全国名老中医传承系列丛书）

ISBN 978-7-5080-9950-7

Ⅰ. ①李…　Ⅱ. ①吴…　②周…　③袭…　Ⅲ. ①医案－汇编－中国－现代　Ⅳ. ①R249.7

中国版本图书馆 CIP 数据核字(2020)第 095227 号

李燕宁临证医案辑录

主　　　编	吴金勇　周　朋　袭雷鸣
策划编辑	梁学超
责任编辑	张冬爽　韦　科
责任印制	顾瑞清
出版发行	华夏出版社有限公司
经　　销	新华书店
印　　刷	三河市少明印务有限公司
装　　订	三河市少明印务有限公司
版　　次	2020 年 8 月北京第 1 版 2020 年 8 月北京第 1 次印刷
开　　本	787×1092　1/16 开
印　　张	17.25
字　　数	288 千字
定　　价	69.00 元

华夏出版社有限公司　　地址：北京市东直门外香河园北里 4 号　　邮编：100028
网址：www.hxph.com.cn　　电话：（010）64663331（转）

若发现本版图书有印装质量问题，请与我社营销中心联系调换。